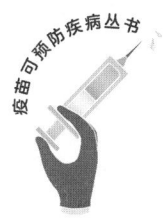

疫苗可预防疾病丛书

总主编 孙晓冬
总主审 刁连东

脑膜炎球菌病免疫预防

主 编 邵祝军 郭 翔

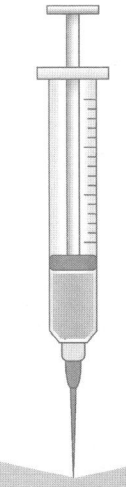

上海科学技术出版社

图书在版编目（CIP）数据

脑膜炎球菌病免疫预防 / 孙晓冬总主编；邵祝军，郭翔主编. -- 上海：上海科学技术出版社，2025.9.（疫苗可预防疾病丛书）. -- ISBN 978-7-5478-7286-4

Ⅰ. R515.2

中国国家版本馆CIP数据核字第2025K54E80号

内容提要

本书系"疫苗可预防疾病丛书"的一本，作者团队在自身实践经验的基础上，结合国内外前沿进展和相关文献资料，创新性提出"脑膜炎球菌病"的概念，并从脑膜炎球菌病的病原学、感染免疫机制、临床诊治、流行病学、监测和响应机制、新疫苗研发、免疫策略和公共卫生管理等多方面进行梳理介绍，汇总国内外相关研究成果和前沿进展，涵盖了近年来脑膜炎球菌病和脑膜炎球菌疫苗各方面的知识和研究进展，可为脑膜炎球菌病的防控提供重要的理论支持和实践指导。

本书可供从事脑膜炎球菌病临床和防控工作的临床医护人员、疾控系统、公共卫生、疫苗研发和疫苗生产等工作人员研修阅读，也可供国内医学院校相关专业师生阅读参考。

脑膜炎球菌病免疫预防

主编/邵祝军　郭　翔

上海世纪出版（集团）有限公司　出版、发行
上海科学技术出版社
（上海市闵行区号景路159弄A座9F-10F）
邮政编码 201101　www.sstp.cn
上海普顺印刷包装有限公司印刷
开本 890×1240　1/32　印张 9.5
字数：239千字
2025年9月第1版　2025年9月第1次印刷
ISBN 978-7-5478-7286-4/R·3331
定价：80.00元

本书如有缺页、错装或坏损等严重质量问题，
请向工厂联系调换

编 委 会

▶ **丛书总主编**
　孙晓冬　上海市疾病预防控制中心

▶ **丛书总主审**
　刁连东　江苏省疾病预防控制中心

▶ **本书主编**
　邵祝军　中国疾病预防控制中心传染病预防控制所
　郭　翔　上海市疾病预防控制中心

▶ **顾问指导**
　姚开虎　首都医科大学附属北京儿童医院、北京市儿科研究所

▶ **本书编委**(以姓氏笔画为序)
　王凌航　首都医科大学附属北京地坛医院
　王海瑞　中国疾病预防控制中心传染病预防控制所
　车　洁　中国疾病预防控制中心传染病预防控制所
　方　海　北京大学
　朱　涛　康希诺生物股份公司
　李　娟　上海市疾病预防控制中心

李　智	上海市疾病预防控制中心
李艺星	中国疾病预防控制中心
李茂光	中国食品药品检定研究院
李明爽	中国疾病预防控制中心
汪志国	江苏省疾病预防控制中心
宋元林	复旦大学附属中山医院
张　磊	江苏省疾病预防控制中心
张六仁	湖北省第三人民医院
张敬仁	清华大学
张皓楠	北京大学
陈　强	江苏省疾病预防控制中心
苟锦博	康希诺生物股份公司
周莉薇	宁夏回族自治区疾病预防控制中心
郑　徽	中国疾病预防控制中心
胥清富	康希诺生物股份公司
徐佳薇	重庆市疾病预防控制中心
高　洁	上海市儿童医院
郭邦成	宁夏回族自治区疾病预防控制中心
黄　芳	上海市疾病预防控制中心
黄子纯	康希诺生物股份公司
傅传喜	浙江中医药大学
舒俭德	康希诺生物股份公司
廖雨婷	上海市疾病预防控制中心
廖春燕	重庆市疾病预防控制中心

▶ 学术秘书（兼）

黄子纯　康希诺生物股份公司

前　言

流行性脑脊髓膜炎(以下简称流脑)很早就在我国流行,1949年10月1日后曾有记载数次A群流脑流行,尤其是1967年的全国大流行。老一代专家为流脑防治及A群疫苗应用殚精竭虑,攻坚克难,有效控制了我国流脑的流行。2000年后我国流脑流行特征发生明显改变,C群、W群、B群、Y群等流脑不断出现并传播,流脑防治工作又面临新的问题和挑战。2005年国家传染病网络直报系统建立并运行,流脑作为重点监测和报告的传染病被纳入。伴随我国社会经济的发展,疾病预防控制工作取得显著进步,流脑的发病率、死亡率和致残率明显下降。我国相关部门也相继出台和更新流脑诊断标准、防控指南、专家共识等规范性文件以指导流脑防治工作。2008年A群、C群脑膜炎球菌多糖疫苗被纳入国家扩大免疫规划,新型脑膜炎球菌ACWY群多糖疫苗和AC群、ACWY群多糖蛋白结合疫苗陆续上市,公众对脑膜炎球菌疫苗的接种意识和健康素养不断提高。

2005—2025年,我国流脑防治工作者始终秉持流脑防治的问题导向、需求导向和目标导向,密切跟踪和关注国际研究前沿成果,不断加强国内不同部门和行业之间的合作与协作。2020年世界卫生组织发起和发布《到2030年战胜脑膜炎:全球路线图》,国际上B群脑膜炎球菌疫苗已得到广泛应用,ABCWY群和ACWYX群等新型脑膜炎球菌疫苗成功研发并得到应用,向我们提出了新的问题和挑战。

作为长期工作在疾病预防控制领域的专业人员，组织各相关领域的专家撰写一部脑膜炎疾病防治专著的想法由来已久，恰逢上海科学技术出版社有"疫苗可预防疾病丛书"的出版计划，为此提供了机遇和条件。我们联合各领域相关专家创新提出"脑膜炎球菌病"的概念，撰写《脑膜炎球菌病免疫预防》这本书，希望能最终达成共识。这本书在脑膜炎球菌病的病原学、感染免疫机制、临床诊治、流行病学、监测和响应机制、新疫苗研发、免疫策略和公共卫生管理等多方面进行梳理介绍，全面总结国内外研究成果和前沿进展，旨在为临床医生、疾病预防控制专业人员、预防接种医生、实验室检测和疫苗研发人员等提供一部具有较高参考价值的工具书。由于港澳台地区传染病防治与监测的特殊性，本书不作涉及。

编写过程中，我们得到"疫苗可预防疾病丛书"总主编孙晓冬教授、总主审刁连东教授的全力支持，得到首都医科大学附属北京儿童医院姚开虎教授的精准指导，得到中国疫苗行业协会和相关疫苗企业的支持，在此一并表示诚挚感谢！

编写团队虽然对本书内容进行了多次内容审阅、征求意见、讨论和修订，仍难免存在疏漏之处，恳请同道和读者不吝指正。

《脑膜炎球菌病免疫预防》编委会

2025年8月

目 录

第一章 病原学 ·· 001

第一节 脑膜炎球菌 ·· 001
    一、奈瑟菌属 ·· 001
    二、脑膜炎球菌病 ·· 002
    三、病原学特征 ·· 003

第二节 脑膜炎球菌抗原特征 ······································ 004
    一、荚膜多糖 ·· 004
    二、脂多糖 ··· 012
    三、外膜蛋白 ·· 015
    四、菌毛 ··· 021

第三节 脑膜炎球菌生物特征分型 ······························ 024
    一、脑膜炎球菌分型 ·· 024
    二、分子分型 ·· 027
    三、生物特征分型 ·· 034
    四、遗传特征分型和表型分型 ······································ 037
    五、种群结构特征及其理论模型 ··································· 038

第二章 感染免疫机制 ·· 045

第一节 脑膜炎球菌的定植和入侵机制 ······················· 046

一、Ⅳ型菌毛介导的上皮细胞表面附着 046
　　二、脑膜炎球菌对上皮细胞的侵袭 047
　　三、脑膜炎球菌对内皮细胞的侵袭 048
　　四、脑膜炎球菌的胞内存活和复制 050
第二节　脑膜炎球菌病的免疫反应 051
　　一、先天免疫系统 051
　　二、适应性免疫系统 059
第三节　脑膜炎球菌的免疫逃逸机制 061
　　一、逃逸先天性免疫反应 061
　　二、逃逸获得性免疫反应 063

第三章　诊断和治疗 068

第一节　脑膜炎球菌病的临床表现 068
　　一、典型表现 068
　　二、全身感染与局部感染 069
　　三、特定人群的临床表现 070
　　四、并发症 071
　　五、后遗症 072
第二节　脑膜炎球菌病诊断与鉴别诊断 072
　　一、临床诊断 072
　　二、鉴别诊断 073
第三节　脑膜炎球菌病实验室诊断 074
　　一、血常规检查 074
　　二、脑脊液检查 074
　　三、病原学和血清学检查 075
　　四、皮肤活检 076
第四节　脑膜炎球菌病实验室检测 076
　　一、脑膜炎球菌分离培养与鉴定 076

二、药物敏感性试验 087
　　三、血清学检测试验 090
第五节　脑膜炎球菌病治疗与预后 090
　　一、一般治疗 090
　　二、病原治疗 090
　　三、对症治疗 092
　　四、预后 093

第四章　流行病学 099
　第一节　脑膜炎球菌病的发生与流行 099
　　一、传染源 099
　　二、传播途径 100
　　三、易感人群 100
　第二节　脑膜炎球菌病的全球疾病负担 101
　　一、国外研究 101
　　二、国内研究 103
　第三节　脑膜炎球菌病的流行病学特征 104
　　一、疫苗使用前的主要流行病学特征 105
　　二、疫苗时代的流行病学特征 106
　第四节　脑膜炎球菌病的血清流行病学特征 119
　　一、血清流行病学方法 120
　　二、不同地区的免疫状况 121
　　三、不同人群的免疫状态 124
　　四、人群免疫水平与疾病流行 125
　第五节　脑膜炎球菌的抗生素耐药性 127
　　一、国外脑膜炎球菌耐药情况 127
　　二、国内脑膜炎球菌耐药情况 128

第五章　监测和响应系统 ·········· 137

第一节　基本概念 ·········· 137
一、脑膜炎球菌病监测的基本概念 ·········· 137
二、开展疾病监测的重要性 ·········· 141

第二节　全球脑膜炎球菌病监测系统 ·········· 144
一、脑膜炎球菌病监测系统的种类 ·········· 144
二、全球不同地区的脑膜炎球菌病监测系统 ······ 145

第三节　我国脑膜炎球菌病的监测和要求 ·········· 153
一、我国的流脑监测工作与发展历史 ·········· 153
二、我国的流脑监测内容 ·········· 155

第六章　脑膜炎球菌疫苗的研发 ·········· 163

第一节　疫苗保护的免疫学机制 ·········· 163
一、免疫激活 ·········· 163
二、疫苗诱导的 B 细胞反应 ·········· 164
三、疫苗诱导的 T 细胞反应 ·········· 166
四、新生儿与高龄人群的免疫反应特点 ·········· 168

第二节　脑膜炎球菌疫苗的发展历程 ·········· 168
一、全菌体灭活疫苗 ·········· 169
二、多糖疫苗 ·········· 170
三、结合疫苗 ·········· 170
四、蛋白疫苗 ·········· 171
五、总结 ·········· 172

第三节　脑膜炎球菌疫苗的临床研究 ·········· 172
一、疫苗临床研究的基本原则 ·········· 173
二、临床研究 ·········· 173
三、免疫原性检测方法 ·········· 176

第四节　脑膜炎球菌疫苗的质量控制 181
　　一、疫苗质量控制概述 181
　　二、脑膜炎球菌疫苗的种子批系统和培养基的
　　　　质量控制 182
　　三、多糖和结合疫苗的生产和质量控制 185
　　四、B群脑膜炎球菌疫苗的生产和质量控制 190

第七章　脑膜炎球菌多糖疫苗和多糖结合疫苗 198

第一节　多糖疫苗 198
第二节　多糖结合疫苗 200
　　一、单价结合疫苗 200
　　二、多价结合疫苗 201
第三节　多糖结合疫苗的免疫原性 202
　　一、免疫原性评价 202
　　二、单价结合疫苗的免疫原性 205
　　三、多价结合疫苗的免疫原性 207
　　四、多价脑膜炎球菌多糖结合疫苗的持久性 210
第四节　多糖结合疫苗的保护效果 211
　　一、单价结合疫苗 211
　　二、多价结合疫苗 212
　　三、对脑膜炎球菌携带者的保护效果 213
第五节　多糖结合疫苗的安全性 214
　　一、常见不良事件 214
　　二、罕见不良事件 215
第六节　多糖结合疫苗的使用建议 215

第八章　B群脑膜炎球菌蛋白疫苗 ... 228

第一节　OMV 疫苗 ... 228
一、挪威 OMV 疫苗（MenBVac） ... 229
二、新西兰 OMV 疫苗（MeNZB） ... 229
三、古巴多糖结合-OMC 联合疫苗（VA-MENGOC-BC） ... 230

第二节　重组蛋白疫苗 ... 230
一、MenB-4C ... 231
二、MenB-FHbp ... 232

第三节　重组蛋白疫苗的主要抗原 ... 232
一、H 因子结合蛋白 ... 232
二、肝素结合蛋白 ... 235
三、黏附素 A ... 236

第三节　重组蛋白疫苗的免疫原性研究 ... 237
一、MenB-4C 的免疫原性 ... 237
二、MenB-FHbp 的免疫原性 ... 238

第四节　重组蛋白疫苗的安全性研究 ... 239
一、MenB-4C 安全性 ... 239
二、MenB-FHbp 的安全性 ... 240

第五节　重组蛋白疫苗在真实世界中的使用效果 ... 242
一、对脑膜炎球菌病的保护效果 ... 242
二、真实世界使用的安全性 ... 244
三、对脑膜炎球菌定植的保护效果 ... 245

第六节　B 群脑膜炎球菌疫苗覆盖率预测 ... 246
一、脑膜炎球菌抗原分型系统 ... 247
二、MEASURE 系统 ... 247

第七节　B 群脑膜炎球菌疫苗使用推荐 ... 249
一、欧盟推荐 ... 249

二、美国推荐 ———————————————————— 250
第八节 B群脑膜炎球菌疫苗研究展望 ———————— 251
  一、AI赋能的精准抗原设计 ———————————— 251
  二、含有B群的多价疫苗的开发 ————————— 252
  三、FHbp的进一步研究 ————————————— 252
  四、B群脑膜炎球菌疫苗对淋病奈瑟球菌感染的
     交叉保护作用 ———————————————— 253
  五、创新纳米递送系统与黏膜免疫技术的应用 —— 254

第九章 脑膜炎球菌病免疫策略和公共卫生管理 ———— 259
第一节 全球预防与接种政策 ——————————— 259
  一、WHO推荐意见 ——————————————— 260
  二、重点国家和地区脑膜炎球菌疫苗的免疫策略
     ——————————————————————— 260
  三、中国脑膜炎球菌病的疫苗免疫策略 ————— 265
第二节 疫苗犹豫与卫生经济学评价 ———————— 269
  一、疫苗犹豫 —————————————————— 269
  二、卫生经济学评价 ——————————————— 270
第三节 全球脑膜炎球菌病的预防战略与规划 ———— 276
  一、WHO《到2030年战胜脑膜炎：全球路线图》— 276
  二、全球脑膜炎球菌病行动倡议 ————————— 279
  三、中国脑膜炎球菌病行动倡议 ————————— 281
  四、展望：全球脑膜炎球菌病的防控与未来挑战 — 283

第一章
病原学

第一节 脑膜炎球菌

一、奈瑟菌属

脑膜炎球菌也称脑膜炎奈瑟菌（*Neisseria meningitidis*，Nm），分类上属于奈瑟菌属（*Neisseria*）。奈瑟菌属细菌呈球形、肾形或咖啡豆形，革兰染色阴性，细菌基因组的鸟嘌呤（G）与胞嘧啶（C）碱基含量为46%～54%。大多数奈瑟菌主要定植在人类的口腔和鼻咽黏膜，通常作为共生菌存在。

根据16S rDNA序列及遗传学特征，目前已发现奈瑟菌属30个以上的菌种（species）和亚种（subspecies），包括脑膜炎奈瑟菌（*N. meningitidis*）、淋病奈瑟菌（*N. gonorrhoeae*）、乳糖奈瑟菌（*N. lactamica*）、干燥奈瑟菌（*N. sicca*）、浅黄奈瑟菌（*N. flavescens*）、微黄奈瑟菌（*N. subflava*）、灰质奈瑟菌（*N. cinerea*）、长奈瑟菌（*N. elongata*）、深黄色奈瑟菌（*N. perflava*）、黏膜奈瑟菌（*N. mucosa*）、多糖奈瑟菌（*N. polysaccharea*）、犬奈瑟菌（*N. canis*）、编织奈瑟菌（*N. weaveri*）、蜥蜴奈瑟菌（*N. iguanae*）、动物奈瑟菌（*N. animalis*）、牙质奈瑟菌（*N. dentiae*）、猕猴奈瑟菌（*N. macacae*）、斯

古恩斯奈瑟菌（*N. skkuensis*）、沃斯沃奈瑟菌（*N. wadsworthii*）、沙叶曼奈瑟菌（*N. shayeganii*）、口腔奈瑟菌（*N. oralis*）、动物咬伤奈瑟菌（*N. zoodegmatis*）、动物口腔奈瑟菌（*N. animaloris*）、北极奈瑟菌（*N. arctica*）、杆状奈瑟菌（*N. bacilliformis*）、巴西奈瑟菌（*N. brasiliensis*）、杜马斯奈瑟菌（*N. dumasiana*）、黄色奈瑟菌（*N. flava*）、蒙特雷奈瑟菌（*N. montereyensis*）、鼠奈瑟菌（*N. musculi*）、海狮奈瑟菌（*N. zalophi*）等。其中，长奈瑟菌（*N. elongate*）包括了 *N. elongata* subsp. *elongata*、*N. elongata* subsp. *glycolytica* 和 *N. elongata* subsp. *nitroreducens* 三个亚种。

近年来，徐建国院士团队采用反向病原学技术，发现和报道了多个奈瑟菌新菌种，如在青藏高原的鼠兔直肠内容物中发现了陈文贵奈瑟菌（*N. chenwenguii*）和魏曦奈瑟菌（*N. weixii*），以及在土拨鼠呼吸道中分离出李松奈瑟菌（*N. lisongii*）和杨宝峰奈瑟菌（*N. yangbaofengii*）等新菌种。

脑膜炎球菌与淋病奈瑟菌是引起人类疾病的主要致病奈瑟菌，也是研究和关注的主要病原体。二者在核苷酸水平上的序列同源性约90%，系统发育分析表明两种菌是由共同物种进化而来，定植于不同生态位。脑膜炎球菌在健康人鼻咽和口腔内均可正常携带，主要引起人类急性化脓性脑膜炎和菌血症等侵袭性疾病，而淋病奈瑟菌则主要引起泌尿生殖系统感染，是主要的性传播疾病病原之一。其他奈瑟菌属细菌多以哺乳动物为寄生宿主，偶尔可引起人类机会性感染和动物性疾病，属于条件致病菌。

二、脑膜炎球菌病

很多细菌感染可引起细菌性脑膜炎（一种由细菌引起的蛛网膜、蛛网膜下腔和脑脊液感染所导致的急性化脓性炎症），如脑膜炎球菌、肺炎球菌、流感嗜血杆菌、大肠杆菌、B族链球菌等。脑膜炎球菌、肺炎球菌、流感嗜血杆菌引起的疾病属于疫苗可预防疾病，有针对性的疫苗可以进行免疫预防。

脑膜炎球菌通常定植在人类鼻黏膜表面而不引起疾病，10%～20%的健康人可携带脑膜炎球菌。与患者或携带者密切接触时，细菌可通过呼吸道分泌物和唾液在个体之间传播。脑膜炎球菌感染可引起侵袭性的血液感染（菌血症）和脑膜炎。

目前，国际上普遍采用脑膜炎球菌病（meningococcal disease，MD）来定义该类疾病的病原学和流行病学特征，除侵袭性疾病菌血症和脑膜炎外，MD也包括非侵袭性的疾病，如肺炎、上呼吸道感染等。我国疾病监测报告系统仍沿用历史上的流行性脑脊髓膜炎定义，仅报告出现脑膜炎症状的脑膜炎球菌感染病例，不包括其他的脑膜炎球菌感染病例，在某种程度上低估了脑膜炎球菌感染的疾病负担。

三、病原学特征

脑膜炎球菌呈肾形或咖啡豆形，革兰染色阴性，双球菌，菌体直径 $0.6\sim0.8\,\mu m$，单个或成双排列，双球菌体接触面平坦或略向内陷。脑膜炎球菌无鞭毛，无芽孢，新鲜菌株大多有荚膜和菌毛。脑膜炎球菌对培养营养条件要求较高，需在含有血清、血液或生长因子的巧克力琼脂培养基或血琼脂培养基上生长，最适生长温度 $35\sim37\,℃$，最适 pH 为 $7.4\sim7.6$。脑膜炎球菌为专性需氧菌，初次分离时需 $5\%\sim10\%CO_2$ 的湿润条件，培养 $18\sim24\,h$ 后会形成 $1.0\sim1.5\,mm$ 的无色、圆形、凸起菌落，表面光滑湿润，边缘整齐，呈透明露珠状。脑膜炎球菌在血琼脂平板上生长时不会发生溶血现象，$37\,℃$ 培养 $24\,h$ 后可产生自溶酶。脑膜炎球菌的生化反应特点比较明显，氧化酶试验和触酶试验结果均为阳性，硝酸盐还原试验结果为阴性，能分解葡萄糖和麦芽糖，产酸不产气。脑膜炎球菌的抵抗力较弱，对干燥、冷、热、紫外线、消毒剂等环境均敏感，暴露于室温环境 $3\,h$ 即可死亡。此外，脑膜炎球菌对一般的抗生素敏感，包括青霉素类、大环内酯类、头孢类、链霉素等，对磺胺类药物普遍耐药，我国的脑膜炎球菌对喹诺酮类抗生素也普遍耐药。

脑膜炎球菌外膜结构主要由多种不同的抗原成分组成，包括荚膜多糖（CPS）、脂多糖（LPS）、外膜蛋白（OMP）和菌毛，其中CPS是脑膜炎球菌重要的毒力因子，具有种群特异性。根据CPS的生化和抗原特征，可将脑膜炎球菌分为不同的血清群（serogroup）。脑膜炎球菌也存在大量的不可分群（nongroupable，NG）的菌株，尤其是健康人群携带的菌株。不可分群菌株的形成往往与细菌荚膜的变化有关，其机制包括荚膜基因的点突变、基因滑链错配、外源性插入序列（IS）插入等，导致荚膜生物合成和转运障碍造成基因转录和翻译终止。基于荚膜多糖基因簇（*cps*）中血清群的特异性基因，可将脑膜炎球菌分为相应的基因群。特殊情况下，脑膜炎球菌的*cps*会全部缺失，该类菌株称为荚膜基因（*cnl*）缺失菌株。不同血清群的脑膜炎球菌可通过基因水平转移发生荚膜转换，细菌可发生免疫逃逸，相应血清群的疫苗免疫失去效力。脑膜炎球菌在不同血清群之间发生荚膜转换，如A群和C群、A群和X群、B群和C群、C群和W群等。

第二节　脑膜炎球菌抗原特征

一、荚膜多糖

荚膜多糖（CPS）是脑膜炎球菌主要毒力因子，也是研发A、C、W、Y群脑膜炎球菌疫苗的基础。多数情况下，荚膜表达是脑膜炎球菌感染导致侵袭性疾病的必要条件。

脑膜炎球菌早期的分群方法是基于免疫兔血清对CPS的凝集反应。最初的脑膜炎球菌分群研究，根据与免疫兔血清的凝集反应结果，侵袭性菌株在血清学上分为Ⅰ～Ⅳ型。二十世纪50年代，国际微生物学家协会命名委员会奈瑟菌小组委员会建议将Ⅰ型和Ⅲ型合并为血清群A，Ⅱ型为血清群B，Ⅱ型亚组（Ⅱ-α型）为血清群C，Ⅳ型为血清群D。后期又发现和命名了血清群Z'（后改为血清群E），通过双向琼脂扩散法鉴定了3个新的血清群（X、Y、Z）。1968年，

Jimmy等人描述了三个新的血清群(Bo、29E和W135),研究发现Bo血清群即为Y血清群。1981年,我国确认了3个新血清群(H、I、K),1983年则确定了血清群L。通过核磁共振波谱,除了血清群D,12个血清群(A、B、C、E、H、I、K、L、W、X、Y和Z)均具有确定的结构。6种血清群(A、B、C、W、X和Y)与侵袭性疾病显著相关,其他的血清群(E、H、I、K、L和Z)很少引起疾病,只是在人群中健康携带。

A群脑膜炎球菌的CPS为(α-1,6)键连接的N-乙酰甘露糖胺1-磷酸同源多聚体。B群和C群脑膜炎球菌CPS均为唾液酸(N-乙酰神经氨酸)的多聚物,B群脑膜炎球菌的唾液酸单体通过(α-2,8)键连接,C群脑膜炎球菌的唾液酸单体通过(α-2,9)键连接,C群CPS可发生唾液酸O-乙酰化。Y群脑膜炎球菌的荚膜聚合物由D-葡萄糖和部分O-乙酰化唾液酸交替组成,W群CPS由D-半乳糖和部分O-乙酰化唾液酸交替组成,X群CPS是(α-1,4)键连接的N-乙酰氨基葡萄糖1-磷酸的多聚物。

(一) cps 基因座

通过CPS合成的分子机制研究,发现参与多糖生物合成和细胞表面易位的基因聚集在 *cps* 上,其启动子位于生物合成基因和保守的荚膜转运操纵子间隔区域。*cps* 被分为6个区域,分别为A、B、C、D、D'和E。区域A编码荚膜多糖合成基因,区域B编码荚膜易位系统,区域C与区域A呈反向转录,编码荚膜转运蛋白,区域D包含对脂寡糖(Lipooligosaccharide,LOS)合成重要的 *gal*E 位点,区域D'是区域D的重复拷贝,带有截断的 *gal*E2 基因位点,区域E包含一个未知功能的基因 *tex* 和两个甲基转移酶假基因。所有血清群都具有相似的 *cps*,并按D-A-C-E-D'-B顺序排列,显示出保守的基因共线性和基因组重排的重复性特征。区域B-E的基因相对保守,区域A基因具有多样性,且与每个血清群中发现的独特生化成分一致。细菌基因组的GC[鸟嘌呤(guanine)和胞嘧啶(cytosine)]含量在不同物种间差异很大,但在单一菌种基因组内会保持一致,因此通过水平基因交换获得的基因GC含量与整个基因组的GC含量不同。

区域A和C的GC含量低,表明这些区域的基因主要来自水平重组,而区域B、D、E的GC含量分别为50%、52%、52%,与奈瑟菌属基因组的整体GC含量相似。脑膜炎球菌中也存在荚膜缺失或荚膜表达量低而导致的不可分群菌株,主要包括两类机制,一类是 cps 存在,但荚膜基因表达下调,荚膜合成基因发生相位变化,插入元件的插入导致 cps 基因失活,以及基因内移码点突变导致 cps 无法正常表达;另一类是 cps 完全缺失。不可分群的荚膜缺失菌株广泛存在于健康携带者中。

通过 PuMLST 的 BIGSdb 数据库(https://pubmlst.org/software/bigsdb/),可对脑膜炎球菌 cps 基因座内每个基因的序列进行索引和 cps 分型。然而,这个过程中发现存在一些基因的命名问题。例如,区域B的基因被认为编码脂化酶,称为 lipA 和 lipB,而在脑膜炎球菌 FAM18、MC58、Z2491 和 053442 以及乳糖奈瑟菌 020-06 的注释基因组中,lipA 和 lipB 基因已分别被描述为硫辛酸合成酶和硫辛酸蛋白连接酶编码基因。因此,存在同一基因可能有多个名称的问题,需要更统一的方法来命名脑膜炎球菌 cps 基因。

2012年第十八届国际致病性奈瑟菌会议上提出新的 cps 命名法,建议区域A内的荚膜生物合成基因命名为 cs (荚膜合成),后跟代表血清群的字母,根据 Demerec 遗传命名法系统定义每个基因的大写字母(图 1-2-1)。例如,A 群荚膜生物合成基因将被称为 csaA-D(cs 表示荚膜合成,a 表示血清群A),唾液酸荚膜生物合成基因将被称为 cssA-C(cs 代表荚膜合成,s 代表唾液酸荚膜)。命名法可简单、快速地识别血清群,如血清群B、C的多唾液酸转移酶基因具有高于70%的序列同源性,分别命名为 csb 和 csc。W 和 Y 血清群中的等位基因编码唾液酸转移酶但同时具有糖基转移酶功能,且与B和C血清群基因不同,分别命名为 csw 和 csy。C 群 O-乙酰转移酶命名为 cssE,W 和 Y 群 O-乙酰转移酶命名为 cssF,ctrG 与唾液酸荚膜的表面易位有关。区域C编码荚膜转运基因的基因被称为 ctrA-D,区域B参与荚膜易位的基因命名为 ctrE 和 ctrF。W135 和 29E 血清群建议重命名为 W 和 E,因为这些数字并没有提供任何有用的信息。

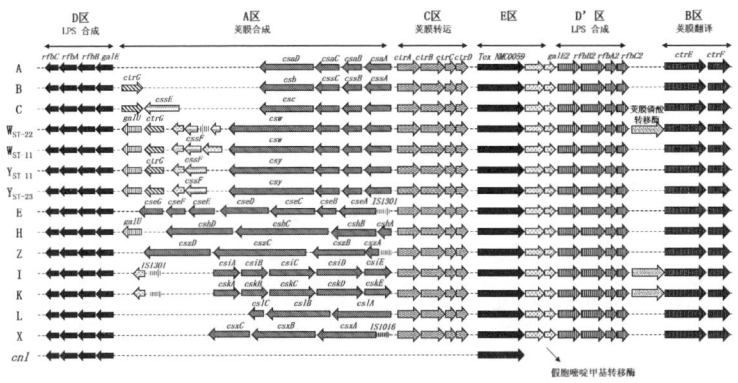

图1-2-1 不同血清群脑膜炎球菌的 cps 基因座遗传结构

(二) 荚膜多糖结构

尽管已经从 cps 基因座上定义了12个不同血清群（表1-2-1），但 CPS 结构差异和生化特征仍是传统血清群分型系统的基础。

表1-2-1 致病性（加粗和下划线）和非致病性脑膜炎球菌的荚膜多糖单体结构

血清群	重复性结构单元	乙酰化作用
A	$ManNAc-(1-P\xrightarrow{\alpha}6)-$ 　　　　3 　　　　| 　　　OAc	(+)
B	$NeuNAc-(2\xrightarrow{\alpha}8)-$	(−)
C	$NeuNAc-(2\xrightarrow{\alpha}9)-$ 　　|　　　| 7-OAc 8-OAc	(+)
Y	$6-Glc-(1\xrightarrow{\alpha}4)-NeuNAc-(2\xrightarrow{\alpha}6)-$ 　　　　　　　　　　　| 　　　　　　　　　OAc	(+)
W	$6-Gal-(1\xrightarrow{\alpha}4)-NeuNAc-(2\xrightarrow{\alpha}6)-$ 　　　　　　　　　　　| 　　　　　　　　　OAc	(+)

(续表)

血清群	重复性结构单元	乙酰化作用
X	$GlcNAc-(1 \xrightarrow{\alpha} 4)-P$	(-)
E	$GalNAc-(1 \xrightarrow{\beta} 7)-\beta-KDO-(2 \xrightarrow{\alpha} 3)-$ $\quad\quad\quad\quad\quad\quad\quad\quad\quad\quad\quad\quad 4,5OAc$	(+)
H	$\alpha-Gal-(1 \rightarrow 2)-Gro-(3-P \rightarrow 4)-$	(-)
I	$\alpha-L-GluNAcA-(1 \rightarrow 3)-\beta-D-ManNAcA-(1 \rightarrow 4)-$ $\quad\quad\quad\quad\quad\quad\quad\quad\quad\quad\quad\quad\quad\quad\quad\quad 4-OAc$	(+)
K	$\beta-D-ManNAcA-(1 \rightarrow 4)-\beta-D-ManNAcA-(1 \rightarrow 3)-$ $\quad\quad\quad\quad\quad 4-OAc$	(+)
L	$\beta-GlcNAc-(1 \rightarrow 3)-\beta\,GlcNAc-(1 \rightarrow 3)-GlcNAc-(1-P-3)-$	(-)
Z	$\alpha-GalNAc-(1 \xrightarrow{\alpha} 1')-Gro-(3'-P \xrightarrow{\alpha} 4)-$	(-)

注:此表引自参考文献[21]。ManNAc,N-乙酰-D-甘露糖胺;NeuNAc,N-乙酰神经氨酸(唾液酸);GalNAc,N-乙酰半乳糖胺;GlcNAc,N-乙酰葡萄糖胺;GluNAcA,N-乙酰古洛糖醛酸;ManNAcA,N-乙酰甘露糖胺醛酸;Glc,葡萄糖胺;Gal,半乳糖胺;Gro,甘油;KDO,2-酮-3-脱氧辛糖酸。

血清群A(MenA)菌株CPS由O-乙酰化的($\alpha-1,6$)连接的N-乙酰-D-甘露糖胺-1-磷酸重复单元组成,荚膜生物合成区长4 365 bp,包含csaA-D等共4个基因(也称为mynA-D或sacA-D)。csaA编码UDP-N-乙酰-d-葡萄糖胺(UDP-GlcNAc)2-差向异构酶,可将UDP-GlcNAc转化为UDP-N-乙酰-D-甘露糖胺(UDP-ManNAc);csaB是将ManNAc-磷酸单体与csaC连接在一起的聚合酶,编码O-乙酰转移酶,将乙酰基转移到ManNAc上;csaD参与荚膜运输或荚膜与脑膜炎球菌细胞表面的交联。

血清群B、C、W和Y菌株荚膜多糖由唾液酸衍生物组成。MenB和MenC荚膜多糖分别是($\alpha-2,8$)和($\alpha-2,9$)连接的唾液酸(N-乙酰神经氨酸,Neu5Ac)多聚物,MenB的cps区域A长5 313 bp,MenC的cps区域A长6 690 bp;MenW的荚膜多糖则由交替的

D-半乳糖和部分O-乙酰化的唾液酸组成；MenY的荚膜多糖则由交替的D-葡萄糖和部分O-乙酰化的唾液酸组成。所有4个血清群均含有保守的 cssA-C 基因（又称 siaA-C，synA-C 和 neuA-C），用于合成胞苷-5′-单磷酸-N-乙酰神经氨酰。其次是 csb、csc、csw 和 csy 基因（siaD，siaDBCWY 或 synD-G），这些编码唾液酸聚合酶，决定4个血清群的功能和核苷酸特异性。N-乙酰神经氨酸（Neu5Ac）是人唾液酸的常见形式，在细胞间和/或分子间的识别中起重要作用。与哺乳动物细胞的Neu5Ac不同，脑膜炎球菌的Neu5Ac是由N-乙酰甘露糖胺（ManNAc）和磷酸烯醇丙酮酸盐组成，没有磷酸化的中间产物。脑膜炎球菌和哺乳动物细胞的Neu5Ac的分子结构相似，不易被宿主的免疫系统识别，如B群脑膜炎球菌荚膜的唾液酸多聚体结构与人胎儿神经细胞黏附分子非常类似，因此宿主不容易对B群脑膜炎球菌的荚膜产生免疫反应。

MenD菌株中含有MenC荚膜生物合成基因，但菌株不能产生对MenC血清的凝集反应，表明血清群D分离株没有荚膜。其 ctrA 和 ctrE 基因中存在内部终止密码子，进一步证实血清群D不存在。

MenE菌株的荚膜多糖由D-半乳糖胺和2-酮-3-脱氧辛酮糖酸（KDO）残基交替组成。A区长约9 613 bp，含有插入序列IS1301，包含7个基因（cseA-G）。MenX菌株的荚膜多糖由（α-1,4）连接的N-乙酰葡萄糖胺1-磷酸盐组成，区域A包含3个基因，csxA-C（xcbA-C），长4 467 bp，包括位于 csxA 上游的插入序列IS1016。MenL菌株的荚膜多糖含有2-乙酰氨基-2-脱氧-D-葡萄糖残基和磷酸基团，区域A包含3个基因（cslA-C），长4 438 bp。MenI菌株的荚膜多糖由O-乙酰化交替的N-乙酰古罗糖醛酸和N-乙酰甘露糖胺醛酸单元组成，MenK菌株的荚膜多糖由含有N-乙酰甘露糖胺醛酸的O-乙酰化二糖重复单元组成，两种血清群有几乎相同的荚膜生物合成基因，即 csiA-E 或 cskA-E，区域A长约9 026 bp。MenH和MenZ菌株荚膜多糖含有单糖甘油-3-磷酸重复单元，与磷壁酸聚合物有相似之处。

（三）致病作用

荚膜是脑膜炎球菌的主要毒力因子。脑膜炎球菌的最外层荚膜可阻止细菌表面的黏附蛋白与人体黏膜组织的黏附，导致脑膜炎球菌从黏膜表面脱落，促进脑膜炎球菌的传播。菌毛、外膜蛋白和LOS等多种因素共同作用，可促进脑膜炎球菌的鼻咽定植、内皮细胞侵袭以及突破血脑屏障。荚膜还具有抗调理吞噬作用和抗菌特性，提高其在人体细胞和血液中的存活率，荚膜也可能导致抗菌肽耐药性。

补体系统在人类宿主防御侵袭性脑膜炎球菌病（invasive meningococcal disease，IMD）中发挥着关键作用。补体成分的缺乏与侵袭性脑膜炎球菌感染发病率增加密切相关，CPS会提高细菌对补体介导的杀菌作用抵抗力，也可限制或增强细菌表面经典和替代途径的补体激活作用。MenB和MenC菌株的CPS可通过增强补体抑制蛋白因子H与C3b的结合途径降低替代补体途径的激活，减少C3在细菌膜上的沉积。MenW和MenY的CPS则可增强替代补体途径活化，同时也是C3沉积的靶标和随后替代补体途径扩增的靶点。MenW和MenY的CPS仅对通过替代补体途径杀菌具有抵抗力。MenA的CPS也可增加对血清杀菌活性的抵抗力，但不影响替代补体途径介导的C3b沉积，脑膜炎球菌A、B、C、W、Y群的CPS都可干扰C1q与抗体的结合，导致C4b沉积，减少和抑制经典途径激活。

脑膜炎球菌CPS表达可通过荚膜生物合成基因的开启-关闭/关闭-开启机制发生相位变化调节，也可发生结构改变和细菌表面CPS的表达量改变。多种遗传机制参与其中，如仅在MenB脑膜炎球菌中就存在由同源聚合物束的滑链错配控制的荚膜开关相位变化，从而导致翻译过早终止，而在MenB和MenC脑膜炎球菌中均检测到通过插入元件可逆地破坏cssA现象。MenW和MenY脑膜炎球菌中存在荚膜聚合物乙酰化酶的相位可变表达。

1. 荚膜转换　除少数例外，几乎所有从患者血液或脑脊液中分离的脑膜炎球菌都有荚膜结构，不同血清群脑膜炎球菌间可发生荚膜转化。通过荚膜转换，脑膜炎球菌可逃避疫苗诱导的或天然的保护性免疫,可影响疫苗的免疫效果。荚膜转换的主要机制是基因的重组,脑膜炎球菌 cps 区域 D、D′和 E 是重组的热点区域。常发生于区域 D 与 A 或区域 D 与 B 之间。荚膜转换通常发生于具有相似遗传关联的不同血清群脑膜炎球菌之间,例如 C 群和 B 群以及 W 群和 Y 群的荚膜转换事件只需要荚膜聚合酶基因的交换即可完成。更大 cps 基因簇区域的荚膜转换可以发生在更多的血清群间,如在不同的克隆群(CC)CC11(C↔B↔W↔Y)、CC5(A↔X↔C)、CC2057(B↔Y)和 CC4821(C↔B↔W)的脑膜炎球菌中经常发生荚膜转换。

2. IS 元件与荚膜改变　IS1301 是脑膜炎球菌中最常见的插入序列元件,可插入到脑膜炎球菌的 cps 基因簇中。IS1301 插入 cssA 还可导致 LOS 的唾液酸化功能的丧失。在无荚膜的情况下,唾液酸化的 LOS 可以影响脑膜炎球菌对上皮细胞的黏附。而 IS1301 元件插入会导致 css 和 ctr 操纵子的转录上调,同时荚膜的表达量增加,从而提高细菌逃避抗体的杀伤能力。

cps 基因座的 csb 中 IS1301 插入,会保留 LOS 唾液酸化但抑制荚膜表达。一般而言,IS1301 插入与荚膜生物合成或转运编码序列的缺失相关,荚膜无法表达。IS1301 插入还可破坏 MenW 群和 MenY 群菌株的 cssF 基因,产生非乙酰化的 CPS。

3. 滑链错配与荚膜改变　滑链错配发生在 DNA 复制过程或 DNA 修复过程中,是奈瑟菌属相位变异的常见机制,可能影响荚膜表达。csb 唾液酸转移酶编码序列第 89 位有一段 7 个碱基残基,单碱基的插入或缺失会导致移码突变,导致翻译过早终止。滑链错配也是血清群 C 群脑膜炎球菌中 O-乙酰化相变的原因,在 cssE 的 210 和 458 位分别发现了 $poly(T)_7$ 和 $poly(A)_7$ 均聚物束,任一通道的变化都会导致乙酰转移酶的过早翻译终止。

4. 荚膜表达转录后控制　cssA 的 5′非翻译区(UTR)具有多态性,css mRNA 的 UTR 可形成核糖体结合位点的茎环结构,8 个碱基的缺失会导致茎环结构不稳定。css mRNA 二级结构与 RNA 温度感受器相一致,mRNA 在较低温度下形成发夹结构并阻碍蛋白质翻译。在37℃培养时,脑膜炎球菌的CssA蛋白水平高于在30℃培养时的水平。在8个碱基缺失的突变菌株中,虽然 css mRNA 水平不受影响,但与野生型菌株比较,突变菌株在较低温度下 CssA 蛋白水平增加,在较高温度下则增加不明显。通过感知局部炎症引起的环境温度升高,RNA 温度感受器可对多种免疫防御机制进行调控,为脑膜炎球菌提供更好的适应性。在与其他呼吸道病原体共感染的鼻咽部,温度升高和荚膜上调可促进脑膜炎球菌的传播。在入侵部位(如血流中),温度高于鼻咽部的温度,温度调节也可以为脑膜炎球菌提供生存的优势。

二、脂多糖

脂多糖(LPS)即狭义上的内毒素,对于脑膜炎球菌的毒力至关重要,其结构变化可以影响病原体在上皮细胞的定植与侵袭、血液中的生存能力以及随后的先天免疫反应等多个环节。

(一) 结构特征

几乎所有的革兰阴性细菌都可表达 LPS,只有极少部分细菌因环境适应、基因突变以及某些特定生物学过程影响等导致 LPS 结构的丢失。革兰阴性细菌胞膜主要由三部分组成,分别是内膜、外膜和内外膜之间的肽聚糖层(图1-2-2)。内膜是对称的甘油磷脂双层,外膜由不对称的内小叶和外小叶构成,内小叶中含有甘油磷脂,外小叶中主要包含 LPS,内外膜之间的肽聚糖层存在于蛋白种类丰富的细胞周质中。

LPS 的分子量大小依据细菌种类和结构差别而有所不同,通常情况下在 $10\sim20\,\text{kDa}$ 范围内,属于生物大分子。LPS 主要由三部分组成:疏水性的脂质A、亲水性的核心多糖和高度变异的O抗原多糖侧链。

脂质A结构是 LPS 的活性中心,相较其他组分比较保守,可以诱导宿主强烈的免疫反应,通常由一个双磷酸化的二糖骨架连接多条饱和脂肪酸链组成(图1-2-3)。其中,二糖骨架为两个N-乙酰

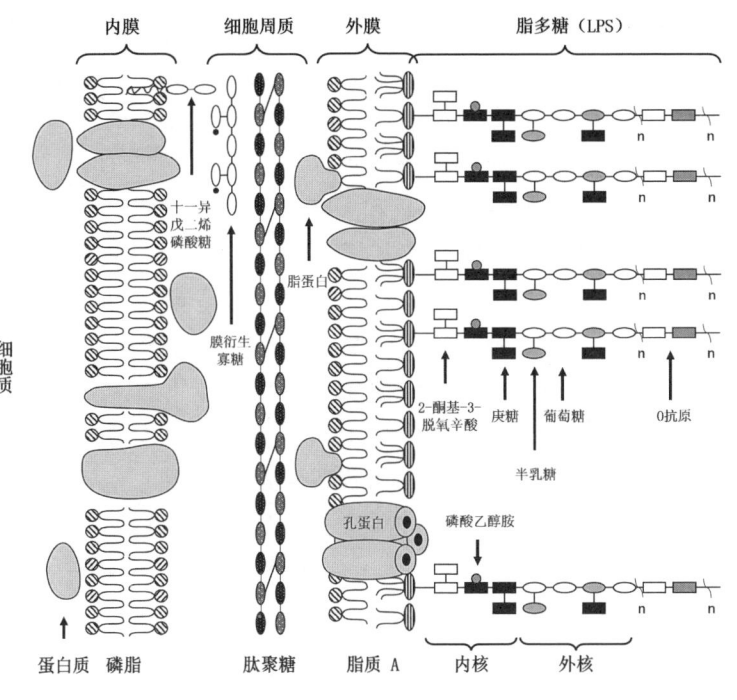

图1-2-2 革兰阴性细菌细胞壁结构

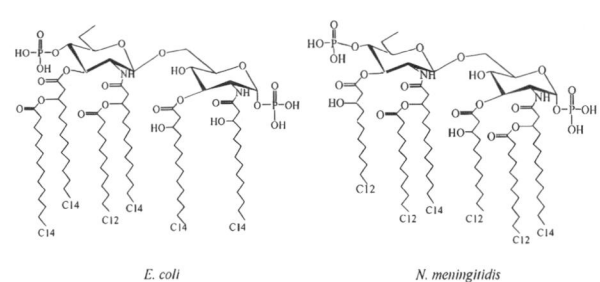

图1-2-3 大肠杆菌与脑膜炎球菌的脂质A结构

氨基葡萄糖(N-Acetyl-D-Glucosamine，GlcNAc)单元通过$\beta(1\rightarrow6)$糖苷键相连，脂肪酸主要包括月桂酸(C12)、肉豆蔻酸(C14)和棕榈酸(C16)。脂质A也是LPS的修饰位点，帮助病原体适应外部变化多端的环境。脑膜炎球菌中的脂质 A 一级酰基链则包括两条羟基十四酰基链和两条羟基十二酰基链,次级酰基链由十二烷酸连接 2 和 2′ 位酰基链上的羟基形成。

核心寡糖是从脂质 A 区域延伸的 8～12 个糖残基的短序列,主要分为两部分,较为保守的内核和高度可变的外核,同一物种内的不同菌株也存在差别。通常核心寡糖的内核始于 3-脱氧-D-甘露-2-辛酮糖酸(Kdo)残基,与至少一个脂质 A 的 GlcNAc 单元相连,其后连接着几个庚糖以及其他支链糖,这些庚糖残基常被磷酸化以提供给 LPS 分子额外的负电荷。核心寡糖的多样化主要源于庚糖或磷酸盐的缺乏与添加。脑膜炎球菌的核心寡糖的外核由两个 L-甘油-D-甘露糖-庚糖(Hep)作为附着点连接低聚糖。

O 抗原是 LPS 的末端结构,是一种由重复亚基组成的长链多糖,其亚基主要包括单糖,以及一些非碳水化合物残基如磷酸基团、乙酰基团或氨基酸。根据 O 抗原的长度和存在与否可将 LPS 分为 O 抗原侧链完整的光滑 LPS(S-LPS)和 O 抗原侧链缺乏或缩短的粗糙 LPS(R-LPS),又称脂寡糖(LOS),脑膜炎球菌外膜上的 LPS 就是缺乏重复 O 侧链的 LOS。

(二) 功能特性

革兰阴性细菌外膜富含 LPS,为细菌提供了额外的保护,可防止极性溶剂和疏水性化合物的渗透,有利于革兰阴性菌的生存。LPS 分子通过磷酸基团携带负电荷,使其可以从周围环境中吸引大量二价阳离子,在相邻的 LPS 分子之间形成稳定的交叉桥,为外膜生成更加坚固的屏障,维持细胞的稳定。

LPS 的保护作用主要得益于脂质 A,脂质 A 有助于将 LPS 分子锚定于细菌外表面,其本身具有许多长链饱和脂肪酸,脂肪酸链彼此紧密交互,形成一层致密的双层结构,使外膜具有较高的疏水性和较低的流动性。脂质 A 和核心寡糖内核结构的稳定结构可保证外膜屏障的完整性,影响 O 抗原生物合成的突变可能会导致病原体毒力的丧失。

LPS 由 Toll 样受体 4（TLR_4）和髓样分化蛋白-2（MD_2）复合受体识别，该受体是哺乳动物先天免疫系统的众多模式识别受体（PRR）之一。TLR_4-MD_2 与脂质 A 的结合可以触发信号级联反应，通过募集效应细胞、激活补体系统等导致炎症反应和细胞因子的产生，最终清除细菌。

TLR_4 对脂质 A 的识别开始于 LPS 结合蛋白（LBP）和膜型 CD14（mCD14）与 LPS 的结合，随后将 LPS 传递至 TLR_4-MD_2 复合体。该复合体主要通过两个途径发出信号，分别为髓样分化因子 88（MYD88）和含有 TIR 结构域的衔接子诱导干扰素-β（Interferon-β，IFN-β）(TRIF)。MYD88 通路的激活可以诱导促炎细胞因子的大量产生，例如肿瘤坏死因子（TNF）、白细胞介素（IL-6 和 IL-12）。而炎症性较低的 TRIF 通路则发生在 TLR_4-MD_2 受体内吞作用后，其特征在于产生 IFN-β、IFN 诱导蛋白、单核细胞趋化蛋白-1（MCP-1）、趋化因子配体 5（CCL5）和粒细胞集落刺激因子（G-CSF）等。脑膜炎球菌 LOS 的作用机制也遵循上述途径，高水平的细胞因子分泌可导致内皮损伤和毛细血管渗漏，因此 LPS 的水平与脑膜炎球菌病的严重程度之间存在直接相关性。

脂质 A 的修饰会影响 TLR_4 的激活效力，且脂质 A 本身的结构变化程度，如酰化和磷酸化，也可以直接影响 TLR_4-MD_2 受体的识别，有助于细菌的免疫逃逸。

三、外膜蛋白

（一）H 因子结合蛋白

H 因子结合蛋白（factor H binding protein，FHbp）是脑膜炎球菌的关键毒力因子，最初命名为 GNA1870 或 LP2086，用作疫苗抗原，后更名为 FHbp。根据氨基酸序列多样性，FHbp 分为三个变体型别（var1，var2 和 var3）或两个亚家族（A 和 B）。亚家族 A 包含 var2 和 var3 变体，亚家族 B 包含 var1 变体。

FHbp 由两个 β 桶组成，通过脂质修饰表达在细菌表面，每个 β

桶由8个反向平行的β链组成。FHbp的羧基端构象比较稳定，80℃以上才会熔化，氨基端构象更开放，熔化温度较低。FHbp变体均含有富含甘氨酸的氨基端尾部，通过与第一个半胱氨酸残基共价连接的脂质链将其锚定在细菌上，成熟FHbp的氨基端是增强免疫原性修饰的最适候选位点。

　　FHbp可与人补体H因子（CFH）特异性结合，针对入侵的微生物发挥作用，保护宿主细胞免受补体介导的攻击。CFH是补体替代途径的主要调节因子，募集H因子可以保护脑膜炎球菌免受补体介导的吞噬和裂解作用，此过程中的补体C3b是关键成分。结合C3b复合物是一种促吞噬作用的调理素，可启动补体末端途径导致细胞裂解。CFH基因编码5个补体因子H相关蛋白（CFHR1-5），CFHRs可作为CFH拮抗剂，通过与CFH竞争结合C3b，影响CFH的抑制功能，而不直接减少C3b的激活和沉积。CFH与CFHR3能够竞争结合FHbp，二者的相对水平决定宿主对脑膜炎球菌病的遗传易感性。

　　CHF由20个补体控制蛋白结构域（CCP）组成，每个CCP包括约60个氨基酸，通过3～8个氨基酸短序列相连接。不同CCPs具有不同功能，介导多种调节作用。CCPs1-4可结合C3b，增强因子Ⅰ裂解C3b能力，干扰补体替代途径C3转化酶的活性。CCP 6和CCP7结构域可介导CFH与FHbp的高亲和力结合，招募CFH到特定位置，并不影响其调节补体的能力。此外，CCP6和CCP7参与识别宿主细胞表面分子，如存在于人类内皮细胞上的糖胺聚糖（GAGs）。GAGs是细胞表面的重要分子，与CFH的结合有助于CFH在宿主细胞表面的定位，从而保护宿主细胞免受补体介导的损伤。FHbp中的带电氨基酸能够与宿主GAGs在CFH中的相同位点精确结合，导致病原体和宿主之间对CFH结合的潜在竞争，CFH对FHbp的亲和力远高于对宿主GAGs的亲和力。因此，脑膜炎球菌可以从血管内皮细胞中隔离CFH，提高它们对补体溶解敏感性，并可加剧IMD中所见的血管炎症病变。CFH与FHbp在细菌表面之间的高亲和力相互作用，使脑膜炎球菌能够调节宿主补体激活，促进其在人类血清中的生存，进而引发疾病。CFH和FHbp在补体系统调节和脑膜炎球菌致病机制中具有重要作用。

大多数脑膜炎球菌均可以表达FHbp，不同菌株之间的表达水平具有显著差异。FHbp的启动子区域高度可变，FHbp的表达水平与上游间隔区（fIR）序列的多态性相关。fIR序列的不同等位基因可决定FHbp的特定表达水平，FHbp的表达水平也与抗FHbp抗体介导的杀菌敏感性和菌株在人血清中存活的能力直接相关，具有较高表达fIR等位基因的菌株更可能引起侵袭性疾病发生。

FHbp的表达也受宿主、环境信号的调控，包括铁代谢、氧浓度和温度等。铁的水平影响FHbp的表达，但不同克隆群脑膜炎球菌有所不同。对于大多数菌株，铁浓度增加会上调FHbp表达，也有一些菌株（如CC32）表现出FHbp铁抑制现象，主要与铁抑制相关基因 cbbA的共转录有关。FHbp启动子的转录与氧浓度也相关，氧浓度会影响FHbp的表达，并以富马酸盐和硝酸盐还原酶（FNR）依赖的方式进行调控（FNR是一种氧感应的转录调节因子）。FHbp的表达也受温度的影响，$fHbp$基因可转录为单顺反子和双顺反子mRNA，RNA温度传感器通常位于mRNA的$5'$非翻译区。在较低温度下，FHbp的mRNA中两个抗核糖体结合位点与核糖体结合位点碱基互补配对，形成一个发夹结构，阻止核糖体进入mRNA而阻碍翻译，使FHbp表达水平下降。在较高温度下，二级结构发生构象变化，暴露核糖体结合位点，mRNA翻译正常，FHbp表达水平增加。在侵袭性疾病发展中，脑膜炎球菌从温度较低的上呼吸道传播到体温更高的人体内部，FHbp的表达量增加，与在宿主体内的生存和致病性相关。

FHbp是一种27 kDa的表面脂蛋白，是B群脑膜炎球菌疫苗的重要组分。MenB-4C疫苗（Bexero，葛兰素史克）包括三种重组脑膜炎球菌蛋白：奈瑟菌肝素结合抗原（NHBA）、奈瑟菌黏附素A（NadA）和FHbp v1.1），与表达PorA p1.4的MenB菌株NZ98/254

外膜囊泡（OMV）共同组成。Trumenba（rLP2086，辉瑞）疫苗是一种双价重组蛋白疫苗，包括两种FHbp蛋白，分别为v1.55和v3.45。

有研究者采用脑膜炎球菌FHbp:PorA的嵌合抗原设计技术路线研发B群脑膜炎球菌疫苗。PorA是一种完整的外膜蛋白，也是脑膜炎球菌OMV中的具有免疫原性的抗原，有疏水性跨膜结构域。PorA有八个表面暴露的环，是脑膜炎球菌SBA的靶标。大多数SBA针对第四个环，称为可变区2（VR2）。利用FHbp作为分子骨架呈现表面暴露的PorA VR2环，将VR2环插入FHbp形成嵌合抗原，同时保留了来自FHbp和PorA的表位，可诱导针对这两种抗原的功能性免疫应答。VR2环可以折叠成一个被杀菌抗体识别的构象结构，VR2环的整合并不会改变FHbp的整体结构。此外，引入PorA环可消除CFH结合，通过FHbp和PorA表位结合，从而提高疫苗覆盖率。

FHbp的编码序列具有高度可变性，目前PubMLST已鉴定出超过1150个不同的等位基因，表明FHbp在不同脑膜炎球菌株之间具有广泛的遗传多样性。两种B群疫苗Bexsero（v1.1）和Trumenba（v1.55和v3.45）目前在中国尚未获得许可。

中国疾病预防控制中心传染病预防控制所研究团队2024年报道1013株中国脑膜炎球菌中共鉴定出109个FHbp变体，4种FHbp变体（v2.16、v2.18、v2.404和v2.21）表现出持续的全国流行。v2.16主要在CC4821菌株中，对NG群菌株提供保护，v2.18主要在CC175菌株中，对Y群菌株提供保护。v2.404根据CDS分为两个亚型，其中NEIS0349_15亚型主要存在于来自UA株的B群菌株中，另一亚型NEIS0349_641主要发现于CC4821菌株中，同时覆盖了B和W群菌株。v2.21主要存在于UA菌株中。这些FHbp变体在患者和健康携带者的B群菌株中均可检测到，因此，它们有可能成为候选疫苗组分，用于抵抗B群菌株引起的脑膜炎球菌病。

此外，v2.101变异也在B群菌株中发现，并在过去十年中持续流行，然而尚未发现它分布在中国西北部。v2.22、v2.23和v2.19变体主要分布在B群菌株中,然而持续时间并不符合理想候选疫苗要求。v2.22和v2.23变异分布在全国范围,但自2018年和2007年以来未检测到。v3.1239和v1.80主要存在于CC4821菌株,多在脑膜炎患者中发现,虽然发生频率较低,地理分布有限,但过去十年一直在传播。其中,v3.1239仅出现在广东、湖南、河北三个省,均为B群感染患者来源。v1.80分布于我国东部沿海和东北地区,主要见于B群和C群感染患者。我们应考虑将过去十年持续在全国分布的FHbp变体纳入到新研发B群脑膜炎球菌疫苗中,研究$fHbp$基因的遗传多样性对促进疫苗的研发具有重要作用。

(二) 孔蛋白

奈瑟菌属孔蛋白属于革兰阴性菌孔蛋白超家族,是致病性奈瑟菌中最具代表性的外膜蛋白。奈瑟菌属孔蛋白的天然结构是三聚体,每个孔蛋白由三个35 kDa的多肽组成。奈瑟菌属孔蛋白调节细菌和周围环境之间的离子交换,对细菌的生存至关重要。脑膜炎球菌的孔蛋白被命名为1类(PorA,45 kDa)和第2类或第3类(PorB,33 kDa),以等位基因排斥的形式存在。淋病奈瑟菌孔蛋白被命名为蛋白ⅠA(PorB1A、35 kDa)和蛋白ⅠB(PorB1B、37 kDa)。脑膜炎球菌和淋病奈瑟菌孔蛋白有60%~70%的氨基酸序列同源性和中度抗原变异性,成为血清分型的基础。淋病奈瑟菌孔蛋白PorB1A被证明与细菌侵袭性的增加有关。携带PorB1A的菌株更能引起播散性疾病,并抵抗正常人血清的杀伤作用。与携带PorB1B孔蛋白的淋病奈瑟菌相比,更容易侵入细胞,表明孔蛋白亚型的差异影响细菌入侵细胞的能力。

到目前为止,尚未发现孔蛋白在促进脑膜炎球菌进入靶细胞方面的作用。但有证据表明,在脑膜炎球菌感染过程中,孔蛋白可诱导肌动蛋白成核,在宿主细胞肌动蛋白重组中发挥作用,这可能影响细菌的侵袭能力。另外,在感染过程中,奈瑟菌属孔蛋白在细菌与宿主细胞密切接触的位置结合或插入到上皮细胞的细胞膜中,可能有助于细菌的致病性。孔蛋白易位到靶细胞的机制仍不明确。

(三) Opa 蛋白

Opa 蛋白在结构上具有可变且高度多样的多样性，不同的变异表现出不同细胞类型的趋向性。这些蛋白由 8 个跨膜 β-桶结构域组成，有 4 个表面暴露环，其中两个是高变结构域。四种蛋白（OpaA、OpaB、OpaD 和 OpaJ）受独立的相位变异和同源重组的影响，导致脑膜炎球菌抗原变异。在跨越几十年的全球传播过程中，opa 等位基因经常出现在同一个位点，这表明特定的脑膜炎球菌基因型编码不同的 opa 基因库。

大多数 Opa 可结合多种宿主细胞类型表面的癌胚抗原相关细胞黏附分子（CEACAM）。脑膜炎球菌 Opa 结合 CEACAM1、CEACAM3、CEACAM5 和 CEACAM6。结合特异性受保守的 CEACAMn 结构域和 Opa 黏附素上的两个高变环之间的配体相互作用的控制。CEACAM1、CEACAM3 和 CEACAM6 在上皮细胞的顶端表面表达。脑膜炎球菌与 CEACAMs 的结合启动膜微域介导的摄取，避免成熟为酸性溶酶体，增强宿主细胞中维持脑膜炎球菌空泡的发展作用，最终在极化上皮细胞的顶端-至基底外侧运输。CEACAMs 可调节整合素介导的宿主细胞基底外侧表面的细胞黏附，控制宿主细胞从基底膜上的脱落，是清除受感染宿主细胞的保护机制。虽然已经有研究表明，在淋病奈瑟菌感染模型中，Opa 依赖的 CEACAM 参与可以防止基底膜脱落，但在脑膜炎球菌尚未得到证实。

某些 Opa 与细胞表面相关的热休克蛋白（HSP）相互作用，这些蛋白聚糖属于 GPI（糖基磷脂酰肌醇）连接或跨膜聚烷家族。HSPG 的结合可以环境依赖的方式调节许多细胞功能，在上皮细胞中可触发内吞作用。Opc 是一种 10 链的 β-桶，有 5 个表面暴露的环，也可以通过与 HSPG 的结合来启动入侵。Opc 的表达在转录水平上由启动子区域的多胞苷通道的相位变异控制，Opc 在系统性疾病和内皮细胞参与中起着更主要的作用，但在某些克隆群菌株中可能会缺失。

(四) 次要黏附素

次要黏附素 NadA、NhhA、App、MspA、HrpA 和 NHBA 也参与

了鼻咽部的脑膜炎球菌的定植和侵袭。次要黏附素可通过内吞途径增强信号传导，促使细菌进入宿主细胞。NadA与上皮细胞受体β1整合素结合，在内吞作用的启动过程中起重要作用。*nad*A基因是谱系限制性的，仅存在于5.1%的携带分离株中，CC11、CC8和CC32的分离株中几乎都存在，而在我国主要流行的CC4821菌株中存在比率极低。NadA的表达受到*nad*R（又名*far*R）抑制因子、整合宿主因子、铁摄取调节蛋白Fur和启动子中的一个相位可变通道调控，*nad*R基因本身也受到MtrR阻遏因子的调控。有研究发现NhhA（奈瑟菌/hsf同源物A）与层粘连蛋白和硫酸肝素结合，随后将这些分子与其上皮受体结合，可促进表达NhhA的重组大肠杆菌菌株与上皮细胞的黏附。MspA是第三种化学胰蛋白酶样蛋白酶，只存在于一部分脑膜炎球菌中。NHBA和HrpA，这两种参与细菌聚集的蛋白，证明可通过热休克蛋白介导与上皮细胞的附着。

四、菌毛

（一）Ⅳ型菌毛

Ⅳ型菌毛（Type Ⅳ pilus，Tfp）是一种可跨越许多革兰阴性细菌的细胞膜的多功能结构。Tfp能够实现DNA摄取、黏附、表面运动以及细菌间和细菌-宿主细胞信号传导，对细菌在各种环境中的生存至关重要。菌毛纤维由主要菌毛蛋白（PilE）和次要菌毛蛋白组成，可促进淋病奈瑟菌和脑膜炎球菌与人类上皮细胞的初始接触。脑膜炎球菌的Tfp可促进内皮细胞的有效定植。在移植小鼠脓毒症模型中，Tfp收缩促进细菌从内皮释放，导致菌血症。在淋病奈瑟菌中，Tfp依赖性表面运动驱动微菌落和生物膜的形成。

Tfp是一个长丝状结构，由单体PilE和小单体CilP、PilV和PilX组成。菌毛形成是一个复杂的过程，涉及20多种不同的蛋白作用，菌毛聚合物最终在细胞质中组装，并通过PilQ作用排出穿过外膜。菌毛的收缩由PilT介导并受到多种蛋白平衡调节作用，包括PilX、PilV和菌毛相关黏附素PilC，共同调节每个细菌的菌毛数量。

菌毛纤维是由菌毛亚基(称为菌毛蛋白)非共价结合组装成长螺旋的结构,形成疏水核心的细丝,具有极高的机械强度。这种独特的丝状结构,长度为几微米,直径为5~8 nm,具有柔韧性。

Tfp从内膜起始,经过外膜伸长至细菌表面。有荚膜结构的脑膜炎球菌通过菌毛发挥黏附特性,可以伸出荚膜表面,黏附于上皮细胞。菌毛收缩产生运动,是穿过上皮黏膜层并形成微克隆的主要动力。具有菌毛的脑膜炎球菌能大量黏附于人鼻咽部细胞。脑膜炎球菌的菌毛有两个主要菌毛蛋白家族,与相变和抗原性变化相关。菌毛具有转录后的修饰作用,菌毛蛋白的糖基化可以促进可溶性菌毛蛋白单元的分泌,抵御抗菌毛抗体和宿主细胞受体作用,保护细菌免受杀伤。

菌毛通常是带电荷的突起结构,这有助于抗原变异和菌毛间相互作用。菌毛主要的亚单位是PilE,经螺旋状整合形成纤维。Tfp组装过程、回缩功能和其他特殊功能所涉及的组分均分布在细菌的膜上,包括质膜的内侧至外膜。脑膜炎球菌基因组中有15个菌毛合成必须基因,其中由 pilM、pilN、pilO、pilP、pilQ 所组成的基因簇由一个操纵子所控制。Tfp的合成可分成4个遗传学相关的步骤,即整合、功能突变、暴露于细胞表面和突然回缩。发生突变时,某些基因的蛋白质产物会产生无菌毛的表型特征,导致菌毛回缩缺陷。

(二) PilE 和 PilD 蛋白

pilE 基因编码奈瑟菌菌毛蛋白主要的结构蛋白 PilE。致病性奈瑟菌的 PilE 分为两类:Ⅰ类菌毛蛋白和Ⅱ类菌毛蛋白,后者仅存在于脑膜炎球菌中。与Ⅰ类菌毛蛋白相比,Ⅱ类菌毛蛋白很少发生抗原变异,且由于高变区的缺失而较短。每一个成熟的 pilE 基因拷贝旁都伴有8个不成熟的菌毛蛋白沉默基因 pilS。这些 pilS 基因虽不表达,但与 pilE 基因的多样性有关,会导致不同的新 PilE 蛋白变异体的产生。

PilD是一种定位于内膜上的前导肽酶,可特异性识别前体菌毛蛋白和前体菌毛蛋白样分子结构的氨基端(N-terminal)。经肽酶剪切后的前体菌毛蛋白成为成熟的 PilE 蛋白,长度有 145～160 个氨基酸残基,N-端为 25 个残基构成的保守的疏水端,羧基端(C-terminal)与二硫化物结合。菌毛蛋白核心位置的保守氨基端部分参与到菌毛亚单位内聚纤维形成的过程,多态性 C-端可部分暴露于组装后的菌毛外表面。菌毛蛋白含有两个半胱氨酸残基,参与菌毛蛋白表面可变性及免疫性功能。PilE 可发生翻译后丝氨酸修饰作用,包括 63 位氨基酸糖基化以及 93 位氨基酸的甘油磷酸化。

前菌毛加工后,成熟的蛋白质有 145～160 个残基,有一个保守的疏水的 N-端 25 个残基和 C-端二硫键。菌毛蛋白通过内部疏水相互作用在保守 N-端 α 螺旋间包装,使得 C 端球形区域暴露。

(三) PilG、PilF 和 PilT 蛋白

PilG 是一种内膜蛋白,它可以阻止菌毛回缩,在部分正常的 Tfp 菌株中,可以发生 $pilG$ 和 $pilT$ 双突变,因此 PilG 并不参与菌毛整体的合成过程。

PilF 和 PilT 蛋白是两个与 ATP 酶相关的内膜蛋白,功能上被认为具有对抗性,分别促进 Tfp 的延伸和回缩。与 PilF 不同的是,PilT 蛋白对于细胞表面 Tfp 的表达及整合是非必需的,但是对于菌毛的回缩功能的实现却是必要的。起初 PilT 蛋白被认为是细菌转换能力以及机械运动的效应器,在与宿主细胞相互作用过程中起着重要作用,PilT 蛋白消失会阻碍细菌的黏附功能。

(四) PilQ 分泌素蛋白复合物及 PilP 蛋白

作为分泌素蛋白,PilQ 对于 Tfp 的伸长与回缩起辅助支持作用,同时也需要其他的辅助蛋白来帮助其完成整合及外膜定位过程。$pilP$ 基因定位于 $pilQ$ 上游,带有其他菌毛生物合成基因,如 $pilM$、$pilN$ 和 $pilO$,$pilP$ 基因 $3'$ 区域的失活可导致 $pilQ$ 转录物数量的减少。PilP 预测为脂蛋白,绝大多数锚定在内膜上,PilQ 不需要 PilP 来进行膜上定位和稳定,PilW 也具备这个功能,这对于脑膜炎球菌 Tfp 的生物合成非常重要,可影响 PilQ 复合物的稳定性。PilQ 蛋白是一个大的外膜蛋白家族,具有保守的羧基端结构域,脑膜炎球菌的

分泌素 PilQ 寡聚体是由 12 个完全相同的单体构成。PilP 蛋白参与菌毛合成过程,其编码基因 $pilP$ 位于 $pilQ$ 的上游,与其他参与菌毛合成的基因一同组成 $pilM$-$pilN$-$pilO$ 基因簇。

(五) PilC 蛋白

Tfp 与上皮细胞的初始黏附是由顶端黏附素 PilC 介导,通过 PilE 沿着轴向进行。脑膜炎球菌表达两种形式的 PilC(PilC1 和 PilC2),它们相互独立地调节菌毛功能。虽然这两种形式的 PilC 都可以介导对上皮细胞的黏附并诱导皮质斑块的形成,但基于 PilC1 的黏附会导致内皮生长因子受体(EGFR)的表达急剧减少,EGFR 是上皮细胞脱离基质的信号。

第三节 脑膜炎球菌生物特征分型

脑膜炎球菌是引起侵袭性脑膜炎球菌病(invasive meningococcal disease,IMD)的主要病原,人类是唯一宿主。在与脑膜炎有关的三种主要经呼吸道传播的细菌病原体(其他两种分别为肺炎链球菌和流感嗜杆菌)中,脑膜炎球菌是迄今报道唯一能造成大规模暴发和流行的细菌。因此,长期监测脑膜炎球菌在患者以及健康人群中的基因型与血清型病原学和生物学特征,研究脑膜炎球菌的时空分布特征,可为公共卫生安全政策制定提供基础数据,菌株的种群结构及遗传进化规律研究可将菌株进行归类分群并识别出高致病性菌株,同样具有重要意义。

一、脑膜炎球菌分型

微生物学家长期以来一直在寻找可以细分病原体的区分性标记,用于追溯菌株是否有共同的起源。区分性标记也有助于追踪特定菌株引起局部流行和大流行的传播规律,为微生物学家提供菌株长期的进化模式的信息。此外,区分性标记还可能被用于重建菌株的进化历史。

脑膜炎球菌的基因组仅由一个单独的环状染色体组成,不含任何质粒,细菌的遗传变异主要是基因的同源重组。在基因组测序时代之前,就已发现脑膜炎球菌具有高度错综复杂的种群结构。由于脑膜炎球菌对公共卫生安全存在重要的威胁,不同历史阶段开发了一系列的遗传分型方法将不同的菌株进行归类。这些分型方法包括了多位点酶电泳法(MLEE)、多位点序列分型法(MLST)以及核心基因多位点序列分型法(cgMLST)。目前使用最广泛的分型方法是1998年开发的MLST,根据MLST,脑膜炎球菌可以根据其在7个位点上的等位基因识别为一个特定的序列型(ST),而7个位点中有4个相同等位基因的ST被归类为一个克隆群(CC)。"分型"本质上是根据菌株的某个或多个遗传位点(或遗传位点编码的蛋白质),将具有相同遗传位点的菌株归为一个型别。而"种群"只是一个进化上的概念,来源于一个最近共同祖先的菌株并属于一个相同的种群。

目前全球已报道的脑膜炎球菌存在超过3 000个序列型和40个克隆群。克隆群并不简单的等同于"细菌种群",脑膜炎球菌的克隆性较弱。这是由于脑膜炎球菌在传播和进化过程中发生了较多的重组和水平基因转移事件,但同时仍然维持了一定的克隆性,通过这样的进化机制所产生的细菌群体就是克隆群。因此,脑膜炎球菌的克隆群并不是简单的、性质单一的基因簇;相反,不同克隆群的血清型、致病性和遗传多样性都存在明显的差异。

大规模基于人群脑膜炎球菌携带的调查显示,属于特定克隆复合体的菌株在IMD中的代表性要高于携带者。IMD疾病/携带比率(D/C比)用于根据其引发疾病的倾向对克隆复合体进行分层。11种高侵袭谱系导致了IMD流行,与其他谱系相比,D/C比值有所增加。尽管D/C比率是观察人类中基因谱系与IMD关联的一个指标,但它表明各谱系在定植宿主和引发侵袭性疾病方面存在差异。这一假设由Stollenwerk等人进行了数学建模,预测脑膜炎球菌克隆复合体在代谢和毒力方面的差异。小基因组数据集研究显示脑膜炎球菌具有大量共同的基因岛，但这些基因岛在每个克隆复合体中以独特的组合存在。

Schoen等人提出了一种营养毒力模型，在该模型中，每个克隆复合体中关键代谢途径的差异有助于适应生态位。确定了乳酸代谢、氧化应激反应、谷胱甘肽代谢和反硝化途径是代谢参与毒力的关键指标。在宿主细胞中，乳酸通过厌氧糖酵解产生，以应对压力，使得在细菌性脑膜炎期间，乳酸浓度升高至13.6 mM，几乎是健康组织中水平的7倍，其充当碳源以加速细菌生长。与IMD无关的脑膜炎球菌携带分离株在遗传上具有多样性，并且与高侵袭谱系有明显差异。Ampattu等人对它们在血液、唾液和脑脊液中生长时的转录反应进行了比较，结果显示，尽管这些分离株与侵袭性分离株保持基因上的相似性，但涉及能量、谷氨酰胺和半胱氨酸代谢的途径的调控是完全不同的。

Mullally等人对大约4 000个高侵袭性和非毒性遗传谱系的基因组进行了研究，确定了93个基因组岛，涉及9个高侵袭性谱系和一个非毒力谱系（CC53）。当由于这些岛屿的存在或不存在而聚集在一起时，高侵入性谱系分为两个大但不同的群体，称为基因组Ⅰ（GGⅠ）和基因组Ⅱ（GGⅡ）。在该方案下，基因组岛的占有与D/C比相关，GGⅠ（CC5、CC22、CC23和CC60）拥有较少的基因组岛，D/C比<0.5和GGⅡ（CC32、CC41/44、CC213、CC269和CC461)拥有更多的基因组岛和D/C比>0.5。

由于MLST这种分型方法的广泛使用，许多研究已经将属于相同型别的菌株误用等同于了一个种群，并认为属于相同型别的菌株在进化上来源于一个共同祖先。这种现象在脑膜炎球菌这种具有复杂种群结构的细菌中格外明显。但是，由于脑膜炎球菌的MLST管家基因同样也可以发生重组和水平基因转移，具有相同型别的菌株并不总是来源于一个共同祖先。因此，需要将"型别"和"种群"这两个完全不同概念进行区分。造成"型别"和"种群"混用的现象的原因是菌株分型是有明确方法和标准的，而种群只是一个进化上的概念，并没有统一的鉴定种群的方法。MLEE 和 MLST 分型是初步判断菌株是否属于某一种群的一种简便方法,而 cgMLST 由于使用了更多的基因位点数量,可以更为准确的判断属于相同型别的菌株是否属于相同种群。

脑膜炎球菌常用的目前几种分型方法并没有优劣区分,不同的分型方法的适用于不同使用场景和目的。MLST 虽然开发时间较早且分辨率较低,但是相比 cgMLST 有着三点无法替代优势:一是 MLST 提供了一套简单易懂的菌株命名系统,并且这个命名系统得到广泛的共识和使用,方便交流以及发表文章;二是 MLST 在基层更容易实践,所需要的实验条件比较灵活,既可以通过聚合酶链式反应(PCR)监测来确定菌株的型别,也可以在全基因测序的基础上进行 MLST;三是 MLST 分型由于只使用了 7 个管家基因的等位基因,可以快速地对一群菌株的多样性进行评估,并判断菌株之间的进化关系,这在疫情暴发的样本分析中格外重要。

虽然基于不分型方法的脑膜炎球菌种群结构形成机制的理论模型不同,目前现有的理论模型并不能很好地解释脑膜炎球菌的种群结构,其种群结构仍然存在很多争议。

二、分子分型

将细菌菌株分型的最常用方法是就是 MLST,该方法使用细菌的单拷贝管家基因片段(通常为 7 个)的序列数据,并利用菌株之间的等位基因来定义菌株或克隆体。这种方法已被证明在微生物学中是一种流行且有效的工具,特别是在识别致病细菌的临床重要谱系方面。它在病原体研究中的用处主要归功于其使用多个基因位点,这提供了更高的分类学分辨率,同时允许检测菌株之间由于重组的而产生的复杂种群结构。因此,MLST 基因虽然是管家基因,也并非不会发生重组,这可能导致在种内甚至种间存在分类上的模糊性。

"模糊物种"的概念被用来描述包含多个物种典型序列的菌株,因此不能形成清晰和明显的序列聚类。脑膜炎球菌和淋病奈瑟菌就是典型的"模糊物种",体现为以下两个方面:一是脑膜炎球菌和淋病奈瑟菌 MLST 分型所使用的 7 个管家基因是一样的,脑膜炎球菌和淋病奈瑟菌存在完全相同的等位基因,因此这两个物种之间是"模糊"的;二是脑膜炎球菌的不同克隆群,也会存在完全相同的等位基因,因此不同克隆群之间也是"模糊"的。

目前并不存在普适的、适用于所有细菌物种的分型方法。除了 MLST 之外,其他方法还有基于基因组序列相似度的方法,如平均核苷酸同源性(ANI),以及基于系统发育距离,如使用核心蛋白编码基因、核糖体 MLST 以及基因组 BLAST 遗传发育距离。但是这些方法都只适用于部分细菌物种,而且并不适用于脑膜炎球菌。主要原因就是这些分型方法只适用于克隆性较强的细菌物种,对于脑膜炎球菌这种克隆性较弱的细菌物种,分型的时候必须考虑重组。

(一) 多位点序列分型技术

分子分型技术的进展使人们对脑膜炎球菌的流行病学和种群生物学有了更深的了解。脑膜炎球菌的遗传多样性虽然广泛,但却是高度结构化。MLST 技术是一种基于管家基因核苷酸序列多态性的分子分型技术,广泛应用于细菌性病原体分子流行病学研究。MLST 技术是全球呼吸道及食源性致病菌分型和溯源高致病性菌株传播分型的"金标准"。

MLST 技术是 Maiden 等于 1998 年建立在多位点酶切电泳技术基础上发展而来的一种高分辨率分子分型技术,最早应用于鉴定 Nm 的高致病性谱系分型。MLEE 属于表型分型技术,原理是通过微生物个体间同工酶多态性来反映其遗传基础的差异,对酶分子量和电荷的变异推算其对应基因位点的多态性,通过对多个酶基因位点的综合分析,获得细菌的型别。然而,MLEE 技术存在一个明显的缺陷,即特殊位点的碱基序列不能直接通过分析自身位点的表达产物而推断。因为两个不同基因序列可以表达具有相同迁移率两种蛋白质,它们将会在 MLEE 中被检测为同一条带。因此,依赖基于酶的电泳迁移率的等位基因的间接分配,难以区分迁移率变异可能由非常不同的核苷酸序列编码。与 MLEE 不同的是，MLST 通过分析病原体不同位点的核苷酸序列的差异来确定生物种群的分型，用于分离株的遗传谱系分析。用于 MLST 的 7 个管家基因分别为 *abcZ*（putative ABC transporter，假定的 ABC 转运体）、*adk*（adenylate kinase，腺苷酸激酶）、*aroE*（shikimate dehydrogenase，莽草酸脱氢酶）、*fumC*（fumarate hydratase，延胡索酸水酶）、*gdh*（glucose-6-phosphate dehydrogenase，6-磷酸葡萄糖脱氢酶）、*pdhC*（pyruvatedehydrogenase subunit，丙酮酸脱氢酶亚基）和 *pgm*（phosphoglucomutase，葡萄糖磷酸变位酶），其原理是通过聚合酶链式反应技术扩增 Nm 7 个管家基因的核苷酸序列及双向测序，对测序结果进行手动拼接和校对，将序列递交至国际 pubMLST 网站获取管家基因的不同等位基因号、ST 型和 CC 归类。每个位点的每个唯一序列都被分配一个任意的和唯一的等位基因数。每株菌的等位基因编号按照指定的顺序排列获得等位基因谱，即 ST。每个 ST 均代表一组单独的核苷酸序列信息，拥有 4 个及以上等位基因位点相同的 ST 型可归为同一 CC，以此对每株 Nm 管家基因的多样性进行标识与分子分型。通过聚类分析，利用多位点等位基因谱之间的差异构建系统进化树。MLST 技术的核心在于其将各等位基因核苷酸序列转换为数值型的标识，以用于存储与分析，进一步为核苷酸序列提供了系统的命名方案与规范通用的解释标准。

MLST 技术成功应用于脑膜炎球菌的分子分型、流行克隆群确认、菌群变迁、种群结构、B 群疫苗抗原分型及耐药性分析等领域，在流脑监测和预防控制领域发挥了巨大作用。MLST 利用核苷酸序列的多态性，根据保守基因的序列多样性分析，对不同年份、不同国家和地区分离的菌株之间的亲缘关系进行评估。在分析菌株间的亲缘及遗传进化关系，寻找菌株的共同的母系来源，追踪较长时间内致病菌的遗传谱系来源，为脑膜炎球菌等呼吸道致病菌的溯源提供可靠依据。与其他分子分型技术相比，MLST 基因分型技术具备信息清晰的等位基因图谱定义，可以对脑膜炎球菌进行更为准确的群、型鉴定以及分析菌株的遗传进化谱系关系。通过互联网实现数据分析方法统一和信息共享,使全球的分子流行病学数据标准化。虽然目前PubMLST数据库中已超过130种细菌MLST病原菌分型方案,但该技术也存在检测的基因较少,分辨率不足的诸多缺陷,即不能准确区分出高重组水平、低多样性和单克隆菌株之间的差异。菌株间遗传和进化关系也因此无法得到全面的解析。MLST还可用于确定非细菌单倍体感染性病原体的群体结构,以及具有足够序列多样性的弱克隆或强克隆的病原体的分子分型。MLST分型在细菌流行病学研究、病原菌溯源、药物耐药性监测和疫苗研发等方面具有广泛的应用前景。但它通常不具备暴发调查所需的分辨率。此外,使用传统的Sanger测序方法,MLST通常成本高昂,并且难以大规模实施。

PubMLST网站是MLST数据的最大储存库之一,该网站拥有开放存取的基于7个位点的MLST、基于全基因组的cgMLST和rMLST分型数据库。此外,该网站还提供了一些针对特定疫苗配方的方案,例如脑膜炎球菌血清抗原序列型(BAST)或抗生素耐药性。通过MLST分型,将全球流行脑膜炎球菌归化为不同血清型和克隆群,在流脑监测和预防控制领域发挥了巨大作用。截至2024年2月27日,数据库中更新上传等位基因数38 933 957,分离株数1 480 428和基因组数1 199 242。奈瑟菌属分离株来源数据库共分为三个模块:分型数据库、分离株数据库和基因组数据库。

分型数据库包含命名法-等位基因定义,为每个唯一的等位基因序列提供一个标识符,以及用序列类型索引每个唯一的等位基因组合的MLST配置文件。奈瑟球菌分型数据库等位基因序列数为2 417 655。该数据库包括3个功能板块:查询序列、寻找等位基因、搜索等位基因概况。序列的查询可以通过粘贴数据或通过Web表单上传文件进行分析来执行。复杂的查询可以通过在用户可修改的表单上组合搜索元素来构建并使用集成的插件进一步分析了结果。查询序列分为单一序列和批处理序列。单一序列,即查询单个序列或整个基因组组装,以确定等位基因匹配。首先检查查询序列是否与选择的(或所有的)基因座完全匹配——它们不需要修剪。如果没有找到精确匹配,将识别最接近的部分匹配,也可以使用DNA或肽序列进行查。批处理序列以FASTA格式查询多个独立序列,识别等位基因匹配,操作流程与单序列查询一致。寻找等位基因可通过匹配标准找到等位基因(所有基因座在一起)和按位点从单个基因座中选择、分析和下载特定的等位基因。搜索等位基因概况分为按照特定的标准,通过等位基因图谱及批量查找多个等位基因图谱。PubMLST中的所有数据也可以通过API访问,API允许机器对机器无需用户输入的直接数据交换。另外,网站还提供脑膜炎球菌Bexsero疫苗(FHbp、PorA、NHBA和NadA)的抗原序列方案(BAST)和/或抗生素耐药,该方案正用于调查结构化数据集,包括携带研究,以便为可能导致疫苗效力降低的脑膜炎球菌种群变化提供早期预警。

目前,菌株数据库已收集奈瑟菌信息超10万条(脑膜炎球菌占比超70%,淋病奈瑟菌约占24%),上传奈瑟菌基因组数为6万余个。提交的菌株信息包括分离地区、分离年份、分离来源和血清群等。MLST分型技术具有高分辨率、良好的重复性、数据标准化,获得的结果可与国际数据库比较及共享,实现数据在全球不同实验室间得以分析、传递和获取,成功应用于细菌性疾病的分子流行病学研究。

(二) 核心基因组多序列分型

MLST分型技术的应用对于细菌流行菌株的鉴定、跟踪研究与溯源,理解微生物遗传进化关系、种群变迁、流行病学特征及致病机制等相关信息起到重要的作用。尽管MLST已被证明是一种高效的、具有对病原微生物进行种属分类管理及存储的分子分型技术,但随着全基因组测序技术的普及和测序成本的降低,研究者越来越倾向利用二代测序技术用于分析细菌的全基因组的研究。由于全基因组测序数据包含更多的基因位点信息,能够更精确地分析一个物种基因组之间的遗传相似性,所以基于全基因组测序的cgMLST溯源分析相较于传统分型方案具有高分辨率,重复性好能将一种细菌分为多个亚型及亲缘关系分析,通过聚类分析确定不同亚型之间的遗传进化关系,以实现对病原菌传播的监测与溯源。

cgMLST 是基于细菌的核心基因组序列多态性进行多位点分型技术,具有分型精准度高、重复性好等优点,客观揭示细菌的遗传谱系进化关系,为细菌溯源、分子分型和流行病学调查研究提供了科学依据。cgMLST 利用大量基因位点对基因组进行逐基因比较的方法,原理建立在 MLST 分型方法基础上的细菌核心基因组序列多态性的分型技术。MLST 技术是基于 7 个不同管家基因位点作为分型基因,因而无法反映其他几千个基因序列的异同。与 MLST 方法只选择数个保守管家基因不同之处在于 cgMLST 建立在大量保守基因基础上,其核心基因中包含了用于 MLST 分型的所有管家基因及数百或数千个核心基因位点,便于将 cgMLST 结果与 MLST 分型结果进行比较,校验 cgMLST 分型结果的准确性和一致性。cgMLST 技术已成为病原菌分型鉴定、分子流行病学溯源研究的重要手段,分型结果可用于不同实验室间的共享和比较。全基因组多位点分型技术(wgMLST)是 cgMLST 的一个拓展方法,wgMLST 包含更多的基因位点(1 500~4 000),除了使用一组核心基因组位点外,还使用一组辅助位点。理论上,wgMLST 可以为紧密连接的簇提供更高的分辨率,wgMLST 可以为紧密连接的簇提供更高的分辨率,因为距离矩阵是在更大的轨迹通过集合上计算的。对不同致病菌的分型研究结果表明 wgMLST 和 cgMLST 基因分型方法结果非常相似且无统计学上的显著差异。

(三)核糖体多位点序列分型

MLST 作为一种传统的细菌分型方案,通常分析 6~8 个管家基因位点,但在密切相关的细菌中往往不能够提供足够的分辨率。由于整个领域的细菌代谢多样性,甚至在密切相关的亲缘生物体之间,每个 MLST 方案都必须为一个特定的相关细菌基因组而开发。MLST 方案通常仅限于同一属的细菌,即使在一个给定的属内,也可能需要几种不同的 MLST 方案。因此,尽管 MLST 提供了细菌系谱和分型的通用方法，但 MLST 和相关的多位点系谱序列分析的相关方法(MLSA)并没有在所有细菌多样性层次上提供实用的结合分类和分型的方法。为了对物种进行准确的鉴定与分类，可以采用核糖体多位点序列分型，这种索引编码细菌核糖体蛋白亚基(rps)的53个基因变异的方法，成为整合微生物系谱和分型的方法。rps 位点是一种通用的表征方案，存在于所有细菌中且分布在染色体周围，编码处于稳定选择中的蛋白质以进行功能保护。53 个 rps 基因代表了一个核心基因组，在整个区域内足够保守，形成分类和分型相结合的基础且包含足够的多样性用于高分辨率分离物种的鉴定。该数据库中编目的 rps 基因变异可快速、非密集地识别任何细菌序列在域、门、纲、目、科、属、种和菌株水平上的系统发育位置。与 MLST 技术一样，rMLST 使用精选的参考序列来高效、快速地鉴定基因变异。

rMLST 物种鉴定方法是基于所研究的细菌基因组中每个 rMLST 等位基因的最低常见分类节点(LCTN)的原则。该 LCTN 信息被组合到一个查询基因组中识别的所有等位基因中，以推断出存在的物种，例如在多个奈瑟菌物种中观察到的一个等位基因被指定为奈瑟菌的 LCTN(一个属节点)，而仅在脑膜炎球菌基因组中观察到的一个等位基因被指定为脑膜炎球菌的 LCTN(一个种节点)。

rMLST 的物种鉴定过程包括四个主要阶段。首先，利用 BLASTN 对 rMLST 等位基因库进行查询基因组扫描，并记录精确的等位基因匹配(即位点名称和等位基因索引信息)。其次，根据 PubMLST 多物种数据库中每个等位基因链接的当前基因组注释，动态计算每个观察到的 rMLST 等位基因的最低常见分类节点。再次，将所有匹配的等位基因的 LCTNs 映射到细菌分类树的节点上，识别并报告观察到的最低的非重叠分类节点。最后，计算每个报告的分类节点的"等位基因支持度"，即在报告的节点中观察到的等位基因数除以在所有报告的节点中观察到的等位基因总数(以百分比表示)。一个报告的等位基因支持超过 90% 的物种节点表明对该结果具有高度的可信度。

利用BIGSdb平台建立了53个rps基因变异分类数据库，该数据库目前包括从公开来源获得的3万多组汇编的WGS数据。所有这些数据都可以用rMLST进行索引，为一种高效、快速的识别和表征方案提供了基础。PubMLST上的基因组比较工具可以在来自不同细菌分离株的WGS数据中探索rMLST位点，以快速识别分离株簇，这些集群可以使用cgMLST和wgMLST等方法以更高的分辨率进行研究。由于该数据库包含WGS数据，它除了索引rMLST位点外，还可以在数据库中建立从头组装中存在的任何一组基因集的方案。

PubMLST网站涵盖rMLST分型数据库和基因组数据库。分型数据库包含命名——等位基因定义，为每个独特的等位基因序列提供标识符以及rMLST谱，用核糖体序列类型（rST）索引等位基因的每个独特组合。rSTs与确定的属和种相关联。基因组数据库包含与分离的种源和物种相关联的序列集合。这些记录在一个持续的过程中得到验证和管理，以确保物种群的一致性；该数据库包含与核糖体蛋白基因的等位基因定义相关的公开基因组分离和序列数据。截至2023年11月28日，rMLST分型数据库更新上传等位基因序列数5 731 555，基因组数771 756。

三、生物特征分型

奈瑟菌属目前的基因分型方法根据其研究目的，可以归类为三个大类，分别是种群结构研究、抗原多样性研究以及耐药性研究。由于研究目的的不同，这三个大类的关注的基因位点也不同。种群结构研究主要关注保守的管家基因，抗原多样性关注细菌表面重要抗原蛋白产生的基因变体，而耐药性则关注耐药基因位点。由于脑膜炎球菌和淋病奈瑟菌很少报道有质粒，这些耐药位点都是位于染色体上的。

目前奈瑟菌进行种群结构研究的数据集有三类，分别是MLST、cgMLST和rMLST。其中MLST虽然早在1998年就被开发出来，但是目前仍然广泛使用。而且MLST虽然在开发的时期没有任何种群进化理论作为支撑，只是作为菌株分型的一个工具，但是由MLST分型得到ST和CC，仍然是鉴定菌株所属种群的最简单、快速的方法。另一方面，由于MLST使用的基因位点也不能避免发生同源重组，因此MLST所确定的克隆群中会存在少量被错误分群的菌株，而这一缺陷可以通过精度更高的cgMLST分型得到解决。cgMLST最初开发的目的就是利用更多数量的基因位点，提供高分辨率的种群结构数据。然而，对于脑膜炎球菌来说，cgMLST的高精度的一个副作用就是并不能直接根据一个菌株的cgMLST的基因型来确定其所属的种群。cgMLST必须依赖大量的菌株基因型数据才能确定哪些菌株属于一个种群。cgMLST的另一个缺点是纳入分析基因位点数量并不固定。菌株多样性越高、数量越多，这些菌株所共有的核心基因数量就越少。2014年建立的脑膜炎球菌的cgMLST数据集的核心基因数量为1 605个，而第二个版本的cgMLST数据集的核心基因数量就减少到了1 422个。这使得cgMLST的分型数据反而没有MLST的分型数据泛用性高。因此，MLST和cgMLST并不是替代性的关系，而只是应用场景和目的不同的两种方法。最后一种是rMLST，使用了53个核糖体基因，这些基因位点比MLST更保守，因此该分型方法主要用于研究奈瑟菌属不同物种之间的进化关系。

（一）血清学分型

不同致病菌属的亚型可以通过其高度可变的抗原决定簇来区分。一种抗原的存在可以通过一系列的免疫学测试来检测，其中细胞与特异性的抗血清混合以诱导凝集。来自这些血清学检测的亚型通常被称为血清型或血清亚型。

脑膜炎球菌B和C血清群最初通过使用型特异性杀菌抗体和琼脂凝胶免疫沉淀的两种不同分类系统细分为血清型。对来自多个脑膜炎球菌分离株的PorA基因核苷酸序列研究表明，基于血清亚型与型特异性单克隆抗体（MAbs）的免疫反应分型方法并不全面，因其存在PorA变异体无法被检测到的缺陷。Joanne等构建VR1和

VR2 氨基酸序列的距离矩阵,将同源性>80%的 VR 氨基酸序列划分为 VR 家族。针对 PorA 的特异性单抗识别的 VR 表位或 VR 家族的第一个定义的氨基酸序列,即为该特定家族的 VR 原型。一个 VR 家族的连续不同成员被指定为该家族的次要变异,因此被依次分配一个额外的唯一小写字母,如 P1.5a、P1.5b、P1.5c。

根据脑膜炎球菌外膜蛋白免疫反应性不同,可进一步将 Nm 分为不同的血清型和血清亚型。基于 PorB OMP 的变异被称为血清型,基于 PorA OMP 的变异被称为血清亚型。亚型分类是由 PorA 的细胞表面暴露环Ⅰ和环Ⅳ中的氨基酸序列变化决定的,抗原可变环分别由 PorA 基因的可变区 1 和 2(VR1 和 VR2)编码。也被称为 1 类 OMP,命名规则为前缀"P1",后面是 VR1 家族名称,后面是破折号,然后是变体编号,后面是逗号和相同格式的 VR2 变体名称。例如:含有 VR1 的蛋白质家族 5 的变体 3 和 VR2 家族 10 的原型将被写成:P1.5-3,10。PorA 亚型,不能通过血清学进一步分为变体,但可通过 VR1 和 VR2 基因序列分型来定义。PorA VR1 家族包括 P1.5、P1.7、P1.12、P1.17、P1.18、P1.19、P1.20、P1.21、P1.22 和 P1.31;PorA VR2 家族包括 P1.1、P1.2、P1.3、P1.4、P1.9、P1.10、P1.13、P1.14、P1.15、P1.16、P1.23、P1.25、P1.26、P1.28、P1.30、P1.34、P1.42、P1.43、P1.44、P1.45 和 P1.46。截至 2024 年 2 月 27 日,PubMLST 网站已更新上传 PorA VR1 变体 385 条数据,PorA VR2 共 1 039 条数据信息。PorB 有两个名称,由于历史原因旧名称中使用的序列不包括 PorB 基因的全部编码序列。该基因座已被重新命名为'PorB,表示它是部分编码序列。代表整个基因组中的所有基因座都用 NEIS 数进行索引,PorB 也被称为 NEIS2020。

FetA 是一种铁调节的外膜蛋白和疫苗成分,具有高度的多样性。从 107 株具有代表性的脑膜炎球菌分离株中共鉴定出 60 个 *FetA* 等位基因,编码 56 个蛋白序列。系统发育分析表明,这些等位基因变异是通过点突变和水平遗传交换共同产生的,因此被用于脑膜炎球菌血清分型依据。

(二) 免疫分型

脑膜炎球菌的 LOS 含有脂质 A 和一个由 10 个单糖组成的寡糖核心。LOS 具有免疫原性和抗原性,也可进行免疫学分型。根据 LOS 的不同,脑膜炎球菌分为不同的免疫型,可分为 L1～L12 型。我国对于 A 群予以分型,可分为 L9、L10 和 L11 三个血清型,但我国主要由 A 群 L10 型引起脑膜炎球菌病流行。对于一株 B 群菌株,ST 型为 8,1 类外膜蛋白为 P1.7-2,14,2/3 类外膜蛋白为 2a,LOS 为 3 型,命名书写方法为 B:ST-8:2a:P1.7-2,14:L3。

四、遗传特征分型和表型分型

脑膜炎球菌根据细菌表面的 CPS 与免疫兔血清的凝集反应,可以识别出不同的血清群。CPS 的结构由荚膜多糖合成基因簇基因编码决定。与高度复杂的遗传多样性相比,脑膜炎球菌的血清群多样性并算不高,目前只报道发现了 12 个血清群。属于不同血清群菌株的致病能力存在明显差异,几乎所有造成 IMD 的菌株都属于血清群 A、B、C、W、X 和 Y 这 6 个血清群。虽然每个克隆群的菌株都存在一定的血清群特征,但属于相同克隆群的菌株血清群并不一定相同,这是由于菌株的 *cps* 遗传变异造成其 CPS 结构发生了改变,这种现象被称为血清群转换或荚膜转换。血清群转换是由于菌株 *cps* 基因簇发生重组而产生的,这种现象在脑膜炎球菌中较为普遍,如 CC11 报道含有血清群 B、C、W 和 Y 等四个血清群菌株。

脑膜炎球菌不同克隆群致病能力也存在明显的差异,可以用 D/C 比来度量不同克隆群的致病能力。D/C 比>1 的克隆群被称为高侵袭性克隆群,包含了 CC1、CC5、CC8、CC11、CC18、CC32、CC269、CC334 这些克隆群;另一方面,有些克隆群如 CC53 的 D/C 比接近于 0,说明这些克隆群几乎不会造成疾病。而其余的克隆群,包括 CC22、CC23、CC60、CC162、CC174、CC213、CC364 和 CC4821 的致病性并不明确,D/C 比为 0～1。然而,D/C 比的计算是根据菌株的采样来源所决定的,因此根据存在采样偏差的 PubMLST 数据库计算的 D/C 比并不能真实的反映克隆群的致病能力，只能作为判断克隆群菌株致病能力的初步参考。

脑膜炎球菌不同克隆群的遗传多样性也存在明显的差异。一些克隆群，如 CC5，表现出较低的遗传多样性。这个克隆群已经持续存在传播了近一百年，并且属于该克隆群的菌株具有相对一致的血清群和致病性特征。另一方面，某些克隆群，如 CC41/44，表现出较高的遗传多样性，并且属于该克隆群的菌株可以表现出多样化的血清群和致病性特征。

五、种群结构特征及其理论模型

在细菌中，对于"细菌种群"目前并没有一个普遍接受的定义。不同的细菌物种可以表现出多种不同的结构，这主要是因为不同细菌物种的克隆群性存在差异。在克隆性很强的细菌物种中，如结核分枝杆菌和鼠疫耶尔森菌，重组和水平基因转移很少发生。因此，这些细菌物种会形成边界非常清晰的基因簇，并且这些基因簇通过单核苷酸变异就可进行识别和区分。这些克隆性很强细菌物种又可称为单系物种。与之相对的，在克隆性很弱的细菌物种中，如淋病奈瑟菌和幽门螺杆菌，重组和水平基因转移发生的非常频繁，以至于可以完全模糊掉菌株基因组中的系统发生信号。这些细菌物种也可形成基因簇，但由于频繁的重组和水平基因转移，基因簇之间的界限比较模糊。因此，这样的细菌物种被称为模糊物种或泛交配物种。在这两个极端之间存在许多具有不同程度克隆性的细菌物种，虽然这些物种中也发生了较多的重组和水平基因转移事件，但仍可以维持存在具有一定克隆性的细菌群体，这种群体就是克隆群。而脑膜炎球菌就是这样的细菌物种。

脑膜炎球菌的种群结构长期以来一直存在争议。PubMLST 奈瑟菌属数据库目前已经报道存在了近 50 个脑膜炎球菌的克隆群，这些克隆群的流行病学信息揭示了克隆群可以持续存在几十年甚至一个世纪，因此说明这些克隆群的克隆性是很强的。然而，另一方面，脑膜炎球菌的不同克隆群之间以及与奈瑟菌属的其他物种之间，都能发生频繁的重组和水平基因转移事件。这理论上应该会模糊基因组中的克隆信号，使得克隆群消失并形成与淋病奈瑟菌中类似的泛交配种群结构。对于这种明显矛盾的现象，历史上提出过三个不同的理论模型，分别是流行性克隆模型、半克隆模型以及主导性克隆进化模型。但是这三个模型都存在缺陷，因此可能需要提出更新的理论模型才能解释脑膜炎球菌的种群结构。

"流行性克隆性模型"是在 MLEE 时代提出种群结构模型。这个模型认为克隆群中的菌株之间由于频繁发生同源重组，这会形成一种网状结构，而不是树状结构。在这种网状的种群结构中，偶尔会出现一个具有异常成功的个体，并迅速增加出现的频率，导致产生流行克隆，进而产生克隆群。这个模型认为克隆群是通过自然选择产生的，而同源重组产生的多样化的基因型是自然选择的对象。这意味着在菌株的进化过程中，绝大多数的通过自由重组产生基因型因为选择作用而消失。虽然这个模型似乎能够解释克隆群的起源，但是同时也说明脑膜炎球菌的基因负担很大。因此，与同一生态位中的低重组细菌相比，该物种可能在进化上处于重要劣势。然而，这与脑膜炎球菌是人类鼻咽部的正常菌群的事实相矛盾。

"半克隆模型"是在 MLST 时代提出的种群结构模型。该模型认为，同源重组足以在长期事件内消除脑膜炎球菌的克隆性，但在人类可观察的时间段内，不足以消除克隆群的克隆信号。换句话说，克隆群的克隆信号是会消失的，只是因为人类研究细菌种群结构的历史尺度太短，在这个时间尺度上观察不到克隆群中克隆信号的消失。然而，流行病学的结果以及显示，一些克隆群，如 CC5，已经至少持续存在了一个世纪，而且可能会继续存在下去。究竟需要经过多长的时间，才会使得克隆群的克隆信号消失是不知道的。因此，这个模型实际上是一个不能证伪也不能证实的模型。

"主导性克隆进化模型"则是近期提出的，该模型认为受限的重组，而不是自然选择，塑造了其克隆群的进化。所谓受限的重组是指同源重组的发生是受到菌株之间的遗传距离限制的。菌株之间遗传距离越近，越容易发生重组，而遗传距离较远的菌株则很难发生重组。而受限的重组是脑膜炎球菌的一种内在生物学特性。这一模型认为，受限的重组是脑膜炎球菌产生稳定的基因型和克隆群的原因。然而"主导性克隆进化模型"并未在基因组数据上得到证实。实际上，不同克隆群之间甚至与奈瑟菌属的其他物种之间，都能发生频繁的重组和水平基因转移事件。目前并没有证据证明重组是主要发生在相同克隆群的菌株之间的。由于同源重组需要两个以上的菌株在某个生态位共存，重组事件的发生可能是机会性的，规律可能并不清晰。

虽然脑膜炎球菌的种群结构研究最早可以追溯到1987年，并且已经开发了多样化的分型方法研究识别了该菌的种群结构。但是该菌形成目前这种错综复杂的种群结构的原因仍然存在许多争议。其中最重要的争议是无法解释脑膜炎球菌的克隆群为何可以长期持续存在。解决这一争议的可能需要多方面的研究的共同努力。

第一，需要采集更多的菌株并获得其基因组数据。由于脑膜炎球菌的克隆群可以持续存在几十年甚至一个世纪，从这个角度来看，比起采集新的菌株，回顾性的收集历史菌株并获得基因组数据可能更重要。

第二，以进化理论或假说为基础对脑膜炎球菌的基因组数据和种群结构进行大规模的数据分析。

第三，除了采集大量的菌株进行宏观的、流行病学尺度的种群结构研究之外，还需要关注细菌在宿主内的进化。需要同时结合宏观和微观的基因组数据及进化理论，可能才能更好地解释脑膜炎球菌的种群结构的形成原因。

（邵祝军　王海瑞　车　洁　谈之舟）

◆ 参考文献 ◆

[1] Zhu B, Yao P, Zhang L, et al. Genetic analysis of *Neisseria meningitidis*

sequence type 7 serogroup X originating from serogroup A [J]. Infect Immun, 2017,85(6):e01019-16.

[2] Zhu B, Xu Z, Du P, et al. Sequence type 4821 clonal complex serogroup B *Neisseria meningitidis* in China, 1978—2013 [J]. Emerging infectious diseases, 2015,21(6):925.

[3] Zhang G, Yang J, Lai XH, et al. *Neisseria weixii* sp. nov., isolated from rectal contents of Tibetan Plateau pika (Ochotona curzoniae) [J]. International Journal of Systematic and Evolutionary Microbiology, 2019, 69(8):2305-2311.

[4] Zhang G, Yang J, Lai X-H, et al. *Neisseria chenwenguii* sp. nov. isolated from the rectal contents of a plateau pika (Ochotona curzoniae) [J]. Antonie van Leeuwenhoek, 2019,112:1001-1010.

[5] Yang C, Zhao L, Zhou J, et al. *Neisseria lisongii* sp. nov. and *Neisseria yangbaofengii* sp. nov., isolated from the respiratory tracts of marmots [J]. International Journal of Systematic and Evolutionary Microbiology, 2023,73(8):006002.

[6] Wu HM, Harcourt BH, Hatcher CP, et al. Emergence of ciprofloxacin-resistant *Neisseria meningitidis* in North America [J]. New England Journal of Medicine, 2009,360(9):886-892.

[7] Wang Q, Shao Z, Wang X, et al. Genetic study of capsular switching between *Neisseria meningitidis* sequence type 7 serogroup A and C strains [J]. Infection and Immunity, 2010,78(9):3883-3888.

[8] Van Rossum T, Ferretti P, Maistrenko OM, et al. Diversity within species: interpreting strains in microbiomes [J]. Nature Reviews Microbiology, 2020,18(9):491-506.

[9] Van de Beek D, Brouwer M, Hasbun R, et al. Community-acquired bacterial meningitis [J]. Nature Reviews Disease primers, 2016,2(1):1-20.

[10] Uelze L, Grützke J, Borowiak M, et al. Typing methods based on whole genome sequencing data [J]. One Health Outlook, 2020,2:1-19.

[11] Tzeng YL, Thomas J, Stephens DS. Regulation of capsule in *Neisseria meningitidis* [J]. Critical Reviews in Microbiology, 2016, 42 (5): 759-772.

[12] Tibayrenc M, Ayala FJ. How clonal are *Neisseria* species? The epidemic clonality model revisited [J]. Proceedings of the National Academy of

Sciences, 2015,112(29):8909 - 8913.

[13] Stephens DS, Greenwood B, Brandtzaeg P. Epidemic meningitis, meningococcaemia, and *Neisseria meningitidis* [J]. The Lancet, 2007, 369(9580):2196 - 2210.

[14] Smith JM, Smith NH, O'Rourke M, et al. How clonal are bacteria? [J]. Proceedings of the National Academy of Sciences, 1993, 90 (10): 4384 - 4388.

[15] Schürch AC, Arredondo-Alonso S, Willems RJ, et al. Whole genome sequencing options for bacterial strain typing and epidemiologic analysis based on single nucleotide polymorphism versus gene-by-gene ～ based approaches [J]. Clinical microbiology and infection, 2018, 24 (4): 350 - 354.

[16] Rouphael NG, Stephens DS. *Neisseria meningitidis*: biology, microbiology, and epidemiology [J]. *Neisseria meningitidis*: advanced methods and protocols, 2012:1 - 20.

[17] Roisin S, Gaudin C, De Mendonça R, et al. Pan-genome multilocus sequence typing and outbreak-specific reference-based single nucleotide polymorphism analysis to resolve two concurrent *Staphylococcus aureus* outbreaks in neonatal services [J]. Clinical Microbiology and Infection, 2016,22(6):520 - 526.

[18] Read R. *Neisseria meningitidis*: clones, carriage, and disease [J]. Clinical Microbiology and Infection, 2014,20(5):391 - 395.

[19] Needham BD, Trent MS. Fortifying the barrier: the impact of lipid A remodelling on bacterial pathogenesis [J]. Nature Reviews Microbiology, 2013,11(7):467 - 481.

[20] Morelli G, Malorny B, Müller K, et al. Clonal descent and microevolution of *Neisseria meningitidis* during 30 years of epidemic spread [J]. Molecular Microbiology, 1997,25(6):1047 - 1064.

[21] Maiden MC, Van Rensburg MJJ, Bray JE, et al. MLST revisited: the gene-by-gene approach to bacterial genomics [J]. Nature Reviews Microbiology, 2013,11(10):728 - 736.

[22] Maiden MC, Harrison OB. Population and functional genomics of *Neisseria* revealed with gene-by-gene approaches [J]. Journal of Clinical Microbiology, 2016,54(8):1949 - 1955.

[23] Maiden MC, Bygraves JA, Feil E, et al. Multilocus sequence typing: a

portable approach to the identification of clones within populations of pathogenic microorganisms [J]. Proceedings of the National Academy of Sciences, 1998,95(6):3140-3145.

[24] Maiden MC, Bygraves JA, Feil E, et al. Multilocus sequence typing: a portable approach to the identification of clones within populations of pathogenic microorganisms [J]. Proceedings of the National Academy of Sciences, 1998,95(6):3140-3145.

[25] Maiden MC. Multilocus sequence typing of bacteria [J]. Annu Rev Microbiol, 2006,60(1):561-588.

[26] Liu G, Tang CM, Exley RM. Non-pathogenic *Neisseria*: members of an abundant, multi-habitat, diverse genus [J]. Microbiology, 2015,161(Pt_7):1297-1312.

[27] Kong Y, Ma JH, Warren K, et al. Homologous recombination drives both sequence diversity and gene content variation in *Neisseria meningitidis* [J]. Genome Biology and Evolution, 2013,5(9):1611-1627.

[28] Jain C, Rodriguez-R LM, Phillippy AM, et al. High throughput ANI analysis of 90K prokaryotic genomes reveals clear species boundaries [J]. Nature Communications, 2018,9(1):5114.

[29] Inns T, Ashton P, Herrera-Leon S, et al. Prospective use of whole genome sequencing (WGS) detected a multi-country outbreak of *Salmonella Enteritidis* [J]. Epidemiology & Infection, 2017,145(2):289-298.

[30] Hasbun R. Progress and challenges in bacterial meningitis: a review [J]. JAMA, 2022,328(21):2147-2154.

[31] Harrison OB, Claus H, Jiang Y, et al. Description and nomenclature of *Neisseria meningitidis* capsule locus [J]. Emerging Infectious Diseases, 2013,19(4):566.

[32] Harrison OB, Bray JE, Maiden MC, et al. Genomic analysis of the evolution and global spread of hyper-invasive meningococcal lineage 5 [J]. EBioMedicine, 2015,2(3):234-243.

[33] Godreuil S, Renaud F, Choisy M, et al. Highly structured genetic diversity of the Mycobacterium tuberculosis population in Djibouti [J]. Clinical Microbiology and Infection, 2010,16(7):1023-1026.

[34] Gevers D, Cohan FM, Lawrence JG, et al. Re-evaluating prokaryotic

species [J]. Nature Reviews Microbiology, 2005,3(9):733-739.

[35] Dolan-Livengood JM, Miller YK, Martin LE, et al. Genetic basis for nongroupable *Neisseria meningitidis* [J]. The Journal of Infectious Diseases, 2003,187(10):1616-1628.

[36] Cody AJ, McCarthy ND, Jansen van Rensburg M, et al. Real-time genomic epidemiological evaluation of human *Campylobacter* isolates by use of whole-genome multilocus sequence typing [J]. Journal of Clinical Microbiology, 2013,51(8):2526-2534.

[37] Caugant DA, Maiden MC. Meningococcal carriage and disease — population biology and evolution [J]. Vaccine, 2009,27: B64-B70.

[38] Caugant DA, Brynildsrud OB. *Neisseria meningitidis*: using genomics to understand diversity, evolution and pathogenesis [J]. Nature Reviews Microbiology, 2020,18(2):84-96.

[39] Brehony C, Rodrigues CM, Borrow R, et al. Distribution of Bexsero® Antigen Sequence Types (BASTs) in invasive meningococcal disease isolates: Implications for immunisation [J]. Vaccine, 2016,34(39):4690-4697.

[40] Bratcher HB, Brehony C, Heuberger S, et al. Establishment of the European meningococcal strain collection genome library (EMSC-GL) for the 2011 to 2012 epidemiological year [J]. Eurosurveillance, 2018, 23(20):17-00474.

[41] Bennett JS, Watkins ER, Jolley KA, et al. Identifying *Neisseria* species by use of the 50S ribosomal protein L6 (rplF) gene [J]. Journal of Clinical Microbiology, 2014,52(5):1375-1381.

[42] Achtman M, Wagner M. Microbial diversity and the genetic nature of microbial species [J]. Nature Reviews Microbiology, 2008, 6(6): 431-440.

[43] Achtman M. Evolution, population structure, and phylogeography of genetically monomorphic bacterial pathogens [J]. Annu Rev Microbiol, 2008,62(1):53-70.

第二章
感染免疫机制

脑膜炎球菌是引起细菌性脑膜炎和严重败血症的主要病原体之一。脑膜炎球菌可定植在正常人的鼻咽部位（携带者）而不引起疾病，但一旦发生侵袭性感染，则可快速发展成败血症和脑膜炎，若不及时治疗，发病数小时内可致命。此外，细菌抗生素耐药性的增加进一步加剧了脑膜炎球菌重症感染的风险，给治疗带来巨大挑战。

人体免疫系统拥有一系列强大的杀伤机制以抵御脑膜炎球菌感染。然而，脑膜炎球菌能够在人鼻咽中有效定植并引发高水平败血症，这主要依赖于其逃避免疫系统的能力。先天免疫系统是人体抵御病原菌感染的第一道防线，包括上皮细胞屏障、吞噬细胞、补体系统和抗微生物分子等，在对抗细菌定植、血液及胞内存活和复制过程中均能发挥重要的保护作用。一旦引发适应性免疫，特定的细胞免疫和体液免疫可通过识别和攻击病原体来清除细菌。脑膜炎球菌表面的碳水化合物结构，如 CPS 和与 LPS 结构相似但没有 O 抗原的 LOS，是重要的毒力因子。这些结构在进化过程中产生的多样性变化和唾液酸修饰有助于细菌逃逸免疫系统的监视和清除。此外，多种表面蛋白通过与免疫分子或免疫细胞的相互作用抑制免疫系统的激活，这也是脑膜炎球菌在机体内存活的关键因素。脑膜炎球菌的免疫逃逸机制为疫苗研发带来了严峻挑战，尤其是 CPS 结构与人体某些糖蛋白唾液酸修饰相似的 B 群脑膜炎球菌疫苗。

第一节　脑膜炎球菌的定植和入侵机制

　　脑膜炎球菌专性定植在人的组织黏膜表面，在非生物体表面72 h内就会死亡。定植通常发生在鼻咽的上皮细胞，携带时间从几天到几个月不等，可以无症状，也可以导致局部炎症反应，多种机制参与脑膜炎球菌的黏附和定植。脑膜炎球菌最初利用Ⅳ型菌毛黏附在上皮和内皮细胞表面，LOS、黏附蛋白（Opa、Opc等）均可进一步促进脑膜炎球菌的定植。

一、Ⅳ型菌毛介导的上皮细胞表面附着

　　Ⅳ型菌毛是由多种蛋白复合物形成的多聚菌丝结构，以主要菌毛蛋白PilE为骨架，并由三个次要菌毛蛋白PilV、PilX和ComP组成。它们通过细胞外膜孔道蛋白PilQ从外周质中排出，并延伸至细菌表面。菌毛的收缩由分子马达蛋白PilT利用ATP供能介导，这是脑膜炎球菌蹭行运动所必需的，同时也在脑膜炎球菌与人体细胞的相互作用中发挥关键作用。PilT产生的收缩力超过100皮牛顿（pN），足以在宿主细胞表面引起膜突起。菌毛的运动由多种蛋白共同维持平衡，包括PilV、PilX和PilC。PilC分为PilC1和PilC2两种蛋白，二者相互独立调控菌毛功能，其中PilC1蛋白能够增强对上皮细胞的黏附。此外，菌毛蛋白的翻译后修饰，如聚糖、磷酸胆碱、磷酸乙醇胺或磷酸甘油，也能调控菌毛对细胞的黏附能力。研究表明，Ⅳ型菌毛可通过与人细胞表面广泛表达的跨膜糖蛋白受体CD46结合，介导脑膜炎球菌对上皮细胞的定植；然而，也发现了不依赖于CD46的结合方式。Ⅳ型菌毛的黏附会引起上皮细胞内钙离子的短暂释放，这一过程依赖于PilC1蛋白和CD46受体，因此胞内钙离子的变化可能会进一步增强脑膜炎球菌的黏附。

　　脑膜炎球菌在上皮细胞表面逐渐聚集形成微菌落的过程依赖于

菌毛蛋白 PilX、PilV 以及蹭行运动必需的 PamA 蛋白。随后，脑膜炎球菌可能形成生物被膜包裹其微菌落，从而在黏膜内存留。生物被膜不仅保护细菌免受宿主免疫系统的攻击，其扩散还会导致脑膜炎球菌的侵袭性感染。在此过程中，脑膜炎球菌表达多种蛋白以促进微菌落和生物被膜的形成，包括免疫球蛋白 IgA1 蛋白酶、黏附渗透蛋白 App、血凝素/溶血相关蛋白 HrpA 和奈瑟菌属肝素结合抗原 NHBA。

二、脑膜炎球菌对上皮细胞的侵袭

脑膜炎球菌微菌落与上皮细胞的相互作用引发后者形态重塑，形成丝状伪足。随后，通过转胞吞作用，脑膜炎球菌进入上皮细胞内部。在此过程中，上皮细胞中多种膜蛋白聚集，形成微绒毛样突出复合物，称为皮层瘀斑。该复合物包含埃兹蛋白、膜突蛋白、分子链接蛋白、跨膜表面受体（如 CD44）、细胞间黏附分子-1 和皮质肌动蛋白等。埃兹蛋白和膜突蛋白可以连接细胞膜和细胞骨架，在皮质瘀斑的微绒毛形成中起到重要作用。皮层肌动蛋白在脑膜炎球菌附着区域聚合，促进肌动蛋白结构的形成，引发膜突起包裹细菌。随后，细菌被细胞内吞并穿过上皮细胞，进入上皮组织。

在脑膜炎球菌被内吞之前，其紧密黏附阶段中，与菌落透明度相关的黏附蛋白 Opa 和 Opc 以及其他次要的黏附蛋白发挥着重要作用。并且，在脑膜炎球菌与细胞的相互作用过程中，细菌自身的菌毛和荚膜多糖表达逐渐下调，甚至可能完全消失。此时，菌体虽然分散，但仍牢固地附着在细胞表面，并从菌毛依赖型黏附转变为非菌毛依赖型黏附。

（一）主要黏附蛋白

Ⅳ型菌毛的收缩使脑膜炎球菌表面的蛋白与上皮细胞表面的受体有更多的接触，例如黏附蛋白（Opa 和 Opc），进而引发细胞内吞过程。Opa 蛋白可与癌胚抗原相关细胞黏附分子（CEACAM，又称 CD66）家族蛋白结合，从而介导脑膜炎球菌的黏附。由于 Opa 蛋白和 CEACAM 家族蛋白的高度多变性，脑膜炎球菌对特定宿主细胞的黏附、吞噬以及下游信号转导通路的激活依赖于二者的特异性识别。Opc 蛋白与 Opa 蛋白具有相似的理化特性和弱同源性，但它们的蛋白结构和表达调控机制不同。并非所有脑膜炎球菌都编码 Opc 蛋白，其表达受 *opc* 基因启动子区域的同聚束长度控制。Opc 蛋白被血清中的玻连蛋白识别后，可与脐静脉内皮细胞表面的 $\alpha v\beta 3$ 受体结合，从而促进脑膜炎球菌进入细胞内部。

（二）次要黏附蛋白

脑膜炎球菌表面的其他黏附素也对细胞的黏附和入侵发挥重要作用。例如，NadA、NhhA、蛋白酶 IgA1、App、MspA、HrpA、NHBA、LOS 和 CPS 等。其中，高毒力菌株表达的 NadA 蛋白可与上皮细胞表面的 $\beta 1$ 受体结合，主要在内吞作用的起始阶段发挥作用。在大肠杆菌中异源表达的 NhhA 蛋白能够结合层粘连蛋白和硫酸肝素，而硫酸肝素可被上皮细胞表面受体识别，从而增强大肠杆菌对上皮细胞的黏附能力。此外，蛋白酶 IgA1 通过切割黏膜表面的免疫球蛋白 IgA，抵御宿主体液免疫的攻击，从而促进细菌的黏附。

三、脑膜炎球菌对内皮细胞的侵袭

脑膜炎球菌穿过上皮屏障侵入血液导致的疾病被称为脑膜炎球菌血症。尽管在血液高流速的环境下，脑膜炎球菌仍能初步附着在内皮细胞上，但与大血管相比，微循环环境中的血流较慢，更有利于细菌附着并形成微菌落。

关于Ⅳ型菌毛与内皮细胞相互作用的机制研究较为明确。内皮细胞表面的受体 CD147 含有三元唾液酸化的聚 N-乙酰基乳糖胺 N-聚糖，这些聚糖能与菌毛蛋白 PilE 和 PilV 特异性结合。CD147 与 β_2 肾上腺素受体形成复合物，当Ⅳ型菌毛结合到 CD147 时，会激活 β_2 肾上腺素受体，进而活化 β_2 抑制蛋白。这会快速募集细胞骨架相关蛋白和信号蛋白，重塑新形成的脑膜炎球菌微菌落下的细胞膜。在这个过程中，埃兹蛋白和膜突蛋白促使肌动蛋白聚合，形成微绒毛状结构；α辅肌动蛋白4增加CD147和β_2肾上腺素受体复合物的局部丰度，从而增强微菌落对内皮细胞的黏附。此外，β_2肾上腺素受体招募的蛋白在脑膜炎球菌附着区域形成皮层瘀斑。这些蛋白包括：通过磷酸化传递信号的Src酪氨酸激酶、负责黏附连接的p120连环蛋白和VE钙黏蛋白、负责紧密连接的闭锁小带蛋白1、紧密连接蛋白5和闭合蛋白，以及负责建立并维持细胞极性的Par3/Par6/aPKC蛋白复合物。皮层瘀斑可以弱化内皮细胞的黏附力，促进内皮细胞间连接的打开，从而为脑膜炎球菌穿过细胞间隙提供便利。这使得脑膜炎球菌能够进入脑膜，引发脑膜炎，或者进入外周组织，导致脑膜炎球菌败血症。

除了CD147外，Ⅳ型菌毛的PilE蛋白和PilQ还与半乳凝素3共定位的层粘连蛋白受体前体1相互作用，从而增强脑膜炎球菌对内皮细胞的黏附和入侵能力。脑膜炎球菌与外周及脑微血管内皮细胞的相互作用是其致病的关键环节。一旦形成附着，脑膜炎球菌会在血管内皮细胞表面迅速复制，形成大而闭塞的微菌群。这一过程会引发血管变化、严重的弥散性血管内凝血（DIC）和炎症反应，并迅速导致坏死（紫癜性坏死）。

脑膜炎球菌的其他毒力蛋白在侵袭内皮细胞的过程中也发挥着重要作用。其中，Opc蛋白介导的转胞吞作用可使脑膜炎球菌穿过内皮细胞。Opc蛋白能够与玻连蛋白和纤连蛋白结合，而这两种蛋白分别通过内皮细胞表面的受体αvβ3和α5β1介导脑膜炎球菌的内吞作用。玻连蛋白是Opc蛋白的首选结合蛋白，它可以通过肝素介导（间接）或硫酸酪氨酸位点（直接）与Opc蛋白结合。此外，Ⅳ型菌毛能够引起内皮细胞内钙离子浓度的短暂上升，进而导致酸性鞘磷脂酶转移到细胞表面。同时，在脑膜炎球菌黏附区域，含神经酰胺的脂类开始富集。Opc蛋白介导的脑膜炎球菌内吞作用直接依赖于上述细胞改变。黏附蛋白NadA以及蛋白酶IgA1和App也在脑膜炎球菌的转胞吞作用中发挥一定作用。

四、脑膜炎球菌的胞内存活和复制

脑膜炎球菌通过与血-脑脊液屏障中的毛细血管后静脉内皮细胞相互作用,侵入蛛网膜下腔。在蛛网膜下腔中,脑膜炎球菌的复制和生长会引起脑脊液炎症。在炎症反应过程中,促炎细胞因子的释放增加,尤其是白细胞介素10(IL-10)和肿瘤坏死因子(TNF-α),会导致血脑屏障的通透性增强,进而引起血流量增加和脑水肿。

脑膜炎球菌能够在细胞内的胞吞体内存活。胞吞体被内吞进入细胞后,通常会与溶酶体结合,通过溶酶体中的酶消化其中的大分子物质。然而,脑膜炎球菌的IgA1蛋白酶能够特异性切割IgA1铰链区脯氨酸-苏氨酸的连接键。溶酶体上存在特定的溶酶体相关膜蛋白-1和溶酶体相关膜蛋白-2(LAMPs)。这两种蛋白均含有一个富含脯氨酸的铰链区,与IgA1的铰链区高度相似。脑膜炎球菌的IgA1蛋白酶能够降解溶酶体相关膜蛋白-2(LAMP-2),从而破坏溶酶体的完整性。此外,脑膜炎球菌能够诱导上皮细胞内游离钙离子浓度的变化,引发溶酶体胞吐。这一过程会导致细胞膜表面溶酶体相关膜蛋白-1(LAMP-1)的水平增加,而这些LAMP-1随后会被脑膜炎球菌的IgA1蛋白酶降解。LAMP-1的降解还会间接降低其他几种溶酶体成分的水平,例如LAMP-2、CD63和溶酶体酸性磷酸酶。这些变化最终会改变脑膜炎球菌感染细胞的溶酶体环境,从而帮助细菌在细胞内存活。

脑膜炎球菌在胞内复制的意义尚不明确。然而,与其亲缘关系相近的淋病奈瑟菌的胞内复制被认为是穿过细胞并增强感染的一种策略。脑膜炎球菌需要从宿主细胞中获取胞内复制所必需的铁。尽管该菌在胞外复制时可以从机体的血红蛋白、转铁蛋白和乳铁蛋白中摄取铁,但胞内复制被认为是从细胞内的铁蛋白中获取铁。胞内铁的获取依赖于位于脑膜炎球菌内膜和胞质中的TonB蛋白,但该蛋白在上皮细胞内的受体尚未明确。脑膜炎球菌感染会导致上皮细胞内胞质铁蛋白的聚集,并加速其降解,从而为该菌的胞内复制提供充足的铁来源。

第二节 脑膜炎球菌病的免疫反应

一、先天免疫系统

人体鼻咽上皮表面覆盖着一层厚度为 $10\sim12\,\mu m$ 的双层液体，由面向腔体的低黏度纤毛周液和高黏度黏液组成。低黏度的纤毛周液有助于纤毛的运动，从而推动黏液从下呼吸道向上运输至咽部，最终通过吞咽动作将其清除，以去除微生物和其他杂物。黏液蛋白是一类多样化的高分子量、高糖基化的蛋白质，它们被分泌到纤毛周液中或固定在上皮表面，用于捕获微生物，阻止其进入宿主细胞。$10\%\sim15\%$ 的人群是脑膜炎球菌的无症状携带者，而在某些特定人群中，这一比例甚至可高达 40%。尽管脑膜炎球菌作为共生菌定植并未引起侵袭性疾病，但作为宿主第一道免疫防线的天然免疫系统已被激活。天然免疫系统在与脑膜炎球菌的相互作用中维持鼻腔的免疫稳态。

天然免疫系统包括特定类型的天然免疫细胞，如呈递抗原的树突状细胞、具有杀伤作用的巨噬细胞和中性粒细胞。此外，分泌型免疫球蛋白 A(sIgA)、抗菌分子和营养免疫对于控制脑膜炎球菌的侵袭性感染也至关重要。人 sIgA 是黏膜表面丰度最高的一类抗体，它通过非特异性结合在细菌表面，抑制微生物与机体的黏附，进而增强表达 IgA 受体的吞噬细胞对微生物的吞噬作用。抗菌分子中的阳离子抗菌肽是一类由宿主细胞分泌的短肽，能够结合表面带负电荷的细菌，破坏其膜的完整性，从而导致细菌裂解。补体系统的可溶性成分随着血液在全身游走，促进清除死亡细胞或杀死病原体。此外，抗菌分子或补体的结合能增强免疫细胞对脑膜炎球菌的杀伤能力。在黏膜表面，宿主通过表达乳铁蛋白隔离铁离子，限制脑膜炎球菌从微环境中获取金属营养物质，从而抑制其生长，这一过程也被称为营养免疫。除了天然免疫系统外，上皮细胞下面的固有层中还存在获得性免疫系统，包括活化后的 T 细胞和产生抗体的 B 细胞。

（一）抗菌分子

目前发现的抗菌分子包括阳离子抗菌肽、肽聚糖识别蛋白、S100 蛋白和铁代谢蛋白。通常认为，阳离子抗菌肽通过自身的正电荷与病原体细胞膜上的负电荷相互作用，影响细胞膜的稳定性和通透性，从而具有抗多种细菌、真菌和病毒的活性。这些阳离子抗菌肽被分为防御素和抗菌肽两种结构不同的家族。在定植和感染过程中，脑膜炎球菌会遇到多种抗菌分子，例如抗菌肽 LL-37、人 β-防御素-1 和 2、人中性粒细胞肽 HNP-1 和 HNP-2 以及乳铁蛋白。LL-37 是人阳离子抗菌蛋白 hCAP-18 的 C 端部分，主要由中性粒细胞和上皮细胞表达。人 β-防御素通常由不同器官（如表皮、支气管和泌尿生殖道）的上皮细胞产生，而人中性粒细胞肽则由中性粒细胞产生，可在胞内和胞外发挥作用。乳铁蛋白主要存在于黏膜表面，可以结合环境中的铁离子并转运进细胞内部，从而限制病原菌的铁获取。此外，乳铁蛋白的 N 端降解产物乳铁素是一种两性阳离子多肽，也具有抗病原体感染的活性。

（二）补体系统

1. 补体系统的激活和调控　补体系统主要由肝脏产生的 30 多个可溶性蛋白质和细胞膜表面的多种补体受体组成，是天然免疫系统的重要组成部分。这些可溶性蛋白质通常以未活化的状态存在于血液中，受到刺激后，会经过一连串的酶切割反应被激活，从而促进清除死亡细胞或杀死病原体。补体系统有三种激活途径：经典途径、凝集素途径和旁路途径。这三种激活途径均会产生 C3 转化酶，该酶能够切割活化的补体蛋白 C3、C4 和 C5，最终形成 C5b-9 膜攻击复合物（MAC）。膜攻击复合物在病原体的细胞膜上形成跨膜通道，导致病原体渗透裂解。

在经典途径激活时，抗体调理的脑膜炎球菌被 C1 复合物（C1q,

r,s)识别并激活。活化的C1s酶切割C4为C4a和C4b,同时切割C2为C2a和C2b,进而形成C3转化酶C4b2a。随后,C4b2a进一步切割C3为C3a和C3b,并结合形成复合物C4b2a3b,即C5转化酶。C5转化酶切割C5,最终形成膜攻击复合物MAC。

在凝集素途径中,脑膜炎球菌的黏附蛋白Opa和孔蛋白PorB被甘露糖结合凝集素(MBL)识别,MBL随后与MBL相关的丝氨酸蛋白酶(MASP)相互作用。MBL相关的丝氨酸蛋白酶有三种,分别是MASP-1、MASP-2和MASP-3,它们均对凝集素途径激活补体系统有贡献。其中,C4和C2的切割活化后形成C3转化酶C4b2a的过程主要由MASP-2负责。MASP-1具有较弱的C3和C2切割活性。MASP-3的作用机制尚不清楚,但其缺失会导致病原体上的C3沉积减少。C1复合物和MBL在结构上具有相似性。当它们与病原体上的碳水化合物结合后,会通过与免疫细胞的补体受体(CR1,又称CD35或免疫黏附受体)相互作用,从而促进病原体的吞噬。

旁路途径始于C3的硫酯键发生低速率自发水解,从而在血液中持续生成$C3(H_2O)$。在D因子的作用下,$C3(H_2O)$与B因子结合形成C3bBb,即旁路途径中的C3转化酶。C3转化酶切割C3生成C3b,形成正向反馈,这是旁路途径最重要的特征。C3b与C3转化酶结合(C3bBb3b),形成C5转化酶。C5转化酶进一步切割C5,最终形成膜攻击复合物MAC。C5切割产生的C5a作为一种炎症因子,通过与G蛋白偶联受体相互作用,激活多种免疫细胞。

脑膜炎球菌LOS核心结构中的第二庚糖(HepⅡ)的磷酸乙醇胺可以被C4b识别,而孔道蛋白PorB和黏附蛋白Opa则可被C3b和C4b识别。补体系统的可溶性组分与树突状细胞、巨噬细胞、中性粒细胞等免疫细胞上选择性表达的补体受体相互作用,这些受体包括C1q受体(C1qR)、补体受体(CR1、CR2、CR3和CR4)以及补体激活产物受体(C3aR和C5aR)。这些相互作用介导免疫细胞对病原体的吞噬清除以及细胞因子的产生和释放。

补体系统的可溶性组分和膜关联组分都受到严格调控,因为补体系统的过度激活会对机体造成致命性伤害。丝氨酸蛋白酶抑制剂 Serpin 通过抑制 C1r、C1s 和 MASPs 来调控经典途径和凝集素途径。α2 巨球蛋白则通过作用于 MBLs 和 MASPs 来抑制凝集素途径。C4b 结合蛋白不仅能作为 I 因子介导 C4b 降解的辅因子，还能不可逆地分解 C3 转化酶 C4b2a。H 因子作为 I 因子介导 C3b 降解的辅因子，抑制旁路途径的激活。体内的玻连蛋白通过阻止 C9 的聚合和 C5b67 附着到细胞膜上，从而影响膜攻击复合物 MAC 的形成。备解素，又称 P 因子，是旁路途径的正调控因子。它结合在病原体或死亡细胞表面，增加 C3 和 C5 转化酶 C3bBb 的稳定性。膜辅因子蛋白（MCP，又称 CD46）在大多数有核细胞上表达，协助 I 因子介导切割 C3b 和 C4b，分别生成 iC3b 和 C4d。补体受体 CR1 在免疫细胞和红细胞上都有表达。被血液中补体分子（C3b、C4b、C1q 和 MBLs）调理的复合物或病原体不仅可以被免疫细胞识别，也可以与红细胞结合，这一过程被称为免疫黏附。结合病原体的红细胞会延迟其在肝脏或脾脏中被免疫细胞吞噬。最终，红细胞上的 CR1 消失，因此 CR1 被认为具有可以抑制补体系统的功能。

2. 补体系统缺陷与脑膜炎球菌的易感性　补体系统的缺陷可能是遗传的，也可能是后天获得的。补体系统缺陷较为罕见，大约发生在总人口的 0.03%。C3、旁路途径（包括 H 因子、I 因子、D 因子或 P 因子）以及晚期补体成分（C5~C9）的遗传性缺失都与侵袭性脑膜炎球菌感染的发病率增加密切相关。由于 C3 在补体系统及级联反应中的中心位置和重要性，缺失 C3 会导致患者容易遭受由肺炎链球菌、流感嗜血杆菌和脑膜炎球菌引起的严重复发性感染。尽管旁路途径的遗传性缺失发病率极为罕见，但它会增加脑膜炎球菌感染的发生率，而与其他病原菌引起的疾病无关。

H 因子和 I 因子的缺乏会导致旁路途径失控并过度激活，从而消耗大量补体成分，使个体进入功能性补体缺乏状态，进而增加脑膜炎球菌病的发病风险。尽管 D 因子和 P 因子的缺陷仅影响旁路途径，但经典途径和凝集素途径仍能正常激活并发挥清除病原体的功能。然而，这两种因子的缺失会减少C3的沉积，导致清除脑膜炎球菌的能力受损。晚期补体成分（C5～C9）的缺陷会使脑膜炎球菌病的风险增加7000～10000倍。40%～50%的晚期补体成分缺陷患者会反复感染脑膜炎球菌，这可能是因为每次感染都无法为后续感染提供预防性保护。尽管晚期补体成分缺陷患者容易复发侵袭性疾病，但这些患者感染脑膜炎球菌的死亡率低于正常人。这可能是因为晚期补体成分（C5～C9）的缺失无法形成完整的膜攻击复合物MAC，从而减少了细菌裂解时内毒素的释放量。临床上，给晚期补体成分缺陷患者输入正常的新鲜冷冻血浆后，内毒素的释放量增加，这一现象也验证了上述推测。此外，甘露糖结合凝集素MBL的缺陷对脑膜炎球菌易感性的影响与年龄相关，在获得性免疫发育不全的儿童中表现得更为明显。

获得性补体缺陷比遗传性缺陷更为常见，可能由以下几种情况引起：补体成分产生不足（如严重的肝功能障碍）、补体消耗增加（如自身免疫性疾病）或补体成分排泄增加（如肾病综合征导致的蛋白流失）。虽然获得性补体缺陷似乎会增加脑膜炎球菌的易感性，但目前缺乏大量临床数据来支持这一结论。系统性红斑狼疮是一种自身免疫性疾病，临床上发现患者同时患有系统性红斑狼疮和脑膜炎球菌感染的现象，这支持了获得性补体缺陷与脑膜炎球菌感染之间的关联。C3肾炎因子是一种自身抗体，它能够增加旁路途径中C3转化酶C3bBb的稳定性，从而激活并消耗C3，导致补体缺陷。在链球菌感染后，肾小球在C3肾炎因子的作用下产生炎症，此时短暂的补体缺乏与脑膜炎球菌疾病的发生有关。此外，依库珠单抗是一种抑制C5切割活化的药物，临床上用于治疗阵发性夜间血红蛋白尿、C3肾小球肾炎、类风湿关节炎等与补体系统激活相关的疾病。使用依库珠单抗后，脑膜炎球菌感染率有所增加，但这可能并不完全是由补体缺陷导致的。

（三）特定的免疫细胞

脑膜炎球菌与宿主的相互作用可以导致免疫细胞的成熟和招

募。树突状细胞是鼻咽部的主要免疫细胞,此外还有少量的巨噬细胞和单核细胞。当脑膜炎球菌穿过鼻咽上皮屏障后,会被免疫细胞表面的受体识别。其中,一部分受体介导对病原菌的直接吞噬,例如清道夫受体;而另一部分受体则负责胞内信号转导,例如 TLR。TLR 激活 NF-κB 信号通路,从而释放细胞因子,发挥免疫细胞的活化、招募、成熟以及参与炎症反应的功能。

在补体系统膜攻击复合物形成过程中,产生的 C5a 具有趋化作用。C5a 能够刺激循环中的中性粒细胞激活,使其表面受体 CD11b 和 CD18 的表达增加,从而有利于中性粒细胞黏附到感染部位的内皮细胞,并浸润到感染的局部组织。在那里,激活的中性粒细胞与组织驻留的树突状细胞等免疫细胞共同作用,清除病原体。免疫细胞清除病原体的途径包括吞噬作用以及产生活性氧、一氧化氮和阳离子抗菌肽(CAMPs)等抗菌物质。

1. **树突状细胞和巨噬细胞** 树突状细胞在免疫反应中具有双重作用:未成熟的树突状细胞作为哨兵,负责监督和吞噬潜在的病原体;与入侵病原体的接触会诱导树突状细胞的成熟。成熟过程中,病原体识别受体下调,而共刺激信号和抗原递呈受体上调。成熟的树突状细胞随后迁移到次级淋巴组织,诱导 T 细胞活化,从而启动获得性免疫反应。天然免疫细胞通过自身的模式识别受体(PRR)识别病原体相关分子模式(PAMP),发挥清除病原体的功能。脑膜炎球菌能够刺激树突状细胞活化,促使其产生促炎细胞因子,包括 IL-1β、IL-6、IL-8、TNF-α、IFN-γ 和 GM-CSF。活化的树突状细胞无需抗体辅助,即可有效吞噬并快速杀伤脑膜炎球菌,但仍有极少数菌株(0.1% 的产荚膜菌和 0.01% 的无荚膜菌)能够存活。清道夫受体 A 是树突状细胞吞噬脑膜炎球菌的主要表面受体,存在三种类型。其中,Ⅲ型清道夫受体 A 由于基因的选择性剪接而无功能,而有功能的Ⅰ型和Ⅱ型清道夫受体 A 与胶原结构巨噬细胞受体(MARCO)结构相似,被认为可以识别 LOS 的脂质 A。此外,脑膜炎球菌的碳水化合物结构,包括 LOS 和 CPS,还可以被唾液酸结合受体、树突状细胞的甘露糖受体和表面活化蛋白等识别，从而介导脑膜炎球菌的清除。树突状细胞吞噬脑膜炎球菌后，会诱发机体分泌 IL-10 和 IL-12，但其具体机制尚不清楚。

脑膜炎球菌的 LOS 能够被 TLR_4 识别，从而介导树突状细胞、巨噬细胞等多种免疫细胞释放大量细胞因子，引发促炎反应。Toll 样受体是一类重要的模式识别受体，用于防御病原微生物感染。TLR_4 能够识别脑膜炎球菌 LOS 头部的脂质 A，并激活下游两条信号通路：依赖 MyD88 的通路和不依赖 MyD88 的通路。其中，MyD88 依赖通路对于 TNF-α 等促炎细胞因子的产生至关重要，而不依赖 MyD88 的通路则主要产生干扰素 IFN-β 和一氧化氮。LOS 的多样性（例如唾液酸化和 α 链的改变）会影响树突状细胞的识别能力，进而影响其对细菌的黏附和吞噬能力。TLR_4 的胞外结构域多样性会影响其对 LOS 的识别能力，而胞内结构域的多样性则可改变结合 LOS 后的信号响应能力。脑膜炎球菌的 LOS 本身也具有多样性，脂质 A 的磷酸乙醇胺修饰以及脂酰基链的长度和分布均会影响 LOS 与 TLR_4 的亲和力。此外，TLR_4 还可以识别脑膜炎球菌的 NhhA 和青霉素结合蛋白-2 等表面蛋白。TLR_2 和 TLR_1 的异源复合物能够识别脑膜炎球菌的多糖荚膜、脂质胆酸和表面蛋白（如 PorB、NhhA 和 FHbp）。脑膜炎球菌的 CpG 核苷酸片段可以被胞内的 TLR_9 识别并结合。除了 Toll 样受体，宿主细胞的其他模式识别受体或分子对脑膜炎球菌表面结构的识别也起着重要作用。NOD 样受体是机体的另一类模式识别受体，在脑膜炎球菌被内吞后，负责识别组成细胞壁的肽聚糖片段。病原体相关分子模式（PAMPs）与模式识别受体的结合能够激活胞内的信号通路（主要是 NF-κB 信号通路），从而上调表达细胞因子和趋化因子、促进免疫细胞成熟、增强吞噬作用以及调节细胞程序性死亡的相关基因。

尽管尚未明确树突状细胞上所有参与识别脑膜炎球菌的受体，但脑膜炎球菌的一些表面蛋白仍能调节树突状细胞的功能。例如，孔蛋白 PorA 可以诱导单核细胞来源的树突状细胞成熟，促进趋化因子的释放以及树突状细胞重要标志物的表达。此外,PorA 还能增强树突状细胞激活初始和记忆 T 细胞的能力,但会抑制白细胞介素 IL-12p70 的产生,从而引导激活 Th2 反应。蛋白酶 App 和 MspA 分别被树突状细胞的甘露糖受体和转铁蛋白受体识别并内吞后,会转运到细胞核,导致剂量依赖型的半胱天冬酶介导的细胞凋亡。NadA 蛋白与树突状细胞的相互作用能够显著上调后者的成熟标志物,并增加细胞因子的分泌。

组织驻留巨噬细胞是先天免疫系统的重要组成部分,广泛存在于鼻咽上皮、血脑屏障和各类组织器官中。它们能够识别并吞噬病原体,并通过呈递抗原激活获得性免疫反应。与树突状细胞类似,巨噬细胞在吞噬脑膜炎球菌时无需依赖抗体的调理作用,而是通过模式识别受体直接识别病原体。清道夫受体 A 和胶原结构巨噬细胞受体 MARCO 能够识别脑膜炎球菌的表面蛋白,促进巨噬细胞对病原体的吞噬。甘露糖结合凝集素 MBL 可以结合脑膜炎球菌,并通过补体受体介导巨噬细胞的吞噬作用。Toll 样受体 TLR_4 和 TLR_2 分别识别脑膜炎球菌 LOS 中的 2-酮基-3-脱氧辛酸残基(KDO)和孔蛋白 PorB,从而触发细胞因子的释放。此外,NhhA 蛋白在刺激单核细胞成熟为巨噬细胞时,能够诱导产生具有抗炎作用的细胞因子,促进 2 型辅助 T 细胞(Th2)的活化。这些细胞因子可能通过促进一氧化氮的产生和诱导细胞凋亡,有效地清除脑膜炎球菌。

2. 中性粒细胞　中性粒细胞被招募到感染部位是宿主防御细菌感染的关键策略。脑脊液中大量中性粒细胞的存在是严重细菌性脑膜炎(包括脑膜炎球菌引起的脑膜炎)的重要诊断标志。在侵袭性脑膜炎球菌疾病中,中性粒细胞的活化伴随着表面受体 CD11b 和 CD18 的上调,以及选择素 CD62L 的下调。当机体感染部位释放趋化因子(如 C5a)、脂质介质(如 PAF、白三烯 B4)和某些趋化因子(如白细胞介素 IL-8 和其他 CXC 型细胞因子)时,中性粒细胞会被招募穿过内皮屏障。这一过程称为血球渗出,是毛细血管内皮细胞与活化中性粒细胞之间相互作用的结果。

中性粒细胞是先天免疫系统的重要组成部分,能够迅速吞噬并杀死入侵的病原菌。中性粒细胞对脑膜炎链球菌的吞噬主要通过补体因子或调理抗体(如针对 PorB 蛋白的抗体)在细菌表面的沉积来介导。此外,非调理素吞噬则直接通过中性粒细胞表面的受体与脑膜炎链球菌表面结构结合来完成。粒细胞特异性受体 CEACAM3 能够结合淋病奈瑟菌的黏附蛋白 Opa,迅速激活酸性鞘磷脂酶。这一过程通过 Src 样蛋白酪氨酸激酶 Rac1 和 PAK,激活 Jun 氨基末端激酶,最终导致 CEACAM3 酪氨酸磷酸化和肌动蛋白依赖的非调理素吞噬淋病奈瑟菌。由于脑膜炎球菌表达 Opa 的同源蛋白,因此也可能与 CEACAM 家族蛋白结合,从而介导中性粒细胞的吞噬功能。中性粒细胞能够产生大量的活性氧,这些活性氧不仅可以在细胞外破坏脑膜炎球菌的蛋白质、脂质和 DNA,还可以在细胞内与降解酶和抗菌肽共同作用,清除胞内吞噬体中的细菌。此外,中性粒细胞通过构建由 DNA、组蛋白和中性粒细胞弹性蛋白酶组成的中性粒细胞胞外陷阱(NETs),识别Ⅳ型菌毛,限制细菌获取营养物质,并通过阳离子抗菌肽和活性氧介导清除捕获的脑膜炎球菌。

二、适应性免疫系统

适应性免疫系统由 B、T 细胞组成,需要复杂的基因重组才能充分识别多样化的非自身抗原表位。淋巴细胞的前体均来源于骨髓,但 B 细胞在骨髓中发育成熟,而 T 细胞的前体则迁移到胸腺中发育成熟。抗原特异性的决定发生在淋巴细胞发育的早期阶段。B 细胞通过在其发育早期进行免疫球蛋白可变区的编码基因重排来确定其抗原特异性,而 T 细胞则通过受体编码基因的重排来完成这一过程。在淋巴细胞的成熟过程中,通过正向和负向选择机制对抗原识别受体进行筛选。这一过程确保了淋巴细胞能够正确地与其他免疫细胞相互作用,同时避免对机体自身结构的识别。只有经过这种双重选择的细胞才能存活并发挥其免疫功能。

（一）T 细胞

T 细胞参与的脑膜炎球菌免疫反应与细胞因子密切相关。研究表明，在儿童感染脑膜炎球菌后，血液和脑脊液中的 IL-12 和 IFN-γ 水平上升。这两种细胞因子主要刺激 1 型辅助性 T 细胞（Th1）导向免疫反应，而 IL-6、IL-8 和 IL-10 水平则保持不变。此外，在脑膜炎球菌感染恢复期，IL-10 和 IFN-γ 的比率明显高于易受感染的幼龄儿童，这可能表明 Th2 细胞诱导促进了抗体的产生。此外，黏附蛋白 Opa 与 T 细胞上表达的 CEACAM1 的结合对淋病奈瑟菌感染中 T 细胞的活化具有重要意义，但其是否促进脑膜炎球菌的免疫反应仍有待进一步研究。

脑膜炎球菌的定植可引发体液和细胞免疫反应。当机体携带脑膜炎球菌菌株时，会产生针对该特定菌株的抗体，同时也会对其他脑膜炎球菌菌株产生交叉反应。类似的，携带无致病性的乳糖发酵奈瑟菌也能产生具有交叉反应的抗体，这对于脑膜炎球菌高携带率和致病率的儿童具有重要意义。有趣的是，正常人扁桃体中分离出的 T 细胞对脑膜炎球菌的 OMV 有反应，这种反应很可能依赖于外膜泡上的蛋白，而非 LOS。

（二）B 细胞

B 细胞前体在骨髓中产生，其特异性标记为表面蛋白 CD19 和 CD22。成熟的 B 细胞能够产生膜结合型和分泌型免疫球蛋白（即抗体）。在脑膜炎球菌感染过程中或接种该菌的 CPS 疫苗后，B 细胞可产生针对 CPS 的抗体。细菌的 CPS 属于 2 型非 T 细胞依赖性抗原（TI-2 antigen），通常被认为缺乏直接刺激 B 细胞的能力。尽管这类抗原被称为非 T 细胞依赖性抗原，但 T 细胞可能通过特定受体（而非 T 细胞抗原受体，TCR）在 TI-2 抗原激活 B 细胞的过程中发挥一定作用。关于脑膜炎球菌疫苗的详细信息，将在第六章至第八章中进行阐述。

一般认为 CPS 抗体的产生，是通过 CPS 与成熟 B 细胞上特定的膜结合免疫球蛋白结合，引起后者交联，激活胞内相关的布鲁顿酪氨酸激酶(BTK)，并需要适当的共刺激信号，最终活化 B 细胞以产生抗体。B 细胞上除了表达的特定 B 细胞抗原受体(BCR)负责识别特异性抗原，同时表达 Toll 样受体等模式识别受体也参与调控抗体的生成。Toll 样受体在初始 B 细胞上低水平表达，但在活化和记忆 B 细胞上，表达相当水平的 TLR_1、TLR_6、TLR_7、TLR_9 和 TLR_{10}，以及低水平的 TLR_2。脑膜炎球菌的孔蛋白 PorB 通过 TLR_2 介导活化 B 细胞，并上调表面 B 细胞受体 B7 的表达；脑膜炎球菌的 CpG 核苷酸片段则与 B 细胞表面的 TLR_9 结合。因此，PorB - TLR_2 和 CpG DNA - TLR_9 可能是 CPS 活化 B 细胞的次级信号。

同时，CPS 能够激活补体系统，导致 C3 的沉积。C3 的最终降解产物 C3d 与荚膜多糖形成的复合物可与成熟 B 细胞表面的补体受体 CD21(也称为补体受体 2，CR2)结合。随后，CD21 通过与膜结合的抗原特异性免疫球蛋白家族成员 CD19 相互作用，并协同刺激 B 细胞抗原受体，最终实现 B 细胞的活化。C3d 的调理作用可显著降低活化 B 细胞所需的抗原量，减少至原来的 1/5~1/3。此外，B 细胞抗原受体与 CD21 的共同作用对于 B 细胞记忆的形成至关重要。

第三节　脑膜炎球菌的免疫逃逸机制

一、逃逸先天性免疫反应

(一) 逃逸免疫分子

脑膜炎球菌的表面结构能够增强其对抗菌分子的抗性。多糖荚膜可以物理性地限制抗菌分子与脑膜炎球菌外膜的接触。此外，LOS 分子脂质 A 上的磷酸乙醇胺修饰、Ⅳ型菌毛分泌系统以及外排泵 MtrCDE 也对脑膜炎球菌的抗性有贡献。脑膜炎球菌外膜上的脂蛋白 FHbp 可通过静电排斥作用阻止抗菌肽 LL - 37 接触细胞膜。同时，脑膜炎球菌外膜上的乳铁蛋白结合蛋白 A 和 B 能够从乳铁蛋白中夺取铁并将其转运到细菌内部。

为了逃逸补体系统的攻击,脑膜炎球菌的 CPS 和 LOS 的唾液酸化不仅能直接减弱其结合补体分子的能力,还能影响补体对其他膜表面结构的识别,例如 MBL 对黏附蛋白 Opa 和孔道蛋白 PorB 的识别。这最终减少了 C3 在脑膜炎球菌表面的沉积,从而增强了其对抗补体系统的能力。唾液酸化的程度与补体系统的激活程度呈负相关。脑膜炎球菌通过乳酸渗透酶吸收乳酸,并将其引入唾液酸代谢途径,从而增加表面结构的唾液酸化。此外,脑膜炎球菌的孔道蛋白 PorA 和唾液酸化的荚膜能够结合 C4b 结合蛋白,而膜脂蛋白 GNA1870、NspA 蛋白和 H 因子结合蛋白则通过与 H 因子的相互作用,逃逸补体系统的识别。同时,脑膜炎球菌的 NhhA 蛋白和黏附蛋白 Opc 通过结合玻连蛋白来抑制膜攻击复合物的形成。

脑膜炎球菌的 NalP 蛋白酶能够降解 C3,从而降低机体中 C3 的丰度。此外,脑膜炎球菌对表面蛋白(尤其是Ⅳ型菌毛的 PilE 蛋白)进行糖基化修饰,这有助于其逃避 B 细胞产生的杀菌抗体的识别,进而减弱经典途径激活补体系统的能力。脑膜炎球菌还利用抑制性抗体来逃逸补体系统的攻击。淋病奈瑟菌的还原修饰蛋白(与脑膜炎球菌第 4 类蛋白同源)的某些表位能够被抗体 IgG 识别,这些抗体虽然可以激活补体系统,但最终无法形成有效的膜攻击复合物。因此,这些抗体被称为抑制性抗体。淋病奈瑟菌利用这些抑制性抗体来逃逸由 LOS 或孔道蛋白 PorB 激活的补体系统。此外,在 C 群脑膜炎球菌感染恢复期的血清中,荚膜多糖抗体 IgA 表现为抑制性抗体,而外膜蛋白的抗体 IgA 则具有有效的杀菌活性。

(二)逃逸免疫细胞

脑膜炎球菌的多糖荚膜能够减弱免疫细胞的吞噬作用,并抑制吞噬体与溶酶体的融合,从而实现免疫逃逸。被感染的细胞通常通过凋亡来清除胞内的病原体,然而,脑膜炎球菌的多种表面蛋白,如 NadA 和 PorB,能够抑制吞噬细胞的凋亡。此外,脑膜炎球菌释放的 OMV 可以诱导中性粒细胞胞外陷阱(NETs)的形成,但这些外膜泡同时也会耗竭中性粒细胞胞外陷阱，从而增加细菌的存活概率。另外，荚膜多糖、乙醇胺转移酶 EptA 介导的脂质 A 头基团的磷酸乙醇胺修饰以及锌结合蛋白 ZnuD 在抵抗中性粒细胞胞外陷阱方面也起着重要作用。

为了逃逸免疫细胞产生的氧化压力（主要为活性氧和一氧化氮）带来的损伤，脑膜炎球菌采取了多种策略。一方面，它表达氧化氢酶、细胞色素 c 过氧化物酶和两种超氧化物歧化酶来缓解活性氧的毒性。另一方面，它通过两个谷氨酰胺吸收系统（GltT 和 GltS）获取谷氨酰胺，并利用谷胱甘肽合酶 GshB 产生谷胱甘肽以淬灭活性氧。

锰在碳酸氢盐存在的情况下已被证明能够清除超氧自由基并使过氧化氢发生歧化反应，因此负责锰吸收的系统 MntABC 也可帮助脑膜炎球菌抵抗活性氧。脑膜炎球菌的 DNA 修复系统增强了对活性氧导致的 DNA 损伤的抵抗力，例如核酸外切酶和无嘌呤/无嘧啶内切酶能够去除受损的 DNA 残基，而解旋酶 DinG 则修复受损的 DNA 双链。为了修复活性氧导致的蛋白损伤，脑膜炎球菌表达外膜脂蛋白 PilB，负责修复受损蛋白的甲硫氨酸亚砜残基；Dsb 蛋白家族则负责修复受损蛋白的半胱氨酸残基，维持正常的巯基二硫键的氧化和异构化，以保证蛋白正确折叠。DsbA 的同源蛋白 DsbA1 和 DsbA2 参与Ⅳ型菌毛 PilE 和 PilQ 亚基间二硫键的形成，而 DsbA3 则催化 LOS 磷酸乙醇胺转移酶 EptA 内二硫键的形成。内膜蛋白 DsbB 负责 DsbA 的重新氧化。蛋白异构化由 DsbD 蛋白将电子转移到 DsbC 蛋白，随后 DsbC 重组含有多个半胱氨酸残基的蛋白质中的硫醇二硫键。一氧化氮还原酶和细胞色素 c′（CycP）介导脑膜炎球菌抵抗一氧化氮的能力，并减少免疫细胞产生促炎细胞因子。此外，脑膜炎球菌很可能利用脱氮途径将一氧化氮作为氮源，帮助其在胞内存活。

二、逃逸获得性免疫反应

目前的荚膜多糖结合疫苗已有效降低了由血清群 A、C、W 和 Y

群脑膜炎球菌引起的疾病发病率。脑膜炎球菌逃逸抗体识别主要通过模拟人体分子,导致免疫耐受和自身抗原分子的高度序列变异。B群脑膜炎球菌的荚膜多糖由(α-2,8)连接的多聚唾液酸组成,其结构与人体细胞糖蛋白(如神经细胞黏附分子1,NCAM1)高度相似,因此机体对B群荚膜多糖抗原产生免疫耐受(识别为"自身")。分子模拟现象也存在于脑膜炎球菌的LOS上,其上的乳酰-N-新四糖表位同样存在于人红细胞表面。脑膜炎球菌的CPS、LOS和唾液酸修饰不仅抑制补体激活,还因与人体分子高度相似,影响机体适应性免疫反应中抗体的产生,从而逃逸免疫系统的监视和攻击。

不同血清群的脑膜炎球菌能够发生多糖荚膜转换,从而产生新的流行致病克隆群。这种转换使得脑膜炎球菌即使在已接种荚膜多糖结合疫苗的人群中,也能逃逸免疫系统的识别并引发感染。针对B群脑膜炎球菌的OMV疫苗能够控制B群菌株感染的暴发,该疫苗主要通过脑膜炎球菌的孔道蛋白PorA引发获得性免疫反应并产生抗体。然而,脑膜炎球菌通过孔道蛋白PorA在菌株间的高度序列变异来逃逸PorA抗体的识别,从而引发感染性疾病。因此,近十年来开发了针对B群脑膜炎球菌的重组蛋白疫苗,这些疫苗在第八章中做了详细阐述。脑膜炎球菌逃逸获得性免疫的机制给该菌疫苗的研发带来了巨大挑战,也为国际上全面防治该菌感染带来了严峻考验。

(张敬仁 邵祝军 刘艳妮)

◆ 参考文献 ◆

[1] Zughaier SM, Tzeng Y-L, Zimmer SM, et al. *Neisseria meningitidis* lipooligosaccharide structure-dependent activation of the macrophage CD14/Toll-like receptor 4 pathway [J]. Infection and Immunity, 2004, 72 (1): 371-380.

[2] Unkmeir A, Latsch K, Dietrich G, et al. Fibronectin mediates Opc-dependent internalization of *Neisseria meningitidis* in human brain microvascular endothelial cells [J]. Molecular Microbiology, 2002, 46(4):

933-946.
[3] Tzeng Y-L, Stephens DS. Antimicrobial peptide resistance in *Neisseria meningitidis* [J]. Biochimica et Biophysica Acta, 2015, 1848(11 Pt B): 3026-3031.
[4] Talà A, Monaco C, Nagorska K, et al. Glutamate utilization promotes meningococcal survival in vivo through avoidance of the neutrophil oxidative burst [J]. Molecular Microbiology, 2011, 81(5): 1330-1342.
[5] Stork M, Grijpstra J, Bos MP, et al. Zinc piracy as a mechanism of *Neisseria meningitidis* for evasion of nutritional immunity [J]. PLoS Pathogens, 2013, 9(10): e1003733.
[6] Stevanin TM, Moir JWB, Read RC. Nitric oxide detoxification systems enhance survival of *Neisseria meningitidis* in human macrophages and in nasopharyngeal mucosa [J]. Infection and Immunity, 2005, 73(6): 3322-3329.
[7] Spinosa MR, Progida C, Talà A, et al. The *Neisseria meningitidis* capsule is important for intracellular survival in human cells [J]. Infection and Immunity, 2007, 75(7): 3594-3603.
[8] Sigurlásdóttir S, Engman J, Eriksson OS, et al. Host cell-derived lactate functions as an effector molecule in *Neisseria meningitidis* microcolony dispersal [J]. PLoS Pathogens, 2017, 13(4): e1006251.
[9] Seib KL, Tseng H-J, McEwan AG, et al. Defenses against oxidative stress in *Neisseria gonorrhoeae* and *Neisseria meningitidis*: distinctive systems for different lifestyles [J]. The Journal of Infectious Diseases, 2004, 190(1): 136-147.
[10] Scarselli M, Serruto D, Montanari P, et al. *Neisseria meningitidis* NhhA is a multifunctional trimeric autotransporter adhesin [J]. Molecular Microbiology, 2006, 61(3): 631-644.
[11] Principato S, Pizza M, Rappuoli R. Meningococcal factor H binding protein as immune evasion factor and vaccine antigen [J]. FEBS Letters, 2020, 594(16): 2657-2669.
[12] Perkins-Balding D, Ratliff-Griffin M, Stojiljkovic I. Iron transport systems in *Neisseria meningitidis* [J]. MMBR, 2004, 68(1): 154-171.
[13] Mubaiwa TD, Semchenko EA, Hartley-Tassell LE, et al. The sweet side of the pathogenic *Neisseria*: the role of glycan interactions in colonisation and disease [J]. Pathogens and Disease, 2017, 75(5).

[14] Morand PC, Bille E, Morelle S, et al. Type IV pilus retraction in pathogenic *Neisseria* is regulated by the PilC proteins [J]. The EMBO Journal, 2004,23(9):2009-2017.

[15] Mikucki A, McCluskey NR, Kahler CM. The Host-Pathogen Interactions and Epicellular Lifestyle of *Neisseria meningitidis* [J]. Frontiers in Cellular and Infection Microbiology, 2022,12:862935.

[16] Mikaty G, Soyer M, Mairey E, et al. Extracellular bacterial pathogen induces host cell surface reorganization to resist shear stress [J]. PLoS Pathogens, 2009,5(2):e1000314.

[17] Martin SL, Borrow R, Van der Ley P, et al. Effect of sequence variation in meningococcal PorA outer membrane protein on the effectiveness of a hexavalent PorA outer membrane vesicle vaccine [J]. Vaccine, 2000, 18 (23):2476-2481.

[18] Lewis LA, Ram S. Meningococcal disease and the complement system [J]. Virulence, 2014,5(1):98-126.

[19] Le Guennec L, Virion Z, Bouzinba-Ségard H, et al. Receptor recognition by meningococcal type IV pili relies on a specific complex N-glycan [J]. Proceedings of the National Academy of Sciences of the United States of America, 2020,117(5):2606-2612.

[20] Krüger S, Eichler E, Strobel L, et al. Differential influences of complement on neutrophil responses to *Neisseria meningitidis* infection [J]. Pathogens and Disease, 2018,76(8):fty086.

[21] Kolls JK, McCray PBJ, Chan YR. Cytokine-mediated regulation of antimicrobial proteins [J]. Nature Reviews Immunology, 2008,8(11): 829-835.

[22] Johswich K. Innate immune recognition and inflammation in Neisseria meningitidis infection [J]. Pathogens and Disease, 2017,75(2):ftx022.

[23] Imhaus A-F, Duménil G. The number of *Neisseria meningitidis* type IV pili determines host cell interaction [J]. The EMBO Journal, 2014, 33 (16):1767-1783.

[24] Exley RM, Goodwin L, Mowe E, et al. *Neisseria meningitidis* lactate permease is required for nasopharyngeal colonization [J]. Infection and Immunity, 2005,73(9):5762-5766.

[25] Criss AK, Seifert HS. A bacterial siren song: intimate interactions between *Neisseria* and neutrophils [J]. Nature Reviews. Microbiology,

2012,10(3):178-190.
[26] Coureuil M, Mikaty G, Miller F, et al. Meningococcal type IV pili recruit the polarity complex to cross the brain endothelium [J]. Science (New York, N.Y.), 2009,325(5936):83-87.
[27] Coureuil M, Mikaty G, Miller F, et al. Meningococcal type IV pili recruit the polarity complex to cross the brain endothelium [J]. Science (New York, N.Y.), 2009,325(5936):83-87.
[28] Coureuil M, Lécuyer H, Bourdoulous S, et al. A journey into the brain: insight into how bacterial pathogens cross blood-brain barriers [J]. Nature Reviews Microbiology, 2017,15(3):149-159.
[29] Chamot-Rooke J, Mikaty G, Malosse C, et al. Posttranslational modification of pili upon cell contact triggers *N. meningitidis* dissemination [J]. Science (New York, N.Y.), 2011,331(6018):778-782.
[30] Carpenter EP, Corbett A, Thomson H, et al. AP endonuclease paralogues with distinct activities in DNA repair and bacterial pathogenesis [J]. The EMBO Journal, 2007,26(5):1363-1372.
[31] Carbonnelle E, Hill DJ, Morand P, et al. Meningococcal interactions with the host [J]. Vaccine, 2009,27 (Suppl 2):B78-B89.
[32] Brown DR, Helaine S, Carbonnelle E, et al. Systematic functional analysis reveals that a set of seven genes is involved in fine-tuning of the multiple functions mediated by type IV pili in *Neisseria meningitidis* [J]. Infection and Immunity, 2010,78(7):3053-3063.
[33] Brandtzaeg P. Secretory IgA: Designed for Anti-Microbial Defense [J]. Frontiers in Immunology, 2013,4:222.
[34] Agarwal S, Vasudhev S, DeOliveira RB, et al. Inhibition of the classical pathway of complement by meningococcal capsular polysaccharides [J]. Journal of Immunology (Baltimore, Md: 1950), 2014, 193 (4): 1855-1863.

第三章 诊断和治疗

第一节 脑膜炎球菌病的临床表现

一、典型表现

脑膜炎球菌感染最常表现为3种综合征：脑膜炎、脑膜炎伴脑膜炎球菌血症、不伴脑膜炎临床证据的脑膜炎球菌血症。然而，疾病发病时的症状和体征，如鼻炎和喉咙痛，可能与常见的呼吸道病毒感染相似。潜伏期为1～14 d，但通常少于2 d。

脑膜炎球菌病的病理改变主要涉及血管系统和脑膜，具体表现如下。一是血管系统：血管内皮损害，血管壁有炎症、坏死和血栓形成，血管周围出血，皮下、黏膜及浆膜亦可有局灶性出血；严重者皮肤及内脏血管可见内皮细胞破坏和脱落，血管腔内有血栓形成，皮肤、心、肺、胃肠道及肾上腺均有广泛出血。二是脑膜：早期有充血，少量浆液性渗出及局灶性小出血点；后期则有大量纤维蛋白、中性粒细胞及细菌出现，病变累及大脑半球表面及颅底；可导致视神经、展神经、动眼神经、面神经及听神经等脑神经损害，严重者可累及脑实质。

二、全身感染与局部感染

(一) 全身感染

1. 脑膜炎　这是脑膜炎球菌病最常见的临床表现(30%~60%的病例中可见)。典型的初始表现包括平素体健的患者突然出现发热、恶心、呕吐、头痛、注意集中力下降和肌痛。

肌痛可能是一个重要的鉴别症状,偶尔可出现非常剧烈的疼痛,这种疼痛通常比病毒性流感中的肌痛更严重。经典的脑膜炎表现(发热、剧烈头痛和"喷射性"呕吐)和颈部僵硬并非所有患者都会出现,但在 9 岁以上的患者中更为常见。特殊患者群体(如新生儿、婴儿和免疫抑制人群)可在无典型症状的情况下进展为脑膜炎。26%~62%的脑膜炎患者可出现皮疹,通常表现为点状出血。在这种情况下,表明患者同时伴有脑膜炎球菌血症,可进展至低血压和休克状态。脑膜炎的病死率为 5%~18%,主要是由于颅内高压导致脑疝。

2. 脑膜炎球菌血症　这会发生在 20%~30%的脑膜炎球菌病患者中。它是指没有脑膜炎临床表现(脑脊液细胞计数≤$10/mm^3$)。但即使最初的脑脊液分析正常,也可出现脑膜刺激或脑炎的迹象。这种临床表现的病死率约为 35%,但当脑膜炎球菌血症合并脑膜炎时,病死率降至约 20%。脑膜炎球菌血症常表现为急性发病,突发发热、全身乏力、四肢发冷、皮肤苍白、白细胞增多或白细胞减少、皮疹、头痛、嗜睡和动脉低血压。脑膜炎球菌血症的典型征象是点状紫癜样皮疹,在 40%~80%的患者中出现,但在疾病早期很难被发现。37%~65%的患者可出现重度下肢肌痛。

部分患者可在数小时内(6~12 h)发展为休克,并可在临床表现出现后 12~24 h 发生死亡。在疾病更为严重的阶段,患者反应欠佳,外周血管收缩程度达到最大,表现为发绀和四肢灌注不良。随着病情发展,点状瘀斑可能增大,发展为暴发性紫癜、上消化道出血、牙龈出血和静脉穿刺部位出血(DIC)。还可能发生由于肾上腺出血导致的肾脏或肾上腺功能不全(Waterhouse-Friderichsen综合征),呼吸功能不全和心功能不全,最终导致多器官功能衰竭。

不到5%的患者出现轻度或短暂的脑膜炎球菌血症。最初临床表现与呼吸道病毒感染或皮疹性疾病相似,或仅表现为发热。患者血液培养显示脑膜炎球菌生长,通常不需要特定抗生素,多在2～5 d自行恢复,其菌血症水平较低。

(二) 局部感染

1. 原发性肺炎　占脑膜炎患者的5%～10%,多见于成人,尤其是50岁以上的患者。在分离的脑膜炎球菌中,Y群常见。老年人预后较差,病死率约为16%。

2. 化脓性关节炎　在脑膜炎患者中的发生率约为2%,通常表现为单关节受累,主要累及膝关节和髋关节。青少年和年轻的成年人更常见,常见C群和W血清群。

3. 原发性心包炎(化脓性)　主要发生于青少年和成人,在某些情况下,可发展为大量心包积液和心包填塞。常见C血清群和W血清群。

4. 其他不常见局部感染　包括结膜炎、腹膜炎、全眼炎、会厌炎、鼻窦炎、中耳炎、眶蜂窝织炎、骨髓炎、心内膜炎、输卵管炎、尿道炎和直肠炎。

三、特定人群的临床表现

脑膜炎球菌病临床表现可因个体差异、年龄和免疫状态等因素而有所不同。

(一) 儿童

临床表现可根据年龄而异,儿童最初容易被误诊。幼儿的临床表现可能更为隐匿,呈现非特异性体征,与年长的儿童或青少年相比,诊断可能更加困难。易激惹和嗜睡是这个年龄段常见的特征。在一些病例中,疾病最初时可能出现局灶性癫痫。此外,2岁以下的儿童颈项强直较为罕见,18个月以下的婴儿可能出现前囟突出。

一般而言，婴儿病情进展比年长的儿童更为迅速。与成人类似，在年长的儿童中，最常见的症状包括发热、恶心、呕吐、畏光、头痛、焦虑、意识水平下降和颈项强直。然而，癫痫和局灶性神经系统体征并不常见。感染性休克在儿童中更为常见且病情进展迅速，多器官功能衰竭和死亡多在24 h内发生。疾病开始4～6 h内通常会出现非特异性症状，如发热、嗜睡、恶心和呕吐、易激惹和进食不佳。与脓毒症相关的最常见症状之一是迅速进行性的出血性皮疹，通常从下肢开始，黏膜和巩膜也可能受累。皮肤病变包括斑块、斑疹、荨麻疹、瘀点、紫癜和瘀斑。紫癜性皮疹可能发展为暴发性紫癜，这是DIC的皮肤表现。这些病例通常伴有感染性休克和皮肤坏死、肢体缺血或梗死，往往需要截肢。在儿童和青少年中已确定了早期脓毒症的三个临床征象（腿痛、手足发冷和肤色异常），这些特征可能表明生命体征受到损害。

（二）老年人

老年人的免疫系统功能可能较为低下，同时可能存在其他基础病和慢性病，可表现出非典型的症状，如认知功能减退、行为异常、体温不稳定等。罹患脑膜炎球菌病的预后差，病死率高。

（三）免疫抑制人群

包括接受免疫抑制治疗的患者（如器官移植患者、白血病患者等）以及艾滋病毒感染者等。这些患者由于免疫系统受到抑制，可能无法产生典型的炎症反应，从而掩盖典型症状。因此，他们可能会出现非典型的症状或表现，如精神状态改变、行为异常等。

四、并发症

在脑膜炎感染患者中6%～15%可能出现炎症综合征，这主要是由于CPS、特异性免疫球蛋白和补体C3组成的抗原-抗体复合物沉积所致。这些反应通常发生在发病后4～12 d，具体表现有关节炎（主要是单关节）、皮肤血管炎、虹膜炎、睑结膜炎、胸膜炎和心包炎。同时患者还伴有发热、白细胞增多和血清C反应蛋白升高。此类炎症并发症在病情严重的患者中更为常见,常与血清 C 群脑膜炎球菌相关,且在成人和青少年中更为普遍。

除上述炎症综合征外,其他并发症还涵盖:带状疱疹感染激活、对称性远端坏死、血管炎部位的广泛溃疡、消化道出血、硬膜下积液、心肌炎、横纹肌溶解、成人呼吸窘迫综合征、酸碱和水电解质紊乱、脑梗死和颅内脓肿。

五、后遗症

经过早期敏感抗菌药物积极治疗,脑膜炎球菌感染并发症及后遗症已极少见。不过,脑膜炎球菌感染仍可能导致一些严重的后遗症。在神经系统方面,可引发脑膜炎或脊髓炎等神经系统并发症,导致头痛、癫痫、神经功能障碍等症状,严重时会造成运动障碍或瘫痪。在内耳方面,可能引发内耳炎,导致听力受损甚至耳聋。在眼部,会出现视神经炎、视网膜炎或角膜炎,最终影响视力。

在儿童中,严重的脑膜炎球菌感染可能会对智力发育造成不良影响,导致儿童出现学习困难、行为和情绪问题等。在部分案例中,感染后可能出现行为改变、情绪不稳定或其他精神健康问题。严重感染还可能导致永久性神经损伤,对患者的日常生活和工作造成严重影响。

第二节 脑膜炎球菌病诊断与鉴别诊断

一、临床诊断

(一)疑似病例

1. 有流脑流行病学史,冬春季节发病(2~4 月份为流行高峰),1 周内有流脑患者密切接触史,或当地有本病发生或流行,既往未接种过脑膜炎球菌疫苗。

2. 临床表现及脑脊液检查符合化脓性脑膜炎的表现。

(二) 临床诊断病例

1. 有流脑流行病学史。

2. 临床表现及脑脊液检查符合化脓性脑膜炎表现,伴有皮肤黏膜瘀点、瘀斑。或虽无化脑表现,但在感染中毒性休克表现的同时伴有迅速增多的皮肤黏膜瘀点、瘀斑。

(三) 确诊病例

在临床诊断病例的基础上,病原学或脑膜炎球菌特异性血清免疫学检查阳性。

二、鉴别诊断

脑膜炎球菌感染需要与其他引起相似症状的疾病进行鉴别诊断。

(一) 其他细菌性脑膜炎

包括链球菌、肺炎球菌等细菌所致的脑膜炎,需要通过脑脊液培养来区分不同的致病菌。

(二) 病毒性脑膜炎与结核性脑膜炎

病毒性脑膜炎通常不太严重,无需抗生素治疗。病毒性脑膜炎也会出现急性脑膜炎的典型症状和体征,但不同的是,病毒性脑膜炎的脑脊液可见淋巴细胞增多、葡萄糖浓度正常、蛋白中度升高以及革兰染色和培养结果呈阴性,病毒性脑膜炎一般经脑脊液 PCR 确诊。

结核性脑膜炎发病时可能存在脑膜炎的典型症状和体征,但通常呈亚急性。脑脊液检查通常显示以淋巴细胞为主的脑脊液细胞增多,伴蛋白升高和葡萄糖降低。经培养或 PCR 在脑脊液中检出分枝杆菌,则可确诊结核性脑膜炎。

(三) 真菌性脑膜炎

有几种真菌可导致脑膜炎,包括假丝酵母菌、隐球菌、组织胞浆菌属、芽生菌属和球孢子菌属。虽然真菌性脑膜炎可能出现脑膜炎的典型症状,但患者常呈亚急性起病且存在真菌性疾病的流行病学危险因素(如免疫功能受损、HIV 感染)。

(四)自身免疫性脑膜炎

如系统性红斑狼疮、类风湿关节炎等自身免疫性疾病可出现脑膜炎类似症状,需要结合相关实验室检查并排除其他诊断。

(五)药物性头痛

某些药物(如硝酸甘油)或药物的副作用也可能导致类似脑膜炎的头痛、发热等症状。

(六)颅内出血或卒中

颅内出血和卒中也可能出现类似脑膜炎的症状,可通过影像学检查来鉴别。

第三节 脑膜炎球菌病实验室诊断

一旦怀疑脑膜炎球菌感染时,应立即开展相关实验室检查,并尽快开始抗生素治疗和支持治疗,不必等待血培养及脑脊液检查结果。

一、血常规检查

脑膜炎球菌感染时通常表现为白细胞计数显著升高,以中性粒细胞为主,一般在 $(10\sim20)\times10^9/L$ 以上,伴核左移,提示细菌感染。严重感染可引起白细胞减少,流脑暴发型出现 DIC 时血小板计数会低于正常值。血红蛋白和红细胞计数一般无明显变化,但在严重感染或并发症时可能引发贫血。这些血常规表现虽非流脑特异性,需结合临床症状(如高热、头痛、呕吐、颈强直)及脑脊液检查结果为诊断提供参考。

二、脑脊液检查

脑脊液检查是确诊的重要方法,所有疑似脑膜炎球菌感染的患者均应进行脑脊液检查。但在疾病早期或休克型患者中,脑脊液改变可能不明显,应在 12~24 h 后复查。典型的脑膜炎期,脑脊液压力增高,外观呈浑浊米汤样或脓样;典型的脑脊液异常表现包括:脑脊液葡萄糖浓度<40 mg/dL(<2.22 mmol/L),脑脊液糖/血糖比值≤0.4,蛋白浓度>200 mg/dL(>2 000 mg/L),白细胞计数>1 000/μL,伴中性粒细胞百分比通常超过 80%。缺少一项或多项典型表现并不能排除该病。当脑脊液中出现以下任何一项异常时,应高度怀疑为脑膜炎球菌感染:脑脊液葡萄糖浓度<34 mg/dL(<1.9 mmol/L)、蛋白浓度>220 mg/dL(>2 200 mg/L)、白细胞计数>2 000/μL 或中性粒细胞计数>1 180/μL。

脑脊液检查均应进行革兰染色,革兰染色的敏感性为 50%~90%,而特异性接近 100%。脑脊液细菌培养是诊断脑膜炎球菌感染的重要方法,脑膜炎球菌性脑膜炎患者的脑脊液细菌计数范围为 1.5×10^2~6×10^7 个细菌(平均为 1.3×10^5/mm³)。

PCR 可以检测到细菌 DNA,是快速诊断脑膜炎球菌感染的重要工具。与传统培养相比,PCR 在诊断脑膜炎球菌感染方面具有很多优势,包括其高敏感性(87%~100%)、高特异性(98%~100%)、不受之前使用抗生素的影响、能够在当日出结果以及快速确定菌株类型。然而,PCR 无法用于抗生素敏感性检测,并且在检测具有基因多态性的脑膜炎球菌分离株时,可能产生假阴性结果。需要强调的是,临床上表现为脑膜炎时,脑脊液检查通常是影像学检查之前的首选。

三、病原学和血清学检查

用于病原学诊断的临床标本包括脑脊液、血液、瘀点(斑)组织液,由于脑膜炎球菌在健康人群中具有较高的携带率,咽拭子标本一般不用于病原学检测。标本在体外易自溶,采集后应及时送检。

(一) 细菌涂片革兰染色镜检

瘀点(斑)组织液、脑脊液涂片可见多形核白细胞内或细胞外见到革兰染色阴性肾形双球菌。

（二）细菌培养

脑脊液、血液、瘀点（斑）组织液培养到脑膜炎球菌，血培养阳性率为50%～60%，远低于脑脊液培养的阳性率（80%～90%）。若在接受抗生素治疗后进行培养，阳性率可能会进一步降低。

（三）核酸检测

脑脊液、血液、瘀点（斑）组织液脑膜炎球菌核酸检测阳性。目前，世界卫生组织（WHO）推荐采用 $sodC$ 基因和 $ctrA$ 基因用于脑膜炎球菌实时荧光定量PCR鉴定。

（四）血清学检查

急性期脑脊液脑膜炎球菌特异性多糖抗原检测阳性。IgG抗体阳转或恢复期较急性期滴度呈4倍及以上升高。血清生化可提示发生阴离子间隙增高型代谢性酸中毒或低钠血症。脑膜炎球菌抗原检测也是早期诊断的重要手段之一。常用的检测方法包括对流免疫电泳法、乳胶凝集试验、反向间接血凝试验等。

四、皮肤活检

皮肤活检对诊断脑膜炎球菌感染可能有一定作用，尤其是在皮肤出现相关病变时。皮肤活检样本培养的敏感性约为36%。皮损革兰染色和培养可提高诊断检出率，但是阴性结果并不能完全排除脑膜炎球菌感染的可能。此外还有一些其他的检测方法，如脑膜炎球菌的DNA特异性片段检测、鲎试验等。

第四节　脑膜炎球菌病实验室检测

一、脑膜炎球菌分离培养与鉴定

脑膜炎球菌感染潜伏期多为2～3d。根据流脑患者临床表现及疾病变化过程，可将其分为三期：上呼吸道感染期、败血症期、脑膜炎期。

脑膜炎球菌为革兰染色阴性、肾形双球菌，有荚膜和菌毛。在$35\sim37\,^{\circ}\text{C}$、$5\%\text{CO}_2$条件下，脑膜炎球菌生长良好。在患者脑脊液中，脑膜炎球菌多位于多形核白细胞内或细胞外，形态典型。培养后可成卵圆形或球形，排列不规则。脑膜炎球菌的荚膜主要成分为CPS，根据CPS的特异性，脑膜炎球菌至少可分为12个血清群，引起侵袭性疾病的脑膜炎球菌主要为A、B、C、W、Y、X六个血清群。脑膜炎球菌能产生自溶酶，对外环境的抵抗力低，对寒冷、干燥、高温、日光及紫外线都敏感，1%苯酚、75%乙醇、0.1%苯扎溴铵等均可将其灭活。

在分子水平上，脑膜炎球菌的基因组大小为$2.0\sim2.3\,\text{Mb}$，编码$1\,900\sim2\,300$个基因。尽管致病性差异很大，但脑膜炎球菌与淋病奈瑟菌和内酰胺奈瑟菌在核苷酸水平上具有90%的同源性。一项WGS研究对奈瑟菌菌种中1 111个保守基因家族组成的核心基因组进行了表征，脑膜炎球菌和淋病奈瑟菌之间极高水平的序列相似性可以解释为它们来自一个共同的祖先，进化出不同定植部位的生态位。脑膜炎球菌具有同源重组和水平基因转移的能力，遗传信息可在脑膜炎球菌、淋病奈瑟菌和共生奈瑟菌以及其他细菌（如嗜血杆菌）之间的传递。因此，脑膜炎球菌遗传变异的主要来源是水平基因转移和同源重组，而不是突变。

（一）标本采集及运送

1. 标本的采集 主要采集脑膜炎患者的脑脊液标本和血标本。为提高样品中细菌的分离率，应尽量在临床使用抗生素治疗前采集患者标本，但也不可因为样本的采集而延误患者治疗。标本采集后，应尽快送细菌学实验室进行检测。脑脊液采集后1 h内应进行实验室检测，血液样本采集后立刻接种到血培养瓶中，尽快送到实验室培养。样品和接种后培养基以及疑似菌落的运送可选用便携式培养箱保温运送，运送温度$25\sim35\,^{\circ}\text{C}$。由于正常人群鼻咽部也可以携带脑膜炎球菌，鼻咽部拭子标本的检测一般不用于流脑患者诊断。对于皮肤出现瘀斑或瘀点的患者也可以采集局部病变部位的组织液。标本采集的所有操作均应由具有专业资格的人员进行。

(1) 脑脊液：无菌操作采集脑脊液至少 2 mL，采集后立即送往微生物学实验室。如有条件，建议床旁接种，将适量脑脊液（0.1~0.5 mL）接种于 5% 羊血巧克力平板（以下简称巧克力平板）或血平板，三区划线后送至实验室进行培养。实验室收到脑脊液样品后，应在 1 h 内进行检测。如需开展核酸检测，应在离心之前无菌操作留取脑脊液样品 200 μL，−20 ℃ 以下保存备用。然后将样品放入无菌试管，2 000~3 000 rpm 离心 20 min，吸出上清液用于抗原检测，亦可将其置于 −20 ℃ 保存备用。沉淀物部分应进行充分振荡混匀，用于培养及镜检。如脑脊液样品不足 1 mL，则不进行离心，直接进行平板接种培养和革兰染色镜检。

(2) 血液：无菌采集患者急性期静脉血液 5~10 mL，立即送往微生物学实验室进行处理和检测。如有条件，建议床旁接种。将适量的血液（5~10 mL）立即注入血培养瓶内，或将 0.5 mL 血液直接接种于巧克力平板或血平板，剩余血液样品用于核酸检测或 IgG 抗体检测。采集患者发病急性期和恢复期双份血液样品，分离血清，检测脑膜炎球菌特异性 IgG 抗体。采集血液样品过程中不使用抗凝剂。建议在抗感染治疗之前，同时在不同部位各采集 1 份，共 2 份血液样品进行培养，新生儿采集 1 份血液样品。

(3) 瘀点或瘀斑：选取患者皮肤上的新鲜瘀点或瘀斑，先用碘伏消毒，再用 70% 乙醇擦除碘伏。待乙醇完全挥发后，用无菌针头挑破皮肤，挤出组织液，用消毒后的玻片直接蘸取组织液涂片，革兰染色镜检；随后用无菌棉签蘸取组织液接种于巧克力平板或血平板，三区划线后送至实验室进行培养。

2. 标本的运送　脑膜炎球菌对温度较为敏感，应避免样品暴露于阳光、高温或寒冷的环境，温度过低或过高均可导致菌株死亡。在运送样品或培养物时，应保持样品处于 25~35 ℃，仅用于检测抗体和核酸的样品应低温运送。

3. 标本采集需要采取的生物安全防护措施 采集血液或脑脊液标本的过程中,患者-医务人员之间可能会相互传染。为避免传染事件发生,操作时应该遵循以下措施和建议。

(1) 穿戴整洁,佩戴口罩、帽子、具有良好密闭性的乳胶或乙烯手套,必要时可佩戴面罩;

(2) 在不同患者之间操作需更换手套;

(3) 立即将血液接种至培养基平板,阻止血液凝集;

(4) 注射器和针头丢弃在抗穿刺并能耐高温的容器中;

(5) 每个患者都必须使用新的注射器和针头;

(6) 用消毒剂擦拭血培养瓶的表面和手套,并为血培养瓶添加说明标签;

(7) 标本运输过程,血培养基全程置于安全密封的容器中;

(8) 标本容器标注清晰,外壁沾有样品应仔细擦拭,并置于独立塑封袋中运输;

(9) 手套使用后丢弃在耐高压的容器中,并立即用肥皂和清水洗手;

(10) 标本及时运送到微生物学实验室,或者将标本存放在许可的地点。

(二) 脑膜炎球菌分离培养

1. 标本处置 脑膜炎球菌是营养需求苛刻、活性脆弱的细菌,临床标本采集后立即检测有利于脑膜炎球菌菌株的分离。

(1) 脑脊液标本:脑脊液标本采集后,尽可能在 1 h 内将标本送往微生物学实验室进行快速检测,不能把脑脊液标本暴露于阳光或过热过冷的环境。怀疑脑膜炎球菌感染时,如果几个小时之内不能处理样品,应该松开螺帽,将脑脊液标本置于 5% 的 CO_2 气体环境(或烛缸)中,35 ℃培养,可促进细菌的存活;如果样本不能当天运输到实验室,脑脊液标本应该用注射器无菌接种到转运-分离(T-I)培养基,置于 35 ℃环境中可过夜保存。T-I 是双相培养基,应用于脑脊液和血液中脑膜炎球菌和其他细菌性脑炎病原菌的原始培养,它既可以作为生长培养基也可以作为保存和运输培养基。

(2) 血液标本：血液采集过程中不使用抗凝剂，因此在将血液接种之前不宜运输。如果血培养瓶有横膜，在接种前应用70%的乙醇和聚烯吡酮碘消毒，血液标本在采集后1 min内注入肉汤中，搅动几次，将针头和注射器丢进抗穿刺的容器中，避免针头重复使用，必要时还要清洁血培养瓶的横膜。标签注明患者的身份、采血的日期和时间。培养基使用前，应平衡至室温（20～25 ℃），便携式的培养箱（25～35 ℃）也是一个选择。尽快将接种的培养基运送到实验室，应在12～18 h内送达进行传代培养。样品的运输可以放在一些转运容器中给样品提供适宜温度，防止温度过高或过低（低于18 ℃，高于37 ℃）。

(3) 咽拭子标本：咽拭子标本采集后可选择现场接种或转运培养基转运至微生物实验室后转种。现场接种按无菌操作规程在巧克力双抗平板（添加4.2 mg/L多黏菌素B和3 mg/L万古霉素）上进行三区划线接种。使用采集咽拭子标本的拭子涂在平板第一区（约1/3平板），再用接种环依次划出第二、三区。接种后的平板应及时保温转运到具备培养条件的微生物实验室，将平板放入5% CO_2、35～37 ℃培养箱培养24～48 h。转运过程中需参照说明书使用"二氧化碳发生袋"控制 CO_2 含量，避免接种菌株在暂存和运输过程中死亡。

立即将采集的咽拭子在无菌条件下置于室温的转运培养基中，将拭子插入介质底部，然后稍微提高，用无菌剪刀切断手柄以保证能够拧紧盖子，8 h内保温（25～35 ℃）运送至微生物实验室。在二级生物安全柜内，使用1 mL吸头吹打混匀，吸取20 μL转运样品涂布于巧克力双抗平板一区，再用接种环划出第二、三区，5% CO_2、35～37 ℃培养箱培养24～48 h。

2. 平板结果观察及筛选

(1) 在巧克力双抗平板5% CO_2、35～37 ℃过夜培养平板上，用接种针或1 μL接种环挑取圆形、光滑、湿润、中央凸起、边界整齐、灰色半透明的不溶血菌落3～5个，将可疑菌落接种至哥伦比亚血琼脂

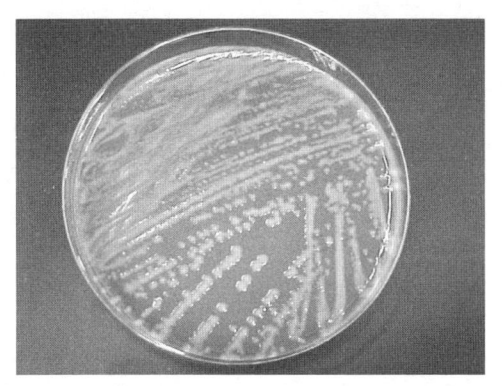

图 3-4-1 "三区划线"示意图

平板,在5% CO_2、35~37℃条件下培养18~20 h,随后挑取单菌落进行系统分类学种属鉴定,可通过PCR核酸检测、微生物质谱或者VITEC鉴定系统等方法。

(2) 初步生化鉴定:在巧克力双抗平板5% CO_2、35℃~37℃过夜培养平板上,挑取圆形、光滑、湿润、中央凸起、边界整齐、灰色半透明的不溶血菌落3~5个,将可疑菌落接种至哥伦比亚血琼脂平板,在5% CO_2、35~37℃条件下培养18~20 h,需挑取菌落进行革兰染色镜检和氧化酶试验,革兰染色阴性、镜下呈肾性双球菌成对排列,且氧化酶试验阳性者,进行糖代谢试验。氧化葡萄糖和麦芽糖,不氧化半乳糖和蔗糖则报告为脑膜炎球菌。

3. **菌株种属鉴定** 可以借助氧化酶试验和糖代谢试验、种特异性 real-time PCR 检测、微生物质谱或者 VITEC 鉴定系统进行菌株种属鉴定。目前,WHO推荐采用 *sodC* 基因和 *ctrA* 基因用于脑膜炎球菌实时荧光定量 PCR 鉴定。

(三) 菌株运输及保存

1. 菌株运输

(1) 冻干菌株和巧克力斜面运输:冻干菌或巧克力琼脂斜面培养物可以在没有冷链的情况下运输。培养物必须符合B类包装和UN 3373标准。在放入一个存有干燥剂的金属容器之前,每个小瓶或管子应该独立包装。这个容器应该封存在运输的容器中,贴上地址标签、组织标签和病原因子危险标签(EA 标签)。一个包装中不应超过 50 mL 培养物。

独立包装的冻干培养物的小瓶可以放在一个快递运输容器中。储存在冷冻状态下的培养物必须再次培养,接种于有螺帽的巧克力琼脂斜面管,过夜培养,然后按上述说明进行包装运输。脑膜炎球菌在这些情况下通常可存活 1 周以上。

(2) 硅胶包装运输:脑膜炎球菌可以用硅胶包装进行运输,操作简便,利于运输。BAP 或 CAP 平板上培养的细菌,接种于平板后在 CO_2 或烛缸中 35 ℃条件下培养 18~20 h,检测细菌的纯度。用无菌拭子从平板上收集所有的培养物,割开硅胶包装,将拭子放入,折叠边角,用胶带封住硅胶包装,并用相应的识别号码标注硅胶包装。将硅胶包装中的拭子置于 4 ℃,脑膜炎球菌可至少存活 3 周,室温可存 2 周。

2. 菌株保存

(1) 短期保存:脑膜炎球菌接种于巧克力琼脂斜面 35 ℃过夜培养,保存于 4 ℃,有利于短期保存(一周以内)。脑膜炎球菌在肉汤中生长状况不佳,普通琼脂平板中只能存活 3~4 d。保存脑膜炎球菌时,固体螺帽不应当拧紧,在可能的情况下应当使用可以气体交换的通气螺帽。TSB 覆盖层有利于保存,可以提高存活能力达 14 d,脑膜炎球菌斜面不应冷冻保存。

(2) 长期保存:冻干或冷冻是长期保存的最佳方法。冻干是保存菌株最方便的方法,冻干细菌可以在 4 ℃或-20 ℃中长期保存,并在运输过程中无不良影响。冷冻保存。CAP 平板上培养的菌株在 CO_2 培养箱或烛缸中 35 ℃条件下培养 18~20 h,检测菌株的纯度。用一个无菌的拭子收集平板上的所有培养物。将培养物置入容量为 2 mL、带螺口帽装有 1 mL 无菌去纤维血的冻存管中,通过快速旋转拭子释放菌株。可以用脱脂牛奶、去纤维化的绵羊血、马血或兔血保存细菌,也可以用含 15%~20%浓度的甘油或 GreaVe 溶液保存。丢弃拭子于消毒剂中。将冻存管放入液氮冷冻器(-120 ℃)或

−70 ℃冰箱中保存，−20 ℃冰箱也可以使用但存活能力有所降低。

（四）实验室诊断的质量控制

质量控制是质量管理的一部分，致力于满足质量要求（GB/T 19000-2016,3.3.7），是实验室为了保证检验结果实事求是地反映客观存在而建立的操作程序体系，利用现代科学管理的方法和技术分析过程中的误差，控制与分析有关的各个环节，确保实验结果的准确可靠。质量控制应贯穿实验室诊断活动的全过程，并覆盖检测活动的所有环节，如样品采集、运送、病原菌分离、鉴定、PCR检测、药物敏感性分析，使用的培养基、生化试剂、仪器设备等。

1. 技术要求

（1）培养基的质量控制：对实验需要使用的培养基进行质量控制，包括外观控制、污染控制、性能测试三个方面。

购置培养基时应要求生产企业或供应商提供培养基的各种成分、添加成分名称及产品编号、批号、pH、贮存信息和有效期、标准要求及质控报告、必要的安全和(或)危害数据等资料信息，尽量选择通过ISO9000认证的生产厂家。使用前首先对外观、批号、pH、灭菌要求、选择性等进行初步评估，用阳性和阴性对照菌株做质量控制实验，按照培养基说明贮藏条件保存。

培养基的使用应在有效期内，开封后的保存、制备过程中器皿管壁的洁净度以及配制时的pH要严格按规定控制。目前市售的大多数为半成品培养基，无论是分装后灭菌，还是灭菌后无菌分装，都应进行严格的无菌试验，证明无菌生长后才能使用。

1）外观控制：对于新开封的培养基，应通过粉末的流动性、均匀性、结块情况和色泽变化等判断培养基质量的变化。若发现培养基受潮或物理性状发生明显改变则应废弃。制备好的培养基应有相应的颜色，一般的培养基应澄清、无浑浊、无沉淀。使用前应检查培养基的颜色是否发生变化，是否蒸发或脱水。

2）污染控制：从每批制备好的培养基中选取部分进行污染测试（无菌试验），确定无微生物生长方可使用。

3) 性能测试:测试菌株是具有其代表种的稳定特性并能有效证明实验室特定培养基最佳性能的一组菌株,应来国际/国家标准菌种保藏中心的标准菌株。测试方法有以下三种。

A. 定量测试方法——改良 Miles-Misra 法:测试菌株过夜培养物 10 倍系列稀释;测试平板和参照平板划分为 4 个区域并标记;从最高稀释度开始,分别滴一滴稀释液于试验平板和对照平板标记好的区域;将稀释液涂满整个 1/4 区域,35~37 ℃培养 18 h;对易计数的区域计数,按公式计算生长率(生长率=待测培养基平板上得到的菌落总数/参考培养基平板上获得的菌落总数)。非选择性培养基上,目标菌的生长率应不低于 70%,该类培养基应易于目标菌生长;选择性培养基上,目标菌的生长率应≥10%。

B. 半定量测试方法——改良的划线接种法:平板分 ABCD 四区,共划 16 条线,平行线大概相隔 0.5 cm,每条有菌落生长的划线记作 1 分,每个仅一半的线有菌落生长记作 0.5 分,没有菌落生长或生长量少于划线的一半记作 0 分,分数加起来得到生长指数 G。目标菌在培养基上应呈现典型的生长,而非目标菌的生长应部分或完全被抑制,目标菌的生长指数 G>6 时,培养基可接受。见图 3-4-2。

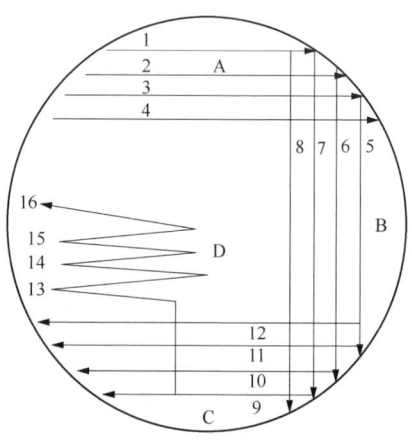

图 3-4-2　改良的划线法接种模式图

C. 定性测试方法——平板接种观察法:用接种环取测试菌培养物,在测试培养基表面划平行直线,37 ℃、5%CO_2 环境培养后,目标菌应呈现良好生长,并有典型的菌落外观、大小和形态,非目标菌应是微弱生长或无生长。

(2) 试剂的质量控制:购置试剂时应要求生产企业或供应商提供试剂的各种成分、添加成分名称及产品编号、批号、贮存信息和有效期、标准要求及质控报告、必要的安全和/或危害数据等资料信息,尽量选择通过 ISO9000 认证的生产厂家。新购进批次的试剂应进行验收,用阳性和阴性对照菌株做质量控制实验,试剂的储存条件应遵循生产商的建议,并在标明的有效期内使用。

1) 革兰染色:分别用金黄色葡萄球菌 ATCC 25923 和大肠埃希菌 ATCC 25922 菌株验证每一批次染液的有效性。如果使用中怀疑有问题,需要再次验证。有效期内使用。

2) 血清分群:新购进的每一批次抗血清要用脑膜炎球菌参考菌株(A、B、C、W、X、Y 群)进行质量控制检测;半年后重复质量控制检测;如果抗血清管较长时间暴露于高于 5 ℃±3 ℃环境,或者怀疑血清被污染时,也要对血清重新进行质量控制;在对未知菌落进行血清分群时,同时做阳性对照和盐水阴性对照并记录。合格的抗血清应在 1~2 min 内,出现(+++)或(++++)程度的凝集。单一血清群的抗血清不与其他血清群的脑膜炎球菌反应,不与 NG 菌株凝集反应,盐水不自凝。如果抗血清与一种或多种参考菌株凝集反应,或/和 NG 参考菌株反应,盐水自凝,则抗血清不能使用。

3) 氧化酶试剂:新购进的每一批次氧化酶试剂要用脑膜炎球菌参考菌株和大肠埃希菌参考菌株进行氧化酶阳性和阴性的质量控制检测。

4) 生化试剂:新购进的每一批次生化试剂要用脑膜炎球菌参考菌株进行质量控制检测,脑膜炎球菌发酵葡萄糖和麦芽糖,不发酵乳糖和蔗糖。

5) PCR 试剂:新购进的每一批次 PCR 试剂要用脑膜炎球菌参

考菌株和大肠埃希菌进行阳性和阴性质量控制检测。选择有注册证号的试剂,按试剂要求保存,有效期内使用。

2. 药物敏感性试验质量控制　　新批号或新购入的培养基应进行质量控制检测,以保证培养基可用于脑膜炎球菌的培养。每一批次的培养基收到后,应使用背景明确的脑膜炎球菌进行质控检测。每一批次培养基平板中应该抽取一块进行检测,以检测是否有实验室或培养皿中其他细菌的污染。如果一个批次的培养基平板较长时间暴露于高于储存温度的环境,或者虽然经过最初的质量控制检测仍怀疑有污染时,应重复质量控制检测。采用自动或半自动仪器进行药敏试验时,应按照仪器制造商的要求进行质控。新批号或新购入相同批号的试剂、染色剂应以质控菌株(已知结果的菌株)进行质控。质控菌株的保存最好为冷冻干燥。工作用质控菌株传代不得超过5次。质控菌株的简易保存方法为将新得到的冻干菌株接种含血的MH平板复活。然后每株细菌接种10支高层琼脂管或牛奶保存管,低温保存。每月取出一支,传出细菌供常规用。

药物敏感性试验的日常质控应每周一次,以质控标准菌株肺炎链球菌ATCC 49619、大肠埃希菌ATCC 25922为对象评价是否在质控范围内。若检测频率小于每周1次,则每次检测时应进行质控。只有当质控菌株的最低抑菌浓度(MIC)值在允许范围内,测试菌株的结果才可以报告。

失控处理：质控结果不在质控范围时,应停止检测,查找原因,并重复质控过程,直到连续两次试验在质控范围内,恢复日常检测。

3. 分子生物学检测质量控制　　核酸检测实验室总体布局和各部位的安排应减少潜在的对样本的污染和对人员的危害,原则上应设分隔开的工作区域,包括(但不限于)试剂配制与贮存区、核酸提取区、核酸扩增区、产物分析区。每个工作区域都应配备专用的仪器设备,并有明确标识,避免不同区域内的设备物品发生混淆或误用。检测过程中应避免样品间交叉污染、试剂的污染、PCR扩增产物污染、实验器具的污染。

基于分子生物学检测方法结果的可靠性,每个分子生物学检测步骤均应设置阳性质控对照、阴性质控对照和空白质控对照。适用时,阳性对照可包括阳性提取对照、阳性目标序列对照;阴性对照可包括核酸提取空白对照、基因扩增试剂对照、阴性目标序列对照和方法空白对照。

二、药物敏感性试验

药物敏感性试验通常进行12种抗生素的检测,包括青霉素、氨苄西林、美罗培南、头孢曲松、头孢噻肟、氯霉素、米诺环素、阿奇霉素、利福平、环丙沙星、左氧氟沙星、复方新诺明。

质控菌株:质控菌株为肺炎链球菌 ATCC 49619 菌株和大肠埃希菌 ATCC 25922 菌株。

(一) MIC 微量肉汤稀释法

将待检测脑膜炎球菌菌株用生理盐水稀释成0.5麦氏单位,40倍稀释后,接种 MIC 肉汤稀释96孔板。待测样品置于37 ℃、5% CO_2 环境下培养18 h,判断标准参照美国临床和实验室标准协会(CLSI)推荐标准(表3-4-1)。

表3-4-1 脑膜炎球菌 MIC 微量肉汤稀释法抗生素敏感试验判定标准

序号	抗生素	判定折点($\mu g/mL$)		
		敏感(≤)	中介	耐药(≥)
1	青霉素	0.06	0.125~0.25	0.5
2	氨苄西林	0.12	0.25~1	2
3	美罗培南	0.25	—	—
4	头孢曲松	0.12	—	—
5	头孢噻肟	0.12	—	4
6	氯霉素	2	—	8
7	米诺环素	2	0.064	—

(续表)

序号	抗生素	判定折点(μg/mL)		
		敏感($\leqslant$)	中介	耐药($\geqslant$)
8	阿奇霉素	2	0.064	—
9	利福平	0.5	—	2
10	环丙沙星	0.032	—	0.125
11	左氧氟沙星	0.032	0.25/4.75	0.125
12	复方新诺明	0.125	1	0.5

(二) K-B药敏纸片法

待检测脑膜炎球菌菌株用生理盐水稀释成0.5麦氏单位,直接涂布含5%羊血的Mueller-Hinton(M-H)琼脂平板,将K-B纸片贴于培养基表面。待测样品置于37℃、5%CO_2环境下培养18h,判断标准参照CLSI推荐标准(表3-4-2)。

表3-4-2 脑膜炎球菌K-B法药物敏感性判定标准

抗生素	纸片含量	K-B法判定标准(mm)		
		敏感($\geqslant$)	中介	耐药($\leqslant$)
青霉素	—			
氨苄西林	—			
美洛培南	10 μg	30		
头孢曲松	30 μg	34		
头孢噻肟	30 μg	34		
氯霉素	30 μg	26	20~25	19
米诺环素	30 μg	26		
阿奇霉素	15 μg	20		
利福平	5 μg	25	20~24	19
环丙沙星	5 μg	35	33~34	32
左氧氟沙星	—			

(续表)

抗生素	纸片含量	K-B法判定标准(mm)		
		敏感(≥)	中介	耐药(≤)
复方新诺明	1.25/23.75 μg	30	26~29	25

青霉素和氨苄青霉素两种药敏纸片不适合脑膜炎球菌药敏检测,而用E-test检测试纸条替代。

(三) E-test 纸条法

待检测脑膜炎球菌菌株用生理盐水稀释成0.5麦氏单位,直接涂布含5%羊血的Mueller-Hinton(M-H)琼脂平板,将E-test试纸条贴于培养基表面。待测样品置于37℃、5%CO_2环境下培养18h,判断标准参照CLSI推荐标准。

表3-4-3 脑膜炎球菌E-test法药物敏感性判定标准

抗生素	E-test法判定标准(μg/mL)		
	敏感(≤)	中介	耐药(≥)
青霉素	0.06	0.12~0.25	0.5
氨苄西林	0.12	0.25~1	2
美洛培南	0.25	—	—
头孢曲松	0.12	—	—
头孢噻肟	0.12	—	—
氯霉素	2	4	8
米诺环素	2	—	—
阿奇霉素	2	—	—
利福平	0.5	1	2
环丙沙星	0.03	0.06	0.12
左氧氟沙星	0.03	0.06	0.12
复方新诺明	0.12/2.4	0.25/4.75	0.5/9.5

三、血清学检测试验

对于鉴定为脑膜炎球菌的菌株,通过血清玻片凝集法可对脑膜炎球菌进行血清学鉴定。脑膜炎球菌在生理盐水中凝集说明脑膜炎球菌有自凝性,判断为自凝菌;与两种或两种血清发生凝集且无自凝现象,判断为多凝菌;与任何一种血清或生理盐水都不能发生凝集,判断为不凝菌。出现以上情况者,均报告为不可分群脑膜炎球菌。脑膜炎球菌只与一种特异抗血清凝集,与生理盐水不凝集,即可报告为相应血清群。此外,还可使用核酸检测等分子血清分型方法,或利用商品化试剂盒进行脑膜炎球菌分离株血清型分型。

第五节　脑膜炎球菌病治疗与预后

一、一般治疗

按呼吸道传染病隔离;卧床休息,保证热量,注意水电解质平衡,维持内环境稳定;密切观察病情,严密监测生命体征,特别是瞳孔和呼吸节律变化,保持口腔、皮肤清洁,预防并发症;高热者可进行物理降温和使用退热药物;注意其他脏器支持治疗。

二、病原治疗

早期、足量应用敏感且能透过血脑屏障的抗菌药物是治疗脑膜炎的关键,疗程常为 7 d(根据临床恢复情况必要时延长疗程)。在开始抗菌治疗前应留取标本并及时送检,在等待腰椎穿刺检查期间不应延误抗生素治疗。

(一) 治疗方案

在疑似急性细菌性脑膜炎时,采用覆盖可能病原体的经验性治疗。治疗方案包括广谱抗生素,由于抗生素渗入脑脊液一般受限,所有患者都应采用静脉抗生素治疗,通常包括万古霉素或第三代头孢菌素,如头孢噻肟或头孢曲松。对于成人及12周岁以上儿童,2~4 g/d,静脉滴注,分1~2次;对于婴儿及12岁以下儿童,50~100 mg/(kg·d),静脉滴注,分1~2次。

一旦确定脑膜炎球菌为致病菌后,抗生素治疗可以缩窄到仅使用第三代头孢菌素或青霉素类,儿科传染病医师通常在确认细菌敏感性后使用青霉素。然而,在美国等地已经出现了产 β-内酰胺酶的脑膜炎球菌菌株,这使得在确定治疗方案之前进行药敏试验成为必要。如果药敏结果表明分离株对青霉素敏感,即 MIC<0.1 μg/mL,则可使用青霉素类。头孢曲松给药更方便,但静脉用青霉素更经济。使用青霉素时,成人典型治疗方案为1600万~2400万U/d,静脉滴注,4~6 h/次;儿童用药剂量是20万~40万U/(kg·d),静脉滴注,4~6 h/次,最大剂量不超过成人剂量。也可选用阿莫西林、氨苄西林。

(二) 对青霉素敏感性降低的分离株

如果分离株对青霉素的敏感性降低,治疗方案取决于对头孢曲松的敏感性。大多数对青霉素敏感性降低的分离株(MIC≥0.1 μg/mL)对头孢曲松敏感。头孢曲松的剂量与治疗青霉素敏感型分离株相同,MIC介于0.1~1.0 μg/mL 时使用大剂量青霉素可能有效,但此时首选头孢曲松。在分离株对青霉素和头孢曲松均耐药的罕见情况下,如果有氯霉素,则选用该药,但应警惕其对骨髓造血功能的抑制。成人剂量2~3个,儿童剂量50 mg/kg,分次加入葡萄糖液内静脉滴注,疗程5~7 d。已有脑膜炎球菌菌株耐氯霉素的罕见报道。其他选择包括美罗培南、氟喹诺酮类(如左氧氟沙星或莫西沙星)或氨曲南,用于不能接受 β-内酰胺类的患者。美罗培南治疗脑膜炎的推荐剂量为成人2 g/次,静脉给药,1次/8 h;儿童一次40 mg/kg,1次/8 h(最大剂量6 g/d)。氟喹诺酮类用于全身性感染的临床经验极其有限,最佳用药剂量尚不清楚。一项药动学研究表明,在成人中,如果MIC<0.1~0.2 μg/mL,左氧氟沙星500 mg/次、静脉给药、1次/12 h

仍可有效治疗脑膜炎球菌感染;然而,其他专家会考虑采用更高剂量的左氧氟沙星(如 750 mg/次,1 次/12 h)。在任何一种情况下,对于已知肾功能不全的患者,因毒性风险增高,可能需要调整用药剂量。

(三) 治疗持续时间

抗生素治疗的确切持续时间会有所不同,取决于患者的年龄、初始病情严重程度以及治疗反应。治疗反应充分包括退热、血压稳定、精神状态改善以及血液学参数稳定。通常无需重复腰椎穿刺,因为预期的临床改善迅速。

1. 成人　建议对脑膜炎球菌脑膜炎的总治疗时间至少 4 d。对于疾病表现严重和/或治疗反应延迟的患者,可以将治疗时间延长到 7 d。

2. 儿童　对于儿童一般治疗 5~7 d,这一推荐与美国儿科学会的指南一致。

三、对症治疗

(一) 降颅压治疗

虽然其疗效存在争议,但甘露醇(初始剂量为 0.5~1 g/kg,随后维持剂量为 0.25 g/kg 至 0.30 g/kg,1 次/4 h)可用于治疗颅内高压。其他可能有助于降低颅内压的措施包括将头枕抬高至 30°,以及正确安置患者在医院床上:避免头部向任一侧转动并防止颈部过度后伸。

(二) 并发症的处理

1. 血管系统衰竭和休克　这是脑膜炎球菌病的常见早期表现,血管加压药和积极的补液治疗是处理脓毒性休克所必需的。

2. DIC 和暴发性紫癜　预防 DIC 和暴发性紫癜的关键在于早期积极地进行抗生素治疗和血管灌注支持。一旦发生了暴发性紫癜,部分病例可能需要对病灶进行外科清创和皮肤移植。手指/足趾或肢体深部坏死可能需要截肢。

(三) 糖皮质激素

经充分扩容且使用足量血管活性药物后,患者平均动脉压不能纠正者，部分治疗方案会考虑使用辅助性糖皮质激素治疗。这一做法部分基于动物实验数据，以及一项单中心的前瞻性、安慰剂对照研究的结果。这项研究显示，早期应用糖皮质激素可以改善脑膜炎患者的预后，特别是肺炎球菌性脑膜炎。然而，需要注意的是，这项研究仅仅证明了对于肺炎球菌性脑膜炎患者可能存在益处。而针对脑膜炎球菌病成人患者使用糖皮质激素的其他研究并未显示其有效性。因此，美国传染病学会的指南仅推荐在疑似或确诊为肺炎球菌性脑膜炎的患者中考虑使用糖皮质激素治疗，而不适用于脑膜炎球菌或其他细菌性脑膜炎。如果最初给予糖皮质激素是由于诊断不确定性，一旦确认为脑膜炎球菌是致病菌，应考虑停止使用糖皮质激素治疗。同样，对于疑似或确诊为脑膜炎球菌性脑膜炎的小儿患者，也没有使用糖皮质激素的明确指征。

四、预后

在抗生素和免疫血清治疗问世前，脑膜炎球菌感染的病死率为70%～90%。20世纪30年代晚期磺胺类药物出现后（随后10年青霉素问世），脑膜炎球菌病的预后得到了显著改善。根据美国疾病控制和预防中心（CDC）的报道，在美国，该病的病死率为10%～15%。尽管目前支持治疗有了很大进展，但这一病死率仍与20世纪60年代后期相近。

已有一些研究尝试建立脑膜炎球菌脓毒症结局的预后标准。在一项西班牙研究中，死亡的主要显著独立预测因素是出血素质、神经系统定位体征及年龄≥60岁（OR分别为101、25和10）。早期使用敏感抗生素治疗的患者结局良好。

相比于散发性脑膜炎球菌疾病，疾病暴发时病死率更高。针对美国1994—2002年病例的一项回顾性分析阐释了这种差异的大小。主动监测识别了668例患者，其中229例患者（69次群集性感染）满足社区性或机构性疾病暴发的标准。在对年龄、血清群及临床表现进行校正后，暴发相关病例的病死率显著高于散发性病例（21% vs.

11%，OR 3.3，95% CI：2.0～5.5）。

高毒力脑膜炎球菌菌株（CC11）也可导致脓毒症发病率增加及结局不良,这种克隆复合体可见于大多数血清群,但最常见于血清C群菌株。

性别差异可能影响预后。纽约的一项研究纳入2008—2016年151例IMD患者,发现女性患者的病死率更高（校正RR 2.1，95% CI：1.2～3.8）；女性脑膜炎患者的死亡相对危险度为13.7（95% CI：3.2～58.1）。造成这些差异的原因尚不清楚。

脑膜炎球菌从临床和流行病学角度仍然是一个令人关注的病原体。它是一种能够在人群中定植或造成感染的病原体,人类是该细菌唯一已知宿主。这种细菌通过气溶胶或飞沫分泌物传播,短暂地定植在鼻咽黏膜上。虽然只有少数菌株具有侵袭黏膜和致持续感染的必要毒力因子,但一旦进入循环系统,两个重要特征将致病性脑膜炎球菌与其他细菌区分开来,即它们在血液中有快速增殖的能力和侵袭脑膜的倾向。庆幸的是,循环中的细菌对抗生素是敏感的。因此,早期诊断和抗病原治疗至关重要。随着时间的推移,脑膜炎球菌对一些抗生素的耐药性可能会增加,这对治疗和控制疾病提出了挑战。未来需要进一步研究和优化抗生素的使用方案,包括选择最合适的抗生素、合理使用抗生素联合疗法以及监测和预防抗生素耐药性的发展。同时,加强对脑膜炎球菌病的监测、预防和控制工作,包括提高医疗机构和医护人员对该病的认识和诊断能力,加强社会公众对疾病的认知,推动建立健全的疾病监测和报告制度等。脑膜炎球菌疫苗的广泛接种可以有效预防该病的发生。各国政府和卫生机构需要制定相应的疫苗接种政策,确保人群能够及时接种疫苗,特别是对于易感人群,如儿童、老年人和免疫缺陷人群。

（宋元林　王凌航　高　洁　邵祝军　徐佳薇　周莉薇）

◆ 参考文献 ◆

[1] Van Deuren M, Brandtzaeg P, Van der Meer JW. Update on menin-

gococcal disease with emphasis on pathogenesis and clinical management [J]. Clinical Microbiology Reviews, 2000,13(1):144-166.
[2] Van de Beek D, De Gans J, Spanjaard L, et al. Clinical features and prognostic factors in adults with bacterial meningitis [J]. The New England Journal of Medicine, 2004,351(18):1849-1859.
[3] Tunkel AR, Hartman BJ, Kaplan SL, et al. Practice guidelines for the management of bacterial meningitis [J]. Clinical Infectious Diseases, 2004,39(9):1267-1284.
[4] Tunkel AR, Scheld WM. Pathogenesis and pathophysiology of bacterial meningitis [J]. Clinical Microbiology Reviews, 1993,6(2):118-136.
[5] Terranella A, Beekmann SE, Polgreen PM, et al. Practice patterns of infectious disease physicians for management of meningococcal disease [J]. The Pediatric Infectious Disease Journal, 2012,31(11):e208-e212.
[6] Sulaiman T, Medi S, Erdem H, et al. The diagnostic utility of the "Thwaites' system" and "lancet consensus scoring system" in tuberculous vs. non-tuberculous subacute and chronic meningitis: multicenter analysis of 395 adult patients [J]. BMC Infectious Diseases, 2020,20(1):788.
[7] Stephens DS, Greenwood B, Brandtzaeg P. Epidemic meningitis, meningococcaemia, and *Neisseria meningitidis* [J]. Lancet (London, England), 2007,369(9580):2196-2210.
[8] Stahlmann R, Lode H. Safety considerations of fluoroquinolones in the elderly: an update [J]. Drugs & Aging, 2010,27(3):193-209.
[9] Spanos A, Harrell FEJ, Durack DT. Differential diagnosis of acute meningitis. An analysis of the predictive value of initial observations [J]. JAMA, 1989,262(19):2700-2707.
[10] Scotton PG, Pea F, Giobbia M, et al. Cerebrospinal fluid penetration of levofloxacin in patients with spontaneous acute bacterial meningitis [J]. Clinical Infectious Diseases, 2001,33(9):e109-e111.
[11] Rosenstein NE, Perkins BA, Stephens DS, et al. Meningococcal disease [J]. The New England Journal of Medicine, 2001,344(18):1378-1388.
[12] Prasad K, Karlupia N, Kumar A. Treatment of bacterial meningitis: an overview of Cochrane systematic reviews [J]. Respiratory Medicine, 2009,103(7):945-950.
[13] Pitfield AF, Carroll AB, Kissoon N. Emergency management of increased intracranial pressure [J]. Pediatric Emergency Care, 2012,28(2):200-

204; quiz 205-207.

[14] Orihuela CJ, Mahdavi J, Thornton J, et al. Laminin receptor initiates bacterial contact with the blood brain barrier in experimental meningitis models [J]. The Journal of Clinical Investigation, 2009, 119 (6): 1638-1646.

[15] Mook-Kanamori BB, Geldhoff M, Van der Poll T, et al. Pathogenesis and pathophysiology of *pneumococcal meningitis* [J]. Clinical microbiology reviews, 2011,24(3):557-591.

[16] McNamara LA, Potts C, Blain AE, et al. Detection of ciprofloxacin-resistant, β-lactamase-producing *Neisseria meningitidis* serogroup Y isolates — United States, 2019-2020 [J]. MMWR, 2020,69(24):735-739.

[17] McGill F, Heyderman RS, Panagiotou S, et al. Acute bacterial meningitis in adults [J]. Lancet (London, England), 2016, 388 (10063): 3036-3047.

[18] Mbaeyi SA, Bozio CH, Duffy J, et al. Meningococcal vaccination: recommendations of the advisory committee on immunization practices, United States, 2020 [J]. MMWR., 2020,69(9):1-41.

[19] Lo H, Tang CM, Exley RM. Mechanisms of avoidance of host immunity by *Neisseria meningitidis* and its effect on vaccine development [J]. The Lancet Infectious Diseases, 2009,9(7):418-427.

[20] Lentnek AL, Williams RR. Aztreonam in the treatment of gram-negative bacterial meningitis [J]. Reviews of Infectious Diseases, 1991, 13 (Suppl 7):S586-S590.

[21] Kornelisse RF, Hazelzet JA, Hop WC, et al. Meningococcal septic shock in children: clinical and laboratory features, outcome, and development of a prognostic score [J]. Clinical Infectious Diseases, 1997, 25 (3): 640-646.

[22] Jaton K, Ninet B, Bille J, et al. False-negative PCR result due to gene polymorphism: the example of *Neisseria meningitidis* [J]. Journal of Clinical Microbiology, 2010,48(12):4590-4591.

[23] Heckenberg SGB, De Gans J, Brouwer MC, et al. Clinical features, outcome, and meningococcal genotype in 258 adults with meningococcal meningitis: a prospective cohort study [J]. Medicine, 2008, 87 (4): 185-192.

[24] Gray SJ, Trotter CL, Ramsay ME, et al. Epidemiology of meningococcal disease in England and Wales 1993/94 to 2003/04: contribution and experiences of the Meningococcal Reference Unit [J]. Journal of Medical Microbiology, 2006,55(Pt 7):887-896.

[25] Goldacre MJ, Roberts SE, Yeates D. Case fatality rates for meningococcal disease in an English population, 1963—1998: database study [J]. BMJ (Clinical research ed.), 2003,327(7415):596-597.

[26] Gardner P. Clinical practice. Prevention of meningococcal disease [J]. The New England Journal of Medicine, 2006,355(14):1466-1473.

[27] Galimand M, Gerbaud G, Guibourdenche M, et al. High-level chloramphenicol resistance in *Neisseria meningitidis* [J]. The New England Journal of Medicine, 1998,339(13):868-874.

[28] Flexner S. The results of the serum treatment in thirteen hundred cases of epidemic meningitis [J]. The Journal of Experimental Medicine, 1913,17(5):553-576.

[29] Feldman WE. Relation of concentrations of bacteria and bacterial antigen in cerebrospinal fluid to prognosis in patients with bacterial meningitis [J]. The New England Journal of Medicine, 1977,296(8):433-435.

[30] De Gans J, Van de Beek D. Dexamethasone in adults with bacterial meningitis [J]. The New England Journal of Medicine, 2002,347(20):1549-1556.

[31] Coureuil M, Bourdoulous S, Marullo S, et al. Invasive meningococcal disease: a disease of the endothelial cells [J]. Trends in Molecular Medicine, 2014,20(10):571-578.

[32] Bryant PA, Li HY, Zaia A, et al. Prospective study of a real-time PCR that is highly sensitive, specific, and clinically useful for diagnosis of meningococcal disease in children [J]. Journal of Clinical Microbiology, 2004,42(7):2919-2925.

[33] Bloch D, Murray K, Peterson E, et al. Sex difference in meningococcal disease mortality, New York City, 2008-2016 [J]. Clinical Infectious Diseases, 2018,67(5):760-769.

[34] Bijlsma MW, Brouwer MC, Kasanmoentalib ES, et al. Community-acquired bacterial meningitis in adults in the Netherlands, 2006-14: a prospective cohort study [J]. The Lancet Infectious Diseases, 2016, 16(3):339-347.

[35] Barquet N, Domingo P, Caylà JA, et al. Prognostic factors in meningococcal disease. development of a bedside predictive model and scoring system. Barcelona Meningococcal Disease Surveillance Group [J]. JAMA, 1997, 278(6):491-496.

[36] Andersen BM. Mortality in meningococcal infections [J]. Scandinavian Journal of Infectious Diseases, 1978, 10(4):277-282.

第四章
流行病学

第一节 脑膜炎球菌病的发生与流行

一、传染源

脑膜炎球菌是一种专性的人类共生细菌,人是自然界中唯一宿主。脑膜炎球菌可在正常人鼻咽部携带,无任何症状不易被发现而成为带菌者,患者和带菌者是主要传染源。在脑膜炎球菌感染病例中,侵入性病例相对较少,大多数为无症状感染者。脑膜炎球菌在鼻咽部的定植是 IMD 发病的第一步。

脑膜炎球菌在人鼻咽部黏膜定植或导致局部感染,可穿过黏膜屏障引起侵袭性菌血症或流脑。患者的脑膜炎球菌通常通过与带菌者而非患者的密切接触获得。无症状鼻咽携带脑膜炎球菌是普遍的,大约 10% 的人口在任何时候都在上呼吸道携带脑膜炎球菌,青少年和年轻人的携带率要高得多,不到 1% 的 4 岁以下儿童会携带脑膜炎球菌。感染后定植的持续时间是不固定的,取决于宿主和细菌等多种因素。估计带菌率可了解带菌和疾病的动态变化及疫苗接种等防制措施对脑膜炎球菌传播的潜在影响。在非洲脑膜炎带,脑膜炎球菌的携带流行率从婴儿的 0.60% 到 10 岁人群的 1.94% 不等。在欧洲国家，19岁儿童的携带率最高，为23.7%。在美洲，青少年和年轻成年人，尤其是大学生和男性的感染率高于其他人群。这表明不同地区和年龄组之间存在差异。患者经抗生素治疗24 h后，可抑制细菌生长，不具有传染性，但是不能完全清除鼻腔带菌状态。因此，带菌者作为传染源的意义更重要。了解脑膜炎球菌带菌者在地区和年龄组中的分布对于了解脑膜炎球菌的传播至关重要。在带菌率高的地区应针对重点人群和重点场所加强脑膜炎球菌病疫情的防控措施，预防和控制脑膜炎球菌病疫情的暴发。

二、传播途径

脑膜炎球菌抵抗力较弱，室温3 h即死亡，所以其通过物品间接传播机会极少，人与人之间主要通过直接接触或通过细菌携带者的呼吸道飞沫传播。密切或长时间的接触（接吻、喷嚏、咳嗽、住在同一所公寓或宿舍，尤其是军队新兵和刚入学的学生等），以及在酒吧、舞厅等空气不畅和人群拥挤的地方都会增加感染机会。研究发现，家庭接触后发生侵袭性疾病的风险是一般人群的200～1 000倍。其次，曾有脑膜炎球菌性泌尿生殖系统和肛门直肠感染（包括尿道炎、直肠炎和宫颈炎）的罕见散发性病例报告，通常发生在口咽脑膜炎球菌携带者的口-生殖器接触之后。此外，自21世纪初以来，关于男男性接触者中IMD聚集和暴发的报告越来越多，还有关于异性性行为者中脑膜炎球菌尿道炎的报告。

三、易感人群

人群对脑膜炎球菌普遍易感，以隐性感染为主。人群感染后仅约1%出现典型临床表现。人感染后产生持久免疫力，不同血清群之间缺乏交叉保护。研究表明，小年龄人群更容易因感染脑膜炎球菌而发生侵袭性疾病，<5岁儿童尤其是6月龄至2岁的婴幼儿发病率最高。处于冬季或旱季、与携带者或病例密切接触、处于过度拥挤的环境中、迁入新社区、主动或被动吸烟，以及暴露于呼吸道疾病流行

环境中都是感染脑膜炎球菌的易感因素。

尽管脑膜炎球菌在全球都有流行，许多人都暴露于脑膜炎球菌流行的环境中，但很少有人患病。脑膜炎球菌病患者的疾病严重程度也有很大不同。这些观察结果表明，可能存在与感染易感性或疾病严重程度有关的宿主遗传因素。为了确定脑膜炎球菌病的遗传关联，支持宿主因素的重要性，科学家们开展了系列研究。证据表明，补体缺乏、低丙种球蛋白血症和脾功能低下都是脑膜炎球菌病的易感因素。

脑膜炎球菌通过鼻咽黏膜侵入血流，在LPS介导的炎症过程中触发一连串的介质。参与这些反应的基因种类繁多，各种基因的多态性与脑膜炎球菌感染的易感性或疾病的严重程度有关。

第二节　脑膜炎球菌病的全球疾病负担

脑膜炎球菌感染后致病具有不可预测性，且病程进展快速，现阶段仍然是一个重大的健康问题。脑膜炎球菌病发病初期，症状非特异，与其他一般感染综合征难以区分，医务人员可能会漏诊。即使及时诊断和治疗，脑膜炎球菌病病死率仍为8%～20%。此外，20%的脑膜炎球菌病幸存病例可能会伴有可逆或不可逆的后遗症。后遗症的范围很广，除了躯体和神经后遗症外，还包括心理和行为后遗症。即使没有出现后遗症，脑膜炎球菌病也会导致幸存者及其家人、照护者和周围人的生活质量下降。

一、国外研究

脑膜炎球菌病的发病率在不同国家和同一国家的不同时期差别很大。在过去几十年间，美国IMD的发病率相对稳定，年发病率为0.9/100 000～1.5/100 000，但在撒哈拉以南的非洲流行期间，年发病率可能超过200/100 000。欧洲的IMD是一种需要监测的法定报告传染病。2019年的人群的总发病率为0.57/100 000。婴幼儿的IMD疾病负担最高,1岁以下儿童的发病率为7.2/100 000,1～4岁儿童为2.0/100 000。在欧洲国家,自从将C群脑膜炎球菌疫苗纳入免疫规划以来,可以看到C群导致的IMD发病率明显下降,而血清群B(IMD-B)成为IMD的最常见病因。此外,一些欧洲国家也报告Y群和W群脑膜炎球菌导致IMD病例增加。在荷兰,所有IMD的年发病率从2014—2015年的0.5/100 000上升到2018年的1.2/100 000,主要是由于W血清群引起的IMD发病率较高。W群导致的IMD发病率从2010—2014年的平均0.02/100 000增加到2018年的0.6/100 000。2020年,全人群中W群的IMD发病率下降至0.4/100 000,这可能与新冠大流行期间的大规模疫苗接种和防控措施的综合影响有关。在德国,自2004年以来,IMD的发病率有所下降,目前全国的年发病率为0.3/100 000,大多数报告的病例是由B群引起(约53%),由C群、W群和Y群引起IMD的病例数较少(各10%～15%),而罕见其他血清群病例。与其他欧洲国家相比,德国C群导致的IMD病例较少(年发病率约为0.05/100 000)。一项研究数据表明,2017年,法国报告C群IMD发病率为0.22/100 000,捷克共和国为0.24/100 000,爱尔兰为0.59/100 000。一项综述研究显示,自2008年以来,法国的IMD发病率逐渐下降,尤其是B群IMD病例减少。幸存者发生严重和持续性后遗症的风险也很大。据估计,19.4%～25.4%的幸存者至少有1个后遗症,这凸显了IMD的负担。在阿根廷,截至2015年,每年报告170～300例IMD病例,年发病率为0.44/100 000～0.75/100 000。在阿根廷没有观察到青少年发病率的高峰。2012～2015年在阿根廷医院进行的一项主动监测研究数据显示,IMD病例主要集中在婴儿,在所有监测到的IMD病例中,48%为<1岁的婴儿。在拉丁美洲区域的其他地方,也有发病高峰人群为<1岁的儿童的情况出现。在北美和欧洲,青少年和年轻人为IMD发病的第二个高峰人群。

虽然工业化国家的人口发病率很低,但发病率与年龄有关,生命早期的疾病负担要高得多。尽管 6 个月以下的婴儿可获得母传抗体的保护,但儿童患 IMD 的风险仍然很高。在 6~24 月龄时,IMD 发病率达到高峰。此后随着年龄的增长,发病率稳步下降,直到青少年时期,发病率再次上升。在疾病流行期间,大龄儿童可能由于缺乏对流行菌株的预存抗体因而发病率升高,会影响发病高峰年龄的分布。尽管脑膜炎球菌病的总体疾病负担较低,但病例的病死率仍高达 10%。因此,在儿童全因死亡率极低的国家,脑膜炎球菌感染是儿童死亡的主要感染性原因之一。

在一些非发达国家,脑膜炎球菌病的疾病负担仍然很重。在印度,脑膜炎球菌病既是地方病又是流行病,在不同地区偶尔会暴发。一项纳入 35 项研究的系统综述表明,在发生流行的条件下,IMD 的患病率为 12.1%(95% CI:5.2~21.4),而为地方性流行病时,IMD 的患病率为 0.76%(95% CI:0.3~1.4)。在流行地区,脑膜炎球菌占急性细菌性脑膜炎病例总数的 3.2%(95% CI:1.6~5.3),报告的病死率为 12.8%。

脑膜炎球菌病也给经济发达的国家造成了一定的经济负担。德国 B 群 IMD 病例的总直接成本为每例 54 300 欧元。IMD 急性期的治疗费用为每例 6 370 欧元。住院费在直接医疗费中占比最大,IMD 相关住院的平均费用为每例 9 620 欧元。澳大利亚的一项研究显示,急性 IMD 相关住院的次平均费用略低(12 312 澳元,7 610 欧元)。同样,丹麦的一项研究估计,诊断后第 1 年的平均可归因社会成本为每例 18 920 美元(15 977 欧元)。住院费用占总费用的 65%,生产损失占 30%;然而,终身存在并包括因过早死亡而造成的损失,进一步增加了 IMD 事件的成本。

二、国内研究

我国因感染脑膜炎球菌而造成的疾病负担也较重,脑膜炎球菌病可引起严重的不良结局。2006 年中国因流脑导致早死而损失的健康寿命年问题研究提示,儿童和青年问题更突出,而≥50 岁人群受影响较小,并且农村高于城市。中国多项流脑疾病负担研究显示,流脑给患者和家庭带来沉重的经济负担,陈勇等学者随访调查了江苏省2007—2008年流脑患者产生的各类费用,结果显示流脑发病后平均费用为7.3万元/例,最高达到8.8万元/例,每多住一天就增加经济负担671元。王萌等学者调查了2008—2010年浙江和贵州两省的流脑疾病负担,两省流脑病例平均病死率为21.21%,两省的流脑病例主要集中在<15岁的青少年和儿童。治疗流脑的医院就诊费用,浙江省为9854元/人,贵州省为3912元/人,浙江省为贵州省的2.25倍,与当地的经济发展水平有关。另一项贵州省2008—2010年研究数据显示,流脑平均经济负担为1.66万元/例,是当年人均国民生产总值的1.47倍,平均直接医疗费用和疾病直接经济负担分别为农村居民年人均纯收入的1.13倍和1.99倍,占城镇居民年人均可支配收入的27.06%和47.68%,造成较重的疾病经济负担。王淼等学者调查了2015—2017年在我国八个省份开展EPI疫苗可预防疾病的医疗费用,其中流脑的总经济负担为900万元,人均总经济负担为73360.87元/例,人均直接与间接经济负担之比为2.00。

第三节 脑膜炎球菌病的流行病学特征

脑膜炎球菌容易引起大规模流行,A、B、C、W、Y和X等6个血清群的脑膜炎球菌是引起侵袭性疾病的主要血清群。脑膜炎球菌可感染任何年龄的人,主要感染婴儿、学龄前儿童和年轻人。脑膜炎球菌病可发生在世界各地,流行情况随季节发生变化,流行血清群在不同地域间差异较大。撒哈拉沙漠以南的非洲地区,从西部的塞内加尔延伸到东部的埃塞俄比亚为脑膜炎带国家,是全球脑膜炎球菌病疾病负担最重的地区。

一、疫苗使用前的主要流行病学特征

脑膜炎球菌病是危害全球健康的公共卫生问题。由于脑膜炎球菌感染的脑膜炎球菌病发病具有高病死率和致残率,一些国家从20世纪初开始就有流行病学数据。

脑膜炎球菌病最典型的发病区域在非洲的脑膜炎带国家,该区域从1880年起经常发生大暴发。脑膜炎带内发生的疫情具有明显的季节性,均从旱季开始,大多在雨季前结束。1951—1960年在脑膜炎带的7个国家约3 500万人口中,至少发生34万脑膜炎球菌病病例,并导致53 000人死亡。1980—1999年报告114起流行,主要是由A群引起,其中77.68%发生于撒哈拉地区及周边国家。

1940年起,全球发生的脑膜炎球菌病大流行周期约为10年。第二次世界大战加剧了大规模脑膜炎球菌病的流行。在工业化国家,脑膜炎球菌病的发病率随季节变化,通常大多数病例发生在春季和秋季。在亚热带和热带地区,脑膜炎球菌病流行的时间似乎也受到旱季、雨季、气温、季风等气候条件的影响。脑膜炎球菌病的发病年龄在不同地区和不同的流行状态下有所不同。

20世纪50~70年代,工业化国家的非流行状态下,脑膜炎球菌病的主要发病人群为学龄前儿童,例如美国和芬兰的病例中5岁以下儿童占55%。而在非洲脑膜炎带国家,主要发病人群为低龄学龄儿童。芬兰、罗马尼亚、挪威、尼日利亚和阿根廷等国在流行状态下,都呈现出发病年龄向大年龄人群转变的特点。总体来说,男性的发病率高于女性,原因可能是脑膜炎球菌病在军队中呈现高发病率,它在新兵中的发病率至少是一般人群的4~10倍。另外,在某些社会环境中男性主要从事户外工作,女性和儿童通常留在家中,导致男性更容易感染疾病。在20世纪初期,A、B、C群脑膜炎球菌引起的病例至少占所有脑膜炎球菌病例的90%。其中,A群是引起流脑大规模流行的主要原因,它在脑膜炎带国家中也占主导地位,也是世界大战期间的大多数脑膜炎球菌病暴发疫情的致病病原体。

中国历史上 A 群流脑高发，发生过数次全国性大流行，各省、自治区和直辖市均有流脑病例报告。1967 年记载的流脑发病率高达 403/10 万，发病超过 304 万例，死亡超过 16 万例，病死率为 5.5%，绝大多数由 A 群引起。我国流脑发病也有季节性分布特点，表现为冬春季高发，一般在 11~12 月份病例开始增多，次年 2~4 月份达到发病高峰。流脑各年龄组均有发病，以 15 岁以下儿童为主，年龄越小发病率越高。在 2003 年，安徽出现了 C 群流脑暴发流行疫情，血清群发生明显变迁，并逐渐向其他省市传播和扩散趋势，并引起数次暴发和许多零星病例。在安徽省 2000—2010 年的流脑病例中，A 群和 C 群病例的流行病学特征中在发病人群年龄上具有明显的差异：C 群病例主要发生在年龄较长的人群，C 群病例的年龄中位数为 19 岁，A 群病例的年龄中位数为 2 岁。

二、疫苗时代的流行病学特征

全球很多国家和地区在历史上都经历过脑膜炎球菌病的高流行。自从二十世纪 70 年代以来，多种脑膜炎球菌多糖疫苗和多糖结合疫苗的陆续获批上市，并在不同地区进行了广泛接种，使得全球脑膜炎球菌病发病和死亡人数大幅度下降，同时由于大规模的疫苗接种等多种因素，人群中流行的脑膜炎球菌血清群也在不断发生变迁。据 WHO 统计，目前全球有 76 个国家将脑膜炎球菌疫苗纳入国家免疫规划，其中 68 个国家将脑膜炎球菌多糖结合疫苗纳入国家免疫规划，使其成为全球预防和控制脑膜炎球菌病中使用最广泛的疫苗。

（一）国内研究

1985 年，我国开始实施以接种 A 群脑膜炎球菌多糖疫苗为主的综合防控措施，全国流脑报告发病率持续下降。1990 年起全国流脑报告发病率下降到 1/10 万以下，2000—2005 年下降至 0.5/10 万以下。2007 年又将 A 群脑膜炎球菌多糖疫苗和 A 群 C 群脑膜炎球菌多糖疫苗纳入扩大国家免疫规划，我国流脑发病率进一步下降，2015—2019 年年均发病率为 0.007 8/10 万，2020—2023 年年均发病率为0.0047/10万。

从致病菌群变迁来看,二十世纪我国以A群流脑病例为主,B、C和W群流脑病例极少报告。2003年安徽省出现C群流脑暴发流行,随后在2006、2007年福建省和广东省出现了W群流脑病例,但全国病例报告较少;同时2007年北京市报告了我国首例X群流脑病例,而后浙江省、山东省等相继报告。此外,天津市、广东省、河北省、上海市和湖南省相继报告Y群流脑病例。据统计,在2015—2019年,我国实验室确诊病例中,A、B、C、W、Y、其他群和不可分群脑膜炎球菌病例均有报告,目前国内脑膜炎球菌的菌群呈现多元化流行特征。

流脑流行具有明显的地区性、季节性和周期性。在温带地区可出现地方性流行,全年经常有散发病例出现,但在冬春季节会出现发病高峰。我国的流脑发病有一定的季节性分布,一般在11月份到次年4月份冬春季是发病高峰期。从发病年龄来看,随着疫苗保护菌群数量的增加和接种覆盖率的增加,发病率出现从小年龄组向高年龄组变化的趋势。

与全球其他国家相比,中国分离的脑膜炎球菌具有不同的血清群和克隆群分布特征和菌群更替模式。根据病原学监测数据,我国历史上曾发生过5次全国A群流脑大流行。二十世纪50年代,我国主要流行A群流脑,主要流行克隆群为CC1和CC5,B、C、W群流脑病例报告极少。20世纪60年代CC1的A群成为优势克隆群,20世纪80年代CC1菌株逐渐减少,继而出现CC5的ST-7型菌株。因此,我国的A群脑膜炎球菌经历了由ST-5(CC5)、ST-3(CC1)和ST-7(CC5)的菌群更替,尚不明确遗传替换机制。20世纪80年代初,我国将A群脑膜炎球菌多糖疫苗纳入计划免疫,A群流脑病例显著降低,流脑发病率维持在1/10万以下。2003年,我国安徽省出现C群流脑暴发疫情,属于CC4821。随后C群CC4821扩散至多个省份并成为我国的主要流行克隆群之一。2007年,我国将A群、C群脑膜炎球菌多糖疫苗纳入国家免疫规划,C群流脑发病率维持在较低水平。2006年,我国福建省确诊首例W群流脑病例,属于CC11。全基因组研究发现我国W群CC11菌株与南非谱系具有更近的亲缘关系。该流行菌株输入我国以后并在全国多个城市流行扩散传播,并引发散发和暴发病例。研究表明C群和X群ST-7菌株是由A群ST-7菌株经荚膜转换而来。2007年,北京首次分离到X群菌株,2015年天津首次分离到Y群菌株。近年来,我国B群CC4821脑膜炎球菌菌株增多,全基因组研究结果显示CC4821的NmB群和NmC群菌株之间存在荚膜转换和种群分化。目前,CC4821已成为中国B、C群脑膜炎球菌的主要流行克隆群,通过荚膜转换和种群分化水平转移等调节机制已从少数菌株转变为流行菌株。我国共检测发现2例X群病例,其中一例由ST-7菌株感染引起的。我国天津市和广东省报告2例Y群菌株感染病例。2015—2019年我国流脑实验室确诊临床诊断病例共540例,在296例实验室确诊病例中,A、B、C、W、Y群和其他不可分群脑膜炎球菌病例分别占4.73%、36.15%、22.97%、6.08%、1.69%和28.38%。血清群分布显示,A、C群病例总体呈减少趋势,B群及不可分群流脑病例数较多,W、Y群病例散发且呈增加趋势。目前,中国流脑优势流行血清群呈现多元化流行特征以及地域分布差异。

(二)国际研究

脑膜炎球菌病是全球流行性疾病,自脑膜炎球菌疫苗广泛接种后,全球范围内的IMD发病率大幅下降。目前全球脑膜炎球菌病处于低流行态势,报告发病率降至历史最低水平,但是局部暴发时有发生。

自20世纪40年代以来,全球报告的A群脑膜炎球菌感染的大多数来自非洲撒哈拉的"脑膜炎带",包含全球脑膜炎球菌病发病率最高的国家和地区,发病率为(100～1 000)/10万,有26个国家/地区,威胁人口将近3亿。2010年开始,在WHO和国际基金组织的资助下,布基纳法索、马里、尼日尔等国家引入印度血清研究所研制的A群脑膜炎球菌多糖结合疫苗(MPCV-A),据统计在2010—

2015年有超过2.35亿人群(1～29岁)接种了单剂次MPCV-A,在此期间IMD病例报告减少了57%,其中A群脑膜炎球菌确诊病例减少了99%,发病率大幅下降至0.02/10万。2016年,脑膜炎带的国家将MPCV-A疫苗引入常规免疫程序,很大程度上预防和控制了A群脑膜炎球菌病的流行,2017年后尚未报道过A群确诊病例。由于疫苗的广泛接种使得该地区脑膜炎球菌病的流行病学发生了变化,目前大多数IMD病例是由C、W和X群脑膜炎球菌引起。值得注意的是,由于X群脑膜炎球菌在北美和欧洲极其少见,2024年印度血清研究所新研发的一种用于幼儿的包括血清群X的ACWYX群五价多糖结合疫苗已经开始在非洲应用,将来随着疫苗应用,该地区的流行菌株血清群也会发生相应的变化。

欧美国家和地区历史上也经历了IMD的暴发和流行,在脑膜炎球菌疫苗广泛接种后,特别是2000年后欧美国家和地区IMD发病率维持在(0.11～2.0)/10万。美国曾经历了A、C、B和Y群的变迁过程,2015—2018年以B和C群为主,W、Y群和不可分群菌株也有一定比例报告。欧洲地区则是C群IMD发病率下降,与2008年相比,2017年B、C群IMD下降56.1%和30.4%,B群IMD病例逐步上升,占60%以上,但是W和Y群IMD分别增加517.0%和137.1%。亚洲地区主要流行的血清群为A、C群,近年来B、W和Y群病例均有流行报道。其中,日本以Y群为最常见,中东地区则是A、B、C、W和Y群5个血清群同时存在,IMD发病率和血清群分布不断变化。南美洲和中美洲B、C和W群病例较多,Y群病例很少,多年未发生A群脑膜炎球菌流行。

流行病学研究证实不同国家或地区、同一国家和地区的不同年代流行的脑膜炎球菌具有不同的血清群和克隆群特征。全球主要流行的血清群和克隆群之间存在一定的对应关系,相同血清群具有不同的克隆特征,相同克隆群又具有不同的血清群特征。在欧洲、美国和澳大利亚,B、C和Y群占血清群的大部分,而Y血清组是最占优势的血清群,其次是日本的B、C和W群。

20世纪50年代，A群是全球IMD的主要流行株，尤其在非洲脑膜炎带地区和部分亚洲国家相对较高，随后相继出现B、C、Y、W及X群菌株。20世纪90年代，全球脑膜炎球菌血清群发生显著变化，B群逐渐成为全球主要流行血清群，其中ST-32、ST-41/44和ST-269基因型是欧洲和美洲地区主要流行菌株。W群主要流行克隆群为CC11，基因组研究结果显示全球W群CC11菌株分为4个谱系，包括麦家谱系、南非谱系、北非谱系和北美/英国谱系。高侵袭性的CC11谱系成为欧洲主要传播流行株，与高水平的发病率和死亡率相关，包括血清群B、C、W或Y。20世纪90年代，美国Y群脑膜炎球菌菌株急速上升，主要流行克隆群为CC23和CC167。目前美国Y群IMD病例报告占IMD病例的33.3%以上。近年来，Y群IMD病例也在欧洲各国及日本迅速上升，已有23个欧洲国家报告Y群IMD。

（三）A群脑膜炎球菌病

细菌性脑膜炎球菌病是一种危及生命的疾病，在世界范围内造成严重的死亡率。20世纪50年代，A群是全球最主要的流行菌群，曾引起3次世界大范围的暴发和流行。相关文献报道，IMD首次大流行起源于20世纪60年代中期的中国，随后传播至俄罗斯、挪威、瑞典、丹麦、芬兰和冰岛等北欧(1969年至70年代)和巴西等南美洲国家(70年代中期)。20世纪80年代初，在中国和尼泊尔开始了第二次IMD的大规模流行，由A群ST-5菌株引起。随后于1987年在沙特阿拉伯麦加朝觐期间开始暴发流行，从麦加返回各国的朝圣者将该克隆群菌株传播至整个非洲以及全球大部分国家。第三次IMD大流行始于20世纪90年代的中国，由新出现的ST-7克隆群引起，与ST-5克隆群相比仅*pgm*位点不同。随后该克隆群扩散至蒙古和莫斯科等国家于1996年引起莫斯科流脑大流行。

100多年来，撒哈拉以南非洲的"脑膜炎带"国家，经历了A群脑膜炎球菌的高流行率、季节性暴发和每5～10年发生一次暴发流行。2010年引入A群脑膜炎球菌结合疫苗(MenAfriVac，Men-A)之前，该地区流行期间约90%的脑膜炎病例是由A血清群所致。A群脑膜炎球菌感染是造成非洲脑膜炎病的主要致病菌。2010—2018年，Men-A在26个脑膜炎带国家中的22个国家逐步开展了大规模疫苗免疫接种计划，结果观察到A血清群发病率和无症状鼻咽部携带率显著降低(≥99%)。细菌性脑膜炎仍然是非洲儿童死亡和发病的一个重要原因，尤其是5岁以下儿童承担着最重的疾病负担。为了减少儿童发病率并保护新出生的婴幼儿，自2016年起，Men-A已在8个国家纳入免疫规划中，同时开展了针对年龄较大儿童的查漏补种运动。MenAfriNet联盟于2014年成立，以支持在撒哈拉以南非洲脑膜炎带的5个高风险国家(布基纳法索、乍得、马里、尼日尔和多哥)实施基于病例的脑膜炎监测。截至2015年，5个非洲国家都完成了针对1~29岁人群的Men-A大规模接种。除多哥外，其他国家都将9~18月龄儿童的Men-A接种纳入免疫规划。研究数据显示，自2010年引入Men-A后，2011—2013年非洲IMD发病率下降至0.02/100 000。在美国和欧洲，血清群患病率和发病率也随着时间的推移而变化。20世纪50年代，A群脑膜炎球菌一直是欧洲和美国的导致IMD的常见血清群。在美国，20世纪90年代A群IMD病例达到顶峰(1.7/100 000)，此后一直在下降。目前，脑膜炎球菌血清群B、C占美国疾病的大多数。

脑膜炎球菌的全球发病率存在显著的地理差异。2019年，全球估计有251万例脑膜炎新发病例，死亡23.6万例。其中，5岁以下儿童的负担最重，新发病128万例，死亡11.2万例。在美国和欧洲等发达国家，脑膜炎球菌病每年发病率为(0.7~0.9)/100 000。而在非洲，A群脑膜炎球菌病的发病率可高达100/100 000，病死率为10%~15%。在20世纪50年代之前，A血清群一直是欧洲和美国常见疾病的主要原因。随后发病率迅速下降，直到20世纪70年代中期，芬兰最后一次暴发A血清群疫情。

中国脑膜炎球菌具有独特的血清群和克隆群分布特征和菌群更替模式。我国历史上一直以A群流脑流行为主。曾有人将1956—

2005年中国的275株A群脑膜炎球菌进行MLST分型和PorA分型分析,研究发现中国A群菌株遗传进化保守,主要流行克隆群为CC5和CC1(ST-5,P1.5-2,10;ST-3,P1.7-1,10和ST-5、P1.20,9)参与了1959、1967、1977和1984年的四次全国大流行,ST-5和ST-1的A群脑膜炎球菌是导致中国大多数脑膜炎球菌病的原因。病原学监测数据显示,20世纪50年代我国主要流行的A群流脑为CC5的ST-5;60年代,CC5被CC1的ST-3取而代之,这一时期主要以ST-3为主,ST-5菌株相对较少。20世纪80年代,ST-3菌株逐渐减少,继而出现新CC5的ST-7菌株。至此,我国A群流脑呈现ST5(CC5)-ST3(CC1)-ST7(CC5)的菌群变迁模式。自20世纪80年代起我国推广接种A群多糖疫苗以来,A群流脑发病率显著降低,发病率维持在1/10万以下。ST5(CC5)和ST3(CC1)在中国均已消失,目前全国分离的A群脑膜炎球菌主要为CC5的ST-7型。

(四) B群脑膜炎球菌病

B群脑膜炎球菌病是目前主要流行的血清群之一,在欧洲各国、美国、加拿大、澳大利亚、新西兰和中国等多数国家IMD病例中,B群脑膜炎球菌占较高比例。

20世纪70年代初,挪威暴发了大规模的流行性脑膜炎,这是有史以来首次有记录的脑膜炎球菌病暴发事件之一。1970—1972年病例数有所下降,但确诊的脑膜炎球菌分离株数在1973年开始再次增加,主要是由A和B血清群。1975年,发病率达高峰54.5/10万人,病例中80%是由于B群脑膜炎球菌感染引起,病死率为10%。1983年,挪威国家公共卫生研究所开始研制一种针对B群脑膜炎球菌病的疫苗。MenBvac疫苗是一种基于OMV而设计的疫苗,18万名青少年接种疫苗后的最初10个月疫苗疗效为87%,在29个月的观察中疗效为57.2%。随着疫苗的普及接种,挪威疫情呈下降趋势。2006年法国诺曼底暴发B群脑膜炎球菌病,发病率为31.6/10万人。在这次疫情中,脑膜炎球菌病主要是由B:14;P1.7,16/ST-32

引起的,该菌株与挪威 OMV 疫苗具有相同的 PorA 成分。因此,法国开始在人群中接种挪威的 OMV 疫苗(MenBvac)。对诺曼底疫苗株的免疫原性进行评估,结果显示与针对挪威同源疫苗株获得的结果相似,具有交叉保护作用。

1975 年,古巴各地暴发全国性流脑疫情,最初发病率为 0.4/100 000 至 0.8/100 000。1979 年,古巴流脑发病率达到 5.6/100 000,以 B 群(35%)和 C 群(50%)脑膜炎球菌感染为主,主要影响 1 岁以下和 10~14 岁的儿童。20 世纪 80 年代,古巴 B 群以 ST-32 菌株流行为主,占所有病例的 78.4%。1984 年,脑膜炎球菌病的发病率增加到 14.4/100 000,伴随着高病死率。其中,婴幼儿是受影响最大的年龄组,其发病率为 120/100 000。1983 年,古巴卫生部决定研制一种针对 B 群脑膜炎球菌的疫苗。疫苗 VA-MENGOC-BC 是由在哈瓦那新建的芬德利血清和疫苗研究所生产,含有来自 B 群脑膜炎球菌的外膜纯化蛋白,以及来自 C 群脑膜炎球菌的纯化 CPS。古巴从 1989 年开始实施了一项全国性的疫苗接种策略,VA-MENGOC-BC 纳入国家免疫规划。在古巴和巴西进行的双盲对照临床试验,该疫苗对 24~47 月龄儿童的有效性为 47%(95% CI:72~84),对 4~6 岁儿童的有效性为 74%(95% CI:16~92),对青少年和成人的有效性为 81%(95% CI:44~93)。截至 2006 年 12 月,古巴的 B 型脑膜炎球菌相关疾病的发病率降至 0.2/100 000。

1991 年,新西兰暴发 B 群脑膜炎球菌病,是由 B:4:P1.7-2,4,CC41/44 菌株引起。该菌株于 20 世纪 80 年代初在荷兰发现,随后在比利时也有报道。1990—2003 年,新西兰的 B 群脑膜炎球菌感染病例数迅速增加,2001 年病例达高峰(17.4/100 000)。2004 年 7 月,新西兰科学家花费 6 年(1996—2001 年)时间,研发出基于脑膜炎球菌 OMV 的蛋白疫苗 MeNZB,疫苗中含有 25 μg MenBNZ98/254 菌株 OMV 和 1.65 μg 氢氧化铝佐剂。该疫苗在新西兰被用于 20 岁以下的儿童、青少年和年轻人的免疫接种。临床研究结果显示,成人中疫苗有效性为 96%(95% CI:79%~100%),儿童为 76%(95% CI:

72%~80%),婴儿为74%(95% CI：67%~80%)。到2008年，新西兰流脑总发病率已下降至1.1/100 000，后终止该免疫项目。

1993年，在美国俄勒冈州B群脑膜炎球菌病的发病率开始上升，为CC32菌株。1993—1996年观察到258例，最高发病率为4.5/100 000。2013年3月，美国新泽西州普林斯顿大学发生B群脑膜炎球菌病，8名学生感染，其中1例死亡。同年，在加州大学圣巴巴拉分校报告了一起由B群脑膜炎球菌引发的疫情，4名学生被感染。疫情暴发后，加州大学圣巴巴拉分校为大约2万名学生开展了Bexsero疫苗应急接种。尽管B群脑膜炎球菌发病率总体呈下降趋势，但B群在几个国家仍继续占主导地位。在美国，B群脑膜炎球菌感染是2019年IMD最常见的原因（26%）。2015—2019年，美国IMD中最常见的B群脑膜炎球菌克隆群为CC41/44（34%）和CC32（30%）。2015—2020年，加拿大565例确诊的IMD病例中，40%是B群。加拿大的侵袭性B群脑膜炎球菌呈现多样性和地理性的差异。2015—2020年，MLST分析的215个B群菌株中，分别有41.9%和28.8%属于ST-41/44和ST-269的两种克隆群。基于哥斯达黎加国家细菌学参考中心的数据显示，B群脑膜炎球菌是该国2006—2015年所有年龄组中占主导地位的流行血清群。在巴拿马，2006—2012年长时间的C群脑膜炎球菌占主导地位之后，在2013—2021年感染病例均为B群脑膜炎球菌。

在不同年龄组中，5岁左右儿童中的B群IMD的发病率最高，其次为青年人和老年人。欧洲疾病预防控制中心监测数据显示1岁婴儿的B群脑膜炎球菌感染明显高于其他年龄阶段人群。虽然美国的B群脑膜炎球菌感染的发病率低于欧洲，但也观察到类似的模式。美国CDC报告显示，2015—2019年，B群导致的IMD的婴儿发病率为(0.42~0.82)/100 000（2020年为0.19/100 000），而成人发病率则相对较低，为(0.01~0.04)/100 000。2010—2012年的澳大利亚，包括≤4岁和≥45岁的个人在内的年龄群体的百分比分别从86%~100%和44%~88%下降到2016—2018年的40%~62%和

10%～37%。

近年来，B群脑膜炎球菌在南非、俄罗斯和中国也占主导地位。根据全国流脑监测数据显示，2005年以前B群脑膜炎球菌在我国一直处于散发、低流行状态，偶尔会发现侵袭性的CC11、CC32和CC8菌株。2008—2010年，C群占中国IMD病例的大多数（80%）。在此期间，B群流脑病例相对较少。自2011年起，C群比例开始下降，B群病例大幅上升，主要集中在小于1岁儿童。近年来，不论是健康携带者还是患者来源的分离菌株中，B群占比例逐步攀升，CC4821为我国优势克隆群。目前，我国尚无B群脑膜炎球菌疫苗获批上市。

（五）C群脑膜炎球菌病

1986年，加拿大首次发现电泳型ET-15的C群脑膜炎球菌的流行与暴发。过去30年间，北美地区发生了多次B群和C群的流行暴发。在加拿大魁北克省，1988年和2001年出现了C群暴发，2000年开始在全国范围内流行。2010年，墨西哥蒂华纳州暴发C群（ST-11）脑膜炎球菌病。2019年，C群占美国所有IMD病例的23%。由于一些国家增加了C群（Men C）脑膜炎球菌疫苗的免疫策略，C群病例数量逐渐减少。美国C群脑膜炎球菌引起的IMD从2015年15%增加到2018年的27%，病例数从2015年的54例增加到2016年的99例，2018年略降至90例。在南美洲，巴西，哥伦比亚和委内瑞拉，C群分别占IMD病例的66%、41%和55%。在巴西、美国及一些非洲和欧洲国家，仍占很大比例。

在欧洲，C群脑膜炎球菌在意大利、英国、捷克和爱尔兰国家IMD病例中比例总体呈上升趋势，而在奥地利、比利时、丹麦、德国、挪威、波兰和瑞典等国家，则总体呈下降趋势。

2000年后，C群为我国主要流行菌群之一。2003—2006年，中国安徽省发生了几次C群IMD流行病，感染病例超500例，病死率为7.8%，C群菌株后鉴定属于一个新的CC4821克隆群，是当时全球报道的第七个高致病性克隆群。自2003年首次暴发以来，

CC4821脑膜炎球菌疫情迅速涉及中国大部分省份,包括了C群和B群脑膜炎球菌。基因组分析显示,B群CC4821菌株可能起源于C群CC4821菌株,两者之间发生了荚膜重组转换事件。

(六) W群脑膜炎球菌病

2000年以前,W群较少引起脑膜炎球菌病。W群CC11菌株引起的第一次全球流行发生在2000年的沙特阿拉伯麦加的朝觐人群,称为朝觐系,朝圣者和朝圣者的家庭密切接触者均发生了较高的W群感染率。W群CC11菌株的出现可能与荚膜转换事件有关。随后,W群菌株继续进化并导致全球疾病。来自13个欧洲国家的监测数据显示,2013—2017年W群的IMD有所增加,虽然IMD的年发病率保持稳定,但W群病例占比显著增加。不同国家W群IMD病例占比存在较大差异,其中葡萄牙、希腊和波兰W群IMD占比较低(2%~3%),而在瑞士、荷兰和英国W群IMD占比低最高(22%~24%)。通过MLST分析,W群IMD分离株中,80%属于CC11菌株,但CC22、CC174和CC865菌株也可引起疾病。W群CC11菌株的比例从2013年的64%上升到2016年的86%。瑞典的W群IMD发病率较低,1995—2014年间平均发病率为0.03/100 000,2015年W群的发病率增加了5倍,主要为2013年新谱系传入瑞典,成为W群的优势谱系。在加拿大,与朝圣相关和非朝圣相关的W群CC11菌株与IMD相关。2012—2018年智利的主要致病克隆群CC11菌株占病例的50%~73%,而在南美洲,欧洲,澳大利亚和新西兰等国家C群脑膜炎球菌为第二大血清群。在大洋洲,2016年以来,澳大利亚W群病例数有所增加,新西兰W群病例数的增加使其成为第二大高致病血清群,2019年W群病例在总IMD中占比约为27%。

非洲脑膜炎带国家引入A群脑膜炎球菌多糖结合疫苗后,随着A群病例的减少,其他致病血清群尤其是C、W和X群病例有所升高。自20世纪90年代末以来,非洲脑膜炎带报告W群CC11菌株病例。虽然2001年以来没有发生流行,但W群CC11菌株似乎在2010年后重新出现,2010—2019年W群逐渐成为非洲脑膜炎带最主要的致病血清群，占总 IMD 病例的 43%。2016 年，多哥经历了自 1997 年以来的第二大规模的细菌性脑膜炎流行，其中 91.5% 是由 W 群 CC11 引起的。2011—2012 年的布基纳法索、马里，2012—2015 年的尼日尔收集的 W 群 CC11 分离株已被证明来自 2000 年朝觐相关疫情期间的菌株。

全球脑膜炎球菌病行动倡议（Global Meningococcal Initiative，GMI）工作组最近对亚太地区的 IMD 进行了综述，澳大利亚、新西兰和中国的主要血清群主要为 B、W 和 Y 群。澳大利亚报告的 W 群病例的比例达到 28%，同期新西兰报告的 IMD 中的 W 群病例占比相似（30%）。根据 GMI 工作组会议期间提供的关于 W 群 CC11 全球传播的最新进展，关注了俄罗斯和孟加拉国的 CC11 朝觐菌株亚谱系，俄罗斯、日本和新西兰的 CC11 南美菌株亚系，中国和日本的 CC11 中国菌株亚系，以及孟加拉国的 CC11 菌株。我国第一例 W 群病例发生在中国东南部的福建省。随后，W 群在中国的几个省份报道，大多数分离株属于 CC11 谱系。

（七）X 群脑膜炎球菌病

自 20 世纪 90 年代末以来，X 群已成为非洲脑膜炎带国家 IMD 暴发的另一个主要致病血清群。1961—2019 年，X 群在肯尼亚、尼日尔、加纳、马里和布基纳法索引起大规模局部暴发。一项调查 2006—2010 年 X 群流行病学研究表明，2006—2009 年在多哥，X 群 IMD 占细菌性脑膜炎病例的 16%，而 2007—2010 年在布基纳法索，X 群病例占脑膜炎病例的 7%，2009—2010 年有显著增加（分别占所有确诊病例的 4%～35%）。2010 年开始 MenA 结合疫苗接种几个月后，布基纳法索的 258 例确诊的脑膜炎球菌病例中，A 群病例仅占 1.6%，而 59% 为 X 群病例。加纳一项在流行期间动态观察脑膜炎球菌带菌率的研究显示，随着人群携带 A 群脑膜炎球菌率的下降或消失，人群中 X 群带菌率急剧增加达到 17%，这与观察到的 X 群暴发疫情一致。

X 血清群分离株导致非洲以外 IMD 病例较少，大部分集中在欧洲国家。在意大利北部的难民营中，发现了与尼日尔、多哥和布基纳法索地区的脑膜炎球菌暴发相关的 X 群 CC181 分离株。一项基于全基因组测序研究，对过去 30 年（1992—2022）从巴西 IMD 病例中分离的 6 株脑膜炎球菌血清群 X 群分离株进行了鉴定，WGS 分析显示近期侵袭性 X 群分离株中 ST2888 谱系流行（$n=4/6; 67.0\%$）。

2015 年，中国报道了一例 X 群 ST-7 感染流脑病例，研究发现 X 群起源于 A 血清群脑膜炎球菌，通过重组导致荚膜转换合成基因的水平交换引起。该重组涉及从 *ctr*C 基因末端到 *gal*E 基因中间约 8540 bp 序列。

（八）Y 群脑膜炎球菌病

Y 群虽然不是全球 IMD 的主要流行菌群，但 2010—2018 年，欧洲各国、以色列、澳大利亚、新西兰和日本等国家的病例数呈上升趋势。20 世纪 90 年代中期，美国因 Y 群而导致的 IMD 发病率有所上升，随后在几个欧洲国家以及以色列、南美和南非等国家暴发流行。Y 群主要流行克隆群为 CC23、CC167 和 CC175，但 Y 群 IMD 也与 CC22（欧洲）、CC174（英国）、CC92（欧洲和南美）和 CC103（欧洲）有关。1989—1991 年美国 Y 群 IMD 病例的比例为 2%，1992 年增加到 10.6%，1996 年增加到报告病例的 32.6%。随后，美国的 Y 群病例比例下降，在 2018 年仍占 15% 的 IMD。与 X 群高携带率导致疾病增加相似，Y 群携带率降低与 Y 群 IMD 病例的减少相关。

过去十年，Y 群病例在欧洲还很罕见（<2%）。2010 年后，几个欧洲国家出现了少量 IMD 病例。2018 年，北欧国家中因 Y 群导致 IMD 的百分比从瑞典的 29% 到挪威的 46% 不等，其中挪威的 IMD 病例占主导地位。法国 2000—2005 年总 IMD 病例中 Y 群约占 3%，但 2013 年 Y 群 IMD 占比上升到 10%。在苏格兰，Y 群 IMD 病例从 2010 年的 2.3% 增加到 2013 年的 17%。在挪威，2010—2013 年 4 年 Y 群占比分别为 31%、55%、25% 和 26%，在芬兰分别为 38%、21%、24% 和 40%。而瑞典的 Y 群 IMD 在欧洲相对比例最

高,2010年为39%,近几年高达50%左右。瑞典Y群IMD的显著增加主要是由CC23克隆群暴发。1995—2012年,通过对瑞典侵袭性Y群分离株的全基因组测序数据发现瑞典至少有三个相关但不同的CC23群脑膜炎球菌导致疾病。

在南美洲,自2002年以来阿根廷的Y群IMD分离株的比例开始增加,2006年达到与C群和W群相似的水平,而在巴西和智利都没有观察到Y群分离株增加。在哥伦比亚,Y群IMD分离株从2000年的4%增加到2006年的50%。委内瑞拉还报告2006年Y群病例比例有所增加,占所有确诊病例的50%。同样,大多数IMD分离株属于CC23和CC167。

在南非,Y群IMD发病率上升与CC175的出现密切相关,这种克隆群引发了IMD,并在21世纪初迅速在南非成为主要病原体。2013—2014年,Y群占日本IMD病例的42%。目前,在日本Y群引起的IMD以CC2057为主。2016年,我国天津1例流脑病例标本中分离出1株Y群菌株。

第四节 脑膜炎球菌病的血清流行病学特征

根据脑膜炎球菌CPS的抗原结构和特性,脑膜炎球菌分为12种不同的血清群,即A、B、C、E、H、I、K、L、W、X、Y、Z群。目前,绝大多数侵袭性脑膜炎球菌感染是由A、B、C、W、X、Y群共6个血清群引发的,严重者可危及生命。这些血清群也可引发地方性流行和暴发,但其相关流行情况因时因地而异。此外,仍有部分菌株缺乏CPS或不能被上述菌群抗血清所凝集,称为不可分群血清群。采用血清流行病学方法和技术,通过对人群血清中特异性抗原或抗体的分布规律及其影响因素进行分析研究,能更好地阐明脑膜炎球菌病的发生与流行的规律,并评价脑膜炎球菌疫苗预防接种的效果等。

一、血清流行病学方法

人体感染特定病原体后,体内往往会产生特异性抗体,这种抗体能够在体内持续存在一定时间。对人体血清中特定病原体的抗体进行检测,可了解其是否感染过该病原体,也可间接评估自身对病原体的免疫水平。

(一)酶联免疫吸附试验

酶联免疫吸附试验(enzyme-linked immunosorbent assay,ELISA)是血清流行病学最常用的检测技术,其基本原理是将已知的抗原或抗体吸附在固相载体表面,使酶标记的抗原抗体反应在固相表面进行,用洗涤法将液相中的游离的成分洗除。目前我国多采用ELISA进行脑膜炎球菌疫苗免疫效果和健康人群血清IgG抗体水平的检测与监测,常用的检测抗体包括A、C、W和Y群脑膜炎球菌特异性IgG抗体;分析指标包括抗体几何平均浓度(geometric mean concentration,GMC)、几何平均滴度(geometric mean concentration,GMT)、抗体阳性率、抗体保护率等。

(二)血清杀菌力试验

血清杀菌力试验(SBA)是国际上推荐用于疫苗免疫效果血清学评价的金标准,可检测血清中具有杀菌活性的功能性抗体,已证实与疫苗接种后保护性存在相关性。根据补体来源的不同可分为人源补体血清杀菌力试验(hSBA)和兔源补体血清杀菌力试验(rSBA),两种来源补体裂解作用的敏感性不同,测量的抗体滴度不能直接比较。在从未接种脑膜炎球菌疫苗的人群中,hSBA滴度可能与其对A、B或C群脑膜炎球菌病的临床保护效力具有相关性,有研究显示C群脑膜炎球菌病的发生与抗C群hSBA抗体滴度≤1∶4存在强相关性。对C群脑膜炎球菌rSBA检测显示,若抗脑膜炎球菌抗体滴度≥1∶8,则可预测其对C群脑膜炎球菌病具有保护作用。目前,hSBA抗体滴度≥1∶4或rSBA抗体滴度≥1∶8已被广泛认同为对相应血清群脑膜炎球菌具有保护作用,作为疫苗获得上市许可的标准。免疫后较免疫前抗体滴度呈≥4倍升高是判定抗体阳转的标准。当免疫前抗体滴度较高,免疫后抗体滴度升高倍数达不到4倍时,可通过免疫后抗体滴度≥1∶4或≥1∶128的比例进行补充评价。但目前尚无充足的临床试验证实上述滴度与其对A、W或Y群脑膜炎球菌病的保护效力之间的相关性。

二、不同地区的免疫状况

(一) 国内研究

2019—2021年在河南省荥阳市、通许县、温县、南乐县、濮阳县、唐河县、登封市和汤阴县,采用分层随机抽样方法开展了对健康人群脑膜炎球菌A群和C群抗体水平检测,结果显示在5 073名调查对象中,A群和C群抗体总阳性率分别为53.83%、42.20%,抗体中位数浓度($\mu g/mL$)分别为2.23和1.49;从不同年龄组看,<1岁、1~2岁、3~4岁、5~6岁、7~14岁、15~19岁及≥20岁年龄组A群抗体阳性率分别为29.79%、31.81%、58.00%、58.92%、66.39%、60.85%、70.99%($P<0.001$),C群抗体阳性率分别为22.76%、29.18%、50.90%、43.15%、51.10%、45.98%、52.35%($P<0.001$)。该研究提示河南省健康人群尤其是低年龄儿童的A群和C群抗体处于较低水平,从脑膜炎球菌疫苗接种策略分析建议优化低年龄儿童的疫苗接种,同时加强流脑防控工作。

2017—2018年和2020年在天津市4个区按照随机分层方法选择0~40岁健康人群,采用ELISA监测脑膜炎球菌A、C、W和Y群特异性IgG抗体水平,结果显示在1 440名调查对象中,A、C、W、Y群的抗体阳性率分别为91.74%、83.13%、73.26%、83.26%,保护率分别为72.15%、46.81%、21.74%、54.24%,GMC($\mu g/mL$)分别为3.54、1.85、1.04、2.08。进一步分析年龄与A、C、W、Y群抗体阳性率和保护率之间相关性发现,前者的相关系数分别为0.050、−0.063、0.016、−0.131(P:0.057、0.017、0.542、<0.001),后者分别为0.016、−0.055、−0.121、−0.134(P:

0.547、0.036、<0.001、<0.001)。整体来看,天津市的健康人群A群和Y群抗体水平较高,而C群和W群抗体水平相对较低;C群和Y群的抗体水平随年龄增长而下降,而A群和C群随免疫接种剂次的增加而上升。

2016年,有研究采用ELISA检测厦门市常住人口脑膜炎球菌A群和C群特异性IgG抗体水平,结果发现在2 112份血清样本中A群和C群的抗体阳性率分别为97.8%和88.7%(年龄性别标化后98.9%和92.8%)。除了6个月~1岁年龄组外,其他年龄组A群抗体阳性率均≥90%;在≥3岁组C群抗体阳性率≥90%,而<3岁组则较低,其中在0、6和12月龄组中,C群抗体阳性率分别为15.0%、47.0%和76.5%。该结果提示厦门市常住人群对A群和C群脑膜炎球菌有较高的免疫力,但在<3岁婴幼儿中C群抗体阳性率较低。

在江苏省淮安市、盐城市,采用分层随机抽样法对14岁以下健康儿童的脑膜炎球菌A、C、W、Y群IgG抗体水平进行检测,参照WHO推荐上述4个血清型的保护性抗体水平为$2\ \mu g/mL$作为保护性标准,在517名健康儿童中A、C、W、Y群脑膜炎球菌抗体达到保护性水平的儿童比例分别为76.02%、65.38%、29.21%、45.26%;GMC($\mu g/mL$)分别为4.59、2.90、1.06、1.55,在不同年龄组间A、C群GMC差异有统计学意义($P<0.05$);6岁年龄组GMC水平和抗体达到保护性水平比例最高;各年龄组W、Y群GMC以及其≥$2\ \mu g/mL$的百分比差异均无统计学意义($P>0.05$);不同免疫史组别中,A、C群GMC和其≥$2\ \mu g/mL$的百分比差异有统计学意义($P<0.05$),且随着免疫次数递增而增加。

(二)国外研究

英国在1999年引入C群脑膜炎球菌结合疫苗,是全球第一个引入该疫苗接种的国家。2014年采用rSBA测定方法开展的血清学调查结果显示:在993份血清样本中有323份的rSBA滴度≥1∶8(33%;95% CI:30.1~35.9),进而将2014年血清学调查结果与

2009年、2000～2004年相比较,发现2014年各年龄组血清达到保护阈值(1∶8)的比例与2009年相似,而2000—2004年5～19岁血清达到保护阈值的比例要高得多,这是由于1999—2000年引入C群脑膜炎球菌结合疫苗对0～18岁儿童进行了预防接种,该年龄段人群也是2014年血清学调查中15～34岁年龄组人群血清保护第二个高峰的原因。另外值得注意的是,2014年15～19岁年龄组仅有38%达到了血清保护阈值,而2009年则为56%;1～14岁年龄组更低,只有25%,原因是2014年国家疫苗接种程序中14/15岁与16岁的接种程序不同导致。按出生队列和符合条件的疫苗接种时间表进行的分析,显示2014年在14～15岁年龄组的GMT和SBA滴度≥1∶8的比例均高于2009年,而在更小年龄组却是相反的结果。

西班牙在2000年12月将C群脑膜炎球菌结合疫苗纳入其国家疫苗接种计划,为2、4和6月龄婴幼儿接种,并在6岁以下儿童中开展补充免疫接种,自2002年开始,其年龄扩大到19岁。在2010年10月至2012年4月在西班牙巴伦西亚地区对≥3岁人群开展了一项脑膜炎球菌血清流行病学研究,采用rSBA测定法,以rSBA滴度≥1∶8作为血清保护阈值对该人群血清阳性率进行了评估,同时采用多变量逻辑回归模型评估疫苗接种对血清保护的影响。结果发现在所有1880名受试者血清样本中523名(27.8%)显示出保护性滴度,在1430名30岁以下受试者中有446名(31.2%)显示出血清保护性滴度。同时发现,在20～21岁年龄组达到血清保护的比例最高(67.8%,95%CI:56.9～77.4),该年龄组在2000年开始实施补充免疫接种是10～13年龄段;而7～8岁年龄组的血清保护者比例最低(7.1%,95%CI:3.3～13.1),这个年龄组在2000年正处于婴幼儿2、4和6个月龄。由此可以看出12月龄后接种一剂疫苗与血清保护作用增强相关,疫苗接种年龄的增加与血清保护持续时间的延长之间呈正相关。

三、不同人群的免疫状态

随着年龄的增长,除 A 群脑膜炎球菌以外的其他血清群抗体阳性率和保护率均存在一定程度衰减。在新生儿中,对全身性脑膜炎球菌感染的免疫力可自母体经胎盘获得 IgG 抗体被动免疫。有研究表明孕妇(≥28 周)接种 1 剂 ACYW 群脑膜炎球菌多糖结合疫苗(MPCV-ACYW),虽然抗体在新生儿 6 月龄内会逐渐递减,但仍能有效地保护刚出生的婴儿,在早产儿中,这种被动免疫的效果欠佳。在婴儿期,如血清杀菌抗体滴度较低,脑膜炎球菌病的发生率可达到峰值。在成人期,脑膜炎球菌病的发生率有所下降,这与杀菌抗体滴度的上升相关。

2017—2018 年和 2020 年在天津市 4 个区开展的健康人群中 A、C、W 和 Y 群脑膜炎球菌抗体水平监测结果显示,1 岁及以上各年龄组人群 A 群脑膜炎球菌 IgG 抗体 GMC 均在保护性抗体水平以上,但从 3~4 岁开始持续下降;C 群脑膜炎球菌 GMC 仅在 3~14 岁人群中达到保护性抗体水平,与 A 群 C 群脑膜炎球菌多糖疫苗加强免疫开始的年龄相吻合,其中 3~4 岁、5~9 岁和 10~14 岁儿童 C 群抗体 GMC (μg/mL)分别为 3.85、2.64 和 2.24,呈逐渐下降趋势。在婴儿中,A 群和 C 群脑膜炎球菌抗体均处于较低水平,如江苏省涟水县和河南省郑州市的调查结果均如此,其原因可能与该年龄组中超过一半以上的人群未达到疫苗接种月龄且母传抗体水平持续下降有关。

在 2~15 岁儿童中,在成都市对部分健康人群的 A 群和 C 群脑膜炎球菌抗体水平以及该人群在接种 A、C 群疫苗 1 个月后的抗体应答进行研究,发现健康人群 A 群脑膜炎球菌抗体 GMT 和阳性率分别为 5.76% 和 69.05%,C 群抗体 GMT 和阳性率分别为 1.94% 和 5.36%。在疫苗免疫后 1 个月,A 群脑膜炎球菌抗体 GMT 和阳性率分别上升为 15.10% 和 100.00%,C 群脑膜炎球菌抗体 GMT 和阳性率分别上升为 18.57% 和 97.92%。A 群和 C 群免疫成功率分别为 52.78% 和 79.86%,表明在健康儿童人群中抗 A 群脑膜炎球菌抗体水平高于 C

群,同时 A 群 C 群多糖疫苗接种后 C 群免疫效果优于 A 群。

一项 2021 年在河南省洛阳市孟津区全年龄组抗体健康人群 A 群和 C 群脑膜炎球菌抗体水平横断面调查显示,不同年龄组 A 群脑膜炎球菌抗体阳性率范围为 11.67%～84.55%,其中 18～39 岁年龄组最高($\chi^2=118.57, P<0.01$);C 群抗体阳性率范围为 18.33%～78.33%,其中 5～6 岁组最高之间($\chi^2=106.93, P<0.001$)。在末次免疫后 1～2 年,A 群和 C 群的脑膜炎球菌抗体水平均降到最低。对有脑膜炎球菌疫苗免疫接种史的人群 C 群脑膜炎球菌抗体阳性率高于无接种史者,而 A 群脑膜炎球菌抗体阳性率则是无免疫接种史人群高于有免疫接种史的人群。

江苏省苏州市在 2011—2012 年,采用分年龄随机采集 8 个不同年龄组的 599 份血清样本,采用 ELISA 方法对 A 群、C 群、W 群抗体水平进行了检测,结果显示 A 群抗体阳性率以 0 岁组最低(48.89%),15 岁年龄组最高(90.48%);C 群抗体阳性率以 0 岁组最低(48.89%),6 岁组最高(88.24%);W 群抗体阳性率以 0 岁组最低(20.45%),3 岁组最高(52.00%)。上述结果可以看出,苏州市人群对 A 群、C 群脑膜炎球菌具有较高的免疫力,对 W 群免疫性较低,同时三个血清型的抗体阳性率均以 0 岁组最低。

四、人群免疫水平与疾病流行

(一)人群免疫水平对疾病流行和暴发的影响

当人群中有较高比例的个体对脑膜炎球菌具有免疫力时,人群免疫水平处于较高水平,会形成群体免疫屏障,在一定程度上可有效阻断脑膜炎球菌在人群中的传播链,降低疾病的传播速度和范围。即使有少量病菌传入,也难以引起大规模的感染和暴发流行。例如,在广泛开展脑膜炎球菌疫苗接种的地区,人群的免疫水平普遍提高,脑膜炎球菌病的发病率会显著下降,流行和暴发的可能性也大大降低。相反,如果人群中大部分个体对脑膜炎球菌缺乏免疫力,那么一旦有传染源进入,病菌就容易在人群中快速传播。当易感人群接触到病菌后,感染的风险会增加,从而可能导致疾病的暴发流行。例如,在一些偏远地区或免疫规划工作开展不完善的地方,人群免疫水平较低,流脑暴发流行的概率相对较高。采用血清流行病学技术和方法对人群免疫水平进行监测,不仅可更好地了解在不同时间点、不同地区和不同人群中既往感染情况,也可间接预测疾病暴发流行。

(二)影响人群免疫水平的因素

1. 疫苗接种情况　脑膜炎球菌疫苗根据涵盖的血清群不同,可以引发针对不同血清群的保护性抗体。例如,A群、C群脑膜炎球菌多糖疫苗可以预防A群和C群脑膜炎球菌引起的脑膜炎球菌病。如果一个地区的疫苗接种率高,人群对相应血清群的免疫水平就会提升,降低该血清群引起脑膜炎球菌病暴发流行的风险。

2. 自然感染史　曾经感染过脑膜炎球菌的个体,体内会产生相应的抗体,从而获得一定的免疫力。在某些地区,如果过去有过流脑的流行,部分人群可能通过自然感染获得了免疫,这在一定程度上会影响当地人群的整体免疫水平。不过,自然感染可能会导致严重的疾病后果,不能作为提高人群免疫水平的主要方式。

3. 人口流动和聚集　在人口流动较为频繁的地区,不同免疫状态的人群相互接触的机会增加。如果大量低免疫水平的人群聚集在一起,容易引发疾病的传播和暴发。例如,学校、集体单位等人群密集的场所,是流脑暴发流行的高危场所。

4. 年龄因素　不同年龄段人群的免疫水平存在差异。婴幼儿和儿童由于免疫系统发育不完善,对脑膜炎球菌的抵抗力相对较弱,是脑膜炎球菌病的高发人群。随着年龄的增长,通过疫苗接种和自然感染等途径,人群的免疫水平会逐渐提高。但老年人由于免疫力下降,也可能成为易感人群。

(三)基于人群免疫水平的全球防控策略

2021年,WHO发布了《到2030年战胜脑膜炎:全球路线图》,明确提出了"迈向没有脑膜炎的世界(Towards a world free of meningitis)"的共同愿景。目前全球脑膜炎处于低流行态势,报告发病率降至历史最低水平,但是局部暴发时有发生,如2021—2023年,尼日尔东南部和美国佛罗里达州都曾发生过脑膜炎球菌病的暴发疫情。从人群免疫水平来看,应将脑膜炎球菌疫苗纳入国家免疫规划,为婴幼儿、儿童和青少年提供常规接种。根据不同地区的流行血清群,选择相应的疫苗进行接种,提高覆盖率和群体免疫力的策略可大大降低人群中疫苗可保护亚群脑膜炎球菌病的发病率。在非洲脑膜炎带,主要流行A群、C群、W群和Y群脑膜炎球菌,应推广包含相应血清群的多价疫苗,能有效地降低疾病的发生与危害。此外,如果在未引入其他血清群疫苗前,在人群中开展血清学监测、评估人群的免疫水平,可更好地监测疾病的流行和暴发预警。

第五节 脑膜炎球菌的抗生素耐药性

脑膜炎球菌病患者起病急,进展迅速,在临床救治过程中,医生都会第一时间经验性用药来控制病程进展,不可能等待标本细菌培养和抗生素敏感性检测结果。因此,需通过系统的对脑膜炎球菌耐药性监测,研究脑膜炎球菌耐药谱的变化特征,以指导临床及时用药。常选用的药物如下。①青霉素:青霉素不易通过血脑屏障,但在脑膜炎时,脑脊液中浓度为血中的$10\%\sim30\%$,加大剂量可增加脑脊液中的有效浓度。欧洲临床微生物和感染病学会(ESCMID)建议致病株青霉素MIC<0.1 mg/L时,可选用青霉素或阿莫西林、氨苄西林。②三代头孢菌素:容易通过血脑屏障,毒性低,对脑膜炎球菌活性强。ESCMID建议致病株青霉素MIC≥0.1 mg/L时,可选用头孢曲松或头孢噻肟。其他替代的抗生素还包括头孢吡肟、美罗培南、环丙沙星等。

一、国外脑膜炎球菌耐药情况

抗生素的出现为人类对抗病菌带来了强大的武器,近百年来拯救了无数患者的生命,它的发现和使用可谓是 20 世纪最伟大的成就之一。抗生素是由微生物产生的天然产品或其半合成的衍生物,这些化学物质长期存在于自然环境内,细菌需要进化出耐药性来维持自身生存。抗生素耐药是指细菌等微生物阻止抗生素等药物对其产生作用的能力,致使标准治疗方法失去效力的现象。抗生素耐药已经成为一个重大问题,对人类的生命和经济生活造成严重威胁。抗生素耐药每年造成数十万人死亡,而随着细菌耐药性的发展,因抗生素耐药造成的死亡人数会持续增加。抗生素耐药主要与细菌的自然选择、抗生素不合理使用有关,使得抗生素新药的开发面临着诸多挑战。目前,抗生素耐药对人类医疗卫生造成了严重威胁,并成为药物使用时应重点关注的问题。因此,抗生素敏感性检测结果是不同国家和地区选择抗生素的依据。

1932 年对磺胺类药物耐药的脑膜炎球菌菌株出现,到目前为止磺胺类药物耐药情况在全球比较严重,可以说是已基本失去作用。随着耐磺胺类药物菌株的出现,青霉素成为治疗脑膜炎球菌感染的首选药物。然而,1983 年发现了对青霉素有耐药倾向的脑膜炎球菌,因为其对脑膜炎球菌青霉素结合蛋白 2(PBP2)的亲和力降低而导致不敏感。2019 年,埃塞俄比亚贡德尔镇对健康中小学生咽拭子中分离出的脑膜炎球菌进行药敏试验,发现 4 株 B 群脑膜炎球菌对头孢类、阿奇霉素、环丙沙星、氯霉素、利福平、甲氧苄啶/磺胺甲噁唑的耐药性分别为 75%、0%、50%、25%、50% 和 100%。2010—2019 年摩洛哥卡萨布兰卡分离出对青霉素 G 敏感性降低的 B 群菌株,占 84.09%(37/44),而对环丙沙星/氨苄西林仍然敏感。由于中国与欧美的 B 群脑膜炎球菌在流行型上存在一定差异,国外 B 群菌株耐药情况仅可用于溯源对比后的用药指导。

二、国内脑膜炎球菌耐药情况

国内学者通过对我国 2005—2019 年 30 个省份收集的 538 株脑膜炎球菌进行抗生素敏感性检测发现,538 株对阿奇霉素、美洛培南、氯霉素、利福平、头孢曲松等 5 种抗生素均敏感，15 年间未发现对以上 5 种抗生素耐药或不敏感菌株。因此，上述抗生素可以作为临床救治和重点人群预防性服药首选推荐抗生素。头孢噻肟、氨苄西林和青霉素作为一线使用药物在临床广泛使用，研究发现，脑膜炎球菌对 3 种药物均出现不敏感的菌株，分别为 2.6%、12.3%、15.2%。全球范围内，有越来越多的青霉素耐药或不敏感脑膜炎球菌菌株的报道，我国亦出现对青霉素耐药的脑膜炎球菌，2014 年分离的 1 株来自流脑病例的 B 群菌株出现对青霉素的耐药。米诺环素是广谱的四环素类抗生素，538 株脑膜炎球菌中，对米诺环素敏感的菌株占比为 95.2%。由于四环素类药物的副作用，如今米诺环素在我国临床使用较少。环丙沙星作为第三代喹诺酮类药物在我国广泛使用。近年来，国内外对喹诺酮类抗生素耐药的脑膜炎球菌比例增加。研究发现，538 株脑膜炎球菌中，仅 24.9% 的菌株对环丙沙星敏感，不应推荐作为临床一线用药。磺胺类药物，如磺胺甲基异噁唑，历史上曾经作为临床救治和预防性服药首选药物，但是 2005 年安徽出现 C 群脑膜炎球菌，均对磺胺类药物耐药，已经不作为推荐药物使用（表 4-5-1）。

我国部分地区有关 B 群脑膜炎球菌对于常见药物氯霉素、复方磺胺甲噁唑、环丙沙星、利福平、青霉素、氨苄西林、萘啶酸的耐药研究显示，北京朝阳区、齐齐哈尔医院发现氯霉素耐药菌株。北京朝阳区、海南省发现利福平耐药菌株。河北省于 2012—2013 年首次发现对头孢类不敏感的脑膜炎球菌，同时在病例和健康人群分离菌株中均发现对青霉素的敏感性降低的脑膜炎球菌。海南省 2010—2015 年通过对比发现病例株较健康株对萘啶酸耐药，且对环丙沙星的耐药率更高。总之，我国脑膜炎球菌对青霉素类药物不敏感的菌株逐渐增多，对磺胺类和喹诺酮类药物具有较高的耐药性，而对于美罗培南、头孢类、米诺环素、阿奇霉素多敏感。

（郑 徽 黄 芳 李 娟 廖雨婷 李 智）

表 4-5-1 2005—2019 年中国 538 株脑膜炎球菌抗生素耐药性分析

药敏检测结果	菌株数(%)	A群	B群	C群	W群	NG群	其他血清群
阿奇霉素、美洛培南、氯霉素、利福平、头孢曲松							
S	538(100.0)	78(100.0)	135(100.0)	116(100.0)	92(100.0)	90(100.0)	27(100.0)
I	0	0	0	0	0	0	0
R	0	0	0	0	0	0	0
头孢噻肟							
S	524(97.4)	78(100.0)	126(93.3)	115(99.1)	90(97.8)	88(97.8)	27(100.0)
I	14(2.6)	0	9(6.7)	1(0.9)	2(2.2)	2(2.2)	0
R	0	0	0	0	0	0	0
氨苄西林							
S	472(87.7)	75(96.2)	108(80.0)	104(89.7)	85(92.4)	75(83.3)	25(92.6)
I	66(12.3)	3(3.8)	27(20.0)	12(10.3)	7(7.6)	15(16.7)	2(7.4)
R	0	0	0	0	0	0	0
青霉素							
S	456(84.8)	76(97.4)	103(76.3)	99(85.3)	81(88.0)	72(80.0)	25(92.6)
I	81(15.0)	2(2.6)	31(23.0)	17(14.7)	11(12.0)	18(20.0)	2(7.4)

(续表)

药敏检测结果	菌株数(%)	菌株数(%)					
阿奇霉素、美洛培南、氯霉素、利福平、头孢曲松		A群	B群	C群	W群	NG群	其他血清群
R	1(0.2)	0	1(0.7)	0	0	0	0
米诺环素							
S	512(95.2)	59(75.6)	134(99.3)	111(95.7)	92(100.0)	89(98.9)	27(100.0)
I	7(1.3)	3(3.9)	1(0.7)	2(1.7)	0	1(1.1)	0
R	19(3.5)	16(20.5)	0	3(2.6)	0	0	0
环丙沙星							
S	134(24.9)	1(1.3)	56(41.5)	13(11.2)	28(30.4)	27(30.0)	9(33.3)
I	89(16.5)	13(16.7)	15(11.1)	34(29.3)	11(12.0)	15(16.7)	1(3.7)
R	315(58.6)	64(82.0)	64(47.4)	69(59.5)	53(57.6)	48(53.3)	17(63.0)
磺胺甲基异噁唑							
S	60(11.2)	0	1(0.7)	2(1.7)	57(62.0)	0	0
I	14(2.6)	2(2.6)	2(1.5)	1(0.9)	9(9.8)	0	0
R	464(86.2)	76(97.4)	132(97.8)	113(97.4)	26(28.2)	90(100.0)	27(100.0)

注:S=敏感,I=中介,R=耐药。其他血清群,包括X群(6株)、Y群(12株)、E群(8株)、I群(1株)。NG,不可分群。

参考文献

[1] Zhu B, Shi F, Zhang A, et al. Prevalence and genetic characteristics of 4CMenB and rLP2086 vaccine candidates among *Neisseria meningitidis* serogroup B strains, China [J]. Vaccine, 2018, 36(15): 1983-1989.

[2] Zhang Y, Wei D, Guo X, et al. Burden of *Neisseria meningitidis* infections in China: a systematic review and meta-analysis [J]. Journal Of Global Health, 2016, 6(2): 020409.

[3] Wunrow HY, Bender RG, Vongpradith A, et al. Global, regional, and national burden of meningitis and its aetiologies, 1990—2019: a systematic analysis for the global burden of disease study 2019 [J]. Lancet Neurology, 2023, 22(8): 685-711.

[4] Whalen CM, Hockin JC, Ryan A, et al. The changing epidemiology of invasive meningococcal disease in Canada, 1985 through 1992: emergence of a virulent clone of *Neisseria meningitidis* [J]. JAMA, 1995, 273(5): 390-394.

[5] Vaz L. Meningococcal Disease [J]. Pediatrics in Review, 2017, 38(4): 158-169.

[6] Van de Beek D, Cabellos C, Dzupova O, et al. ESCMID guideline: diagnosis and treatment of acute bacterial meningitis [J]. Clin Microbiol Infect, 2016, 22(Suppl 3): S37-S62.

[7] Uddin TM, Chakraborty AJ, Khusro A, et al. Antibiotic resistance in microbes: History, mechanisms, therapeutic strategies and future prospects [J]. Journal Of Infection And Public Health, 2021, 14(12): 1750-1766.

[8] Tsang RS, Ahmad T, Tyler S, et al. Whole genome typing of the recently emerged Canadian serogroup W *Neisseria meningitidis* sequence type 11 clonal complex isolates associated with invasive meningococcal disease [J]. International Journal of Infectious Diseases, 2018, 69: 55-62.

[9] Tefera Z, Mekonnen F, Tiruneh M, et al. Carriage rate of *Neisseria meningitidis*, antibiotic susceptibility pattern and associated risk factors among primary school children in Gondar town, Northwest Ethiopia [J]. BMC infectious diseases, 2020, 20: 1-10.

[10] Sullivan CB, Diggle MA, Davies RL, et al. Clonal analysis of meningococci during a 26 year period prior to the introduction of

meningococcal serogroup C vaccines [J]. Plos One, 2015, 10(1):e115741.

[11] Sonko MA, Dube FS, Okoi CB, et al. Changes in the molecular epidemiology of pediatric bacterial meningitis in Senegal after pneumococcal conjugate vaccine introduction [J]. Clinical Infectious Diseases, 2019, 69(Suppl_2):S156 - S163.

[12] Santos-Neto JF, Ferreira VM, Feitosa CA, et al. Carriage prevalence of *Neisseria meningitidis* in the Americas in the 21st century: a systematic review [J]. Brazilian Journal of Infectious Diseases, 2019, 23(4):254 - 267.

[13] Peltola H, Kataja JM, Mäkelä PH. Shift in the age-distribution of meningococcal disease as predictor of an epidemic? [J]. The Lancet, 1982, 320(8298):595 - 597.

[14] Padrón FS, Huergo CC, Gil VC, et al. Cuban meningococcal BC vaccine: experiences & contributions from 20 years of application [J]. MEDICC Review, 2007, 9(1):16 - 22.

[15] Offit PA, Peter G. The meningococcal vaccine-public policy and individual choices [J]. N Engl J Med, 2003, 349(24):2353 - 2356.

[16] Mowlaboccus S, Jolley KA, Bray JE, et al. Clonal expansion of new penicillin-resistant clade of *Neisseria meningitidis* serogroup W clonal complex 11, Australia [J]. Emerging Infectious Diseases, 2017, 23(8):1364.

[17] Mounkoro D, Nikiema CS, Maman I, et al. *Neisseria meningitidis* serogroup W meningitis epidemic in Togo, 2016 [J]. The Journal of Infectious Diseases, 2019, 220(Suppl_4):S216 - S224.

[18] Maiden MC, Stuart JM. Carriage of serogroup C meningococci 1 year after meningococcal C conjugate polysaccharide vaccination [J]. The Lancet, 2002, 359(9320):1829 - 1830.

[19] Linder KA, Malani PN. Meningococcal meningitis [J]. JAMA, 2019, 321(10):1014.

[20] Ladhani SN, Lucidarme J, Parikh SR, et al. Meningococcal disease and sexual transmission: urogenital and anorectal infections and invasive disease due to *Neisseria meningitidis* [J]. The Lancet, 2020, 395(10240):1865 - 1877.

[21] Karadag Oncel E, Ceyhan M, Tanir Basaranoglu S, et al. Surveillance of penicillin resistance of *Neisseria meningitidis* strains from invasive

infections between 2013 and 2018 in Turkey [J]. Journal of Chemotherapy, 2020, 32(4):213-216.

[22] Gorla MC, Cassiolato AP, Pinhata JMW, et al. Emergence of resistance to ciprofloxacin in *Neisseria meningitidis* in Brazil [J]. Journal of Medical Microbiology, 2018, 67(3):286-288.

[23] Gold R, Goldschneider I, Lepow ML, et al. Carriage of *Neisseria meningitidis* and *Neisseria lactamica* in infants and children [J]. Journal of Infectious Diseases, 1978, 137(2):112-121.

[24] Fonseca ÉL, Marin MA, Freitas FS, et al. The invasive MenC cc103 lineage with penicillin reduced susceptibility persisting in Brazil [J]. International Journal of Medical Microbiology, 2017, 307(6):287-290.

[25] Fijen CP, Hannema A, Kuijper E, et al. Complement deficiencies in patients over ten years old with meningococcal disease due to uncommon serogroups [J]. The Lancet, 1989, 334(8663):585-588.

[26] Emonts M, Hazelzet J, De Groot R, et al. Host genetic determinants of *Neisseria meningitidis* infections [J]. The Lancet Infectious Diseases, 2003, 3(9):565-577.

[27] Delrieu I, Yaro S, Tamekloe TA, et al. Emergence of epidemic *Neisseria meningitidis* serogroup X meningitis in Togo and Burkina Faso [J]. Plos One, 2011, 6(5):e19513.

[28] Cooper LV, Kristiansen PA, Christensen H, et al. Meningococcal carriage by age in the African meningitis belt: a systematic review and meta-analysis [J]. Epidemiology & Infection, 2019, 147:e228.

[29] Christensen H, May M, Bowen L, et al. Meningococcal carriage by age: a systematic review and meta-analysis [J]. The Lancet Infectious Diseases, 2010, 10(12):853-861.

[30] Chen M, Zhang C, Zhang X, et al. Meningococcal quinolone resistance originated from several commensal *Neisseria* species [J]. Antimicrobial Agents and Chemotherapy, 2020, 64(2):1110-1128.

[31] Chen M, Guo Q, Wang Y, et al. Shifts in the antibiotic susceptibility, serogroups, and clonal complexes of *Neisseria meningitidis* in Shanghai, China: a time trend analysis of the pre-quinolone and quinolone eras [J]. PLoS Medicine, 2015, 12(6):e1001838.

[32] Castanheira M, Deshpande LM, Jones RN, et al. Evaluation of quinolone resistance~ determining region mutations and efflux pump expression in

Neisseria meningitidis resistant to fluoroquinolones [J]. Diagnostic Microbiology And Infectious Disease, 2012,72(3):263-266.

[33] Cartwright K, Jones D, Kaczmarski E, et al. Influenza A and meningococcal disease [J]. The Lancet, 1991,338(8766):554-557.

[34] Bryce J, Boschi-Pinto C, Shibuya K, et al. WHO estimates of the causes of death in children [J]. The Lancet, 2005,365(9465):1147-1152.

[35] Bröker M, Emonet S, Fazio C, et al. Meningococcal serogroup Y disease in Europe: continuation of high importance in some European regions in 2013 [J]. Human Vaccines & Immunotherapeutics, 2015, 11(9): 2281-2286.

[36] Bjune G, Høiby E, Grønnesby J, et al. Effect of outer membrane vesicle vaccine against group B meningococcal disease in Norway [J]. The Lancet, 1991,338(8775):1093-1096.

[37] Bertrand S, Carion F, Wintjens R, et al. Evolutionary changes in antimicrobial resistance of invasive Neisseria meningitidis isolates in Belgium from 2000 to 2010: increasing prevalence of penicillin nonsusceptibility [J]. Antimicrobial Agents and Chemotherapy, 2012,56 (5):2268-2272.

[38] Andersen J, Berthelsen L, Jensen BB, et al. Dynamics of the meningococcal carrier state and characteristics of the carrier strains: a longitudinal study within three cohorts of military recruits [J]. Epidemiology & Infection, 1998,121(1):85-94.

[39] Ait Mouss K, Razki A, Hong E, et al. Epidemiological profile of Neisseria meningitidis in Casablanca, Morocco: 2010—2019 [J]. Access Microbiology, 2020,2(9):e000157.

[40] Abio A, Neal KR, Beck CR. An epidemiological review of changes in meningococcal biology during the last 100 years [J]. Pathogens and Global Health, 2013,107(7):373-380.

[41] 中华预防医学会,吴疆. 中国脑膜炎球菌疫苗预防接种专家共识(2023年版)[J]. 中国预防医学杂志,2023,24(2):81-92.

[42] 张麒,徐丽,邵祝军. 2008—2009年中国部分地区脑膜炎奈瑟菌对体外抗生素敏感性检测[J]. 疾病监测,2010,25(4):282-285.

[43] 徐丽,罗隆泽,朱兵清,等. C群脑膜炎奈瑟菌血清杀菌力试验的优化及其应用[J]. 中华流行病学杂志,2009,30(6):619-621.

[44] 徐丽,韩馥伊,吴丹,等. 2005—2019年中国538株脑膜炎奈瑟菌抗生素耐

药性分析[J].中华预防医学杂志,2021,55(2):5.
[45] 孙双勇,王蒙蒙,李丽,等.抗生素耐药与抗生素新药开发的研究进展[J].现代药物与临床,2022,37(2):221-229.
[46] 刘钢无,姚开虎.脑膜炎奈瑟菌感染的临床学进展[J].中国疫苗和免疫,2019,2:238-242.

第五章
监测和响应系统

第一节 基本概念

一、脑膜炎球菌病监测的基本概念

疾病监测是通过收集疾病的动态分布及其影响因素的资料,并对这些信息进行分析、上报和反馈,从而使得卫生健康部门和机构能够及时采取干预措施,起到控制、消除疾病发生与传播风险的作用。疾病监测按照工作模式的不同,可分为被动监测与主动监测、常规监测与哨点监测、传统监测与非传统监测。

(一)监测功能

在疾病监测中,首先应明确任何健康事件监测的核心功能,一般情况下包括:①病例检测与识别;②病例报告(首次报告、进展报告、结案报告);③病例调查和确认;④流行态势分析和异常情况解释;⑤应对行动,如:响应/疾病控制-制定针对性措施-效果评估与反馈。

疾病监测系统的建设与管理者可通过加强支持或管理来持续改进核心功能,如以下主要支持途径:①标准设置(例如病例定义);②人员培训和实施过程监督;③建立完备的实验室检测支持;④建立通畅的通信交互渠道;⑤人员、资金等必需资源管理。

(二) 监测目的

疾病监测的目的主要有3项,分别是:监测疾病负担和疫苗接种的效果与影响;为制定免疫程序、优化疫苗接种效果提供数据;发现疾病暴发并为公共卫生响应提供指导。

对照这3项疾病监测目的,脑膜炎球菌病的疾病监测首先是监测疾病负担和疫苗接种的效果与影响。总体上看全球通过脑膜炎球菌疫苗的广泛接种等措施已经有效控制了疾病的发生与传播,目前脑膜炎球菌病为零星散发,大多数病例年龄为5岁以下,病死率为5%~15%。其次,全球已研发了覆盖A群、C群、Y群、W群、X群及B群的脑膜炎球菌疫苗或联合疫苗,疫苗应用策略上多为儿童与青少年时期的预防接种,也有一些国家将疫苗应用于A、C、Y或W血清群脑膜炎球菌病患者的密切接触者,以防止继发病例。最后,随着疾病得以控制,虽然从发生地域上看撒哈拉以南非洲仍是脑膜炎球菌病疫情最严重的地区,但该流行性疾病未来还是可以影响到任何国家。WHO也建议赴脑膜炎球菌病流行国家和地区的旅行者也应接种脑膜炎球菌疫苗。所以,从国家层面开展关于脑膜炎球菌病监测非常有必要。

WHO认为脑膜炎球菌病的疾病监测体系应包括病例检测、调查和实验室确认。高效的疾病监测对控制脑膜炎球菌病至关重要,因此对脑膜炎球菌病监测的具体目标设定如下:①检测和确认疫情;②监测发病趋势,包括血清群和基因型的分布和演变;③估计疾病负担;④监测抗生素耐药性;⑤监测特定菌株的循环、分布和进化;⑥评估脑膜炎球菌病的控制策略,特别是对预防性疫苗接种计划的影响。

(三) 监测架构

疾病监测系统的管理架构,简单归类可分为监测终端与处置中枢两部分。监测终端就是监测的网点或哨点,负责执行疾病监测中的病例辨识、信息采集与报告,以及监测信息处理后反馈措施的执行与评估。对应的,处置中枢负责将监测终端的报告的事件信息汇总、整理与分析,决定处置措施并收集措施效果评估。根据监测目的与实现方式,不同的疾病监测系统中监测终端形式多样,处置中枢也根据管理层级设置一个或多个处置层级(如中间层、中央等)。有兴趣的读者可以对照查阅 WHO 推荐的监测标准体系《WHO Recommended Surveillance Standards (Second edition), WHO/CDS/CSR/ISR/99.2》。

(四) 监测的基本要求

关于脑膜炎球菌病监测的基本要求,参照《WHO Recommended Surveillance Standards(Second edition)》中 A39 脑膜炎球菌病(包括脑膜炎球菌感染 A39,脑膜炎球菌脑膜炎 A39.0,脑膜炎球菌血症 A39.4)的监测建议内容。

1. 建议的病例定义

(1) 临床诊断病例定义:骤起发热(直肠温度>38.5 ℃或腋下温度>38.0 ℃),并伴有以下一种或多种症状:颈部僵硬;无自主意识;其他脑膜刺激征或出现皮下瘀点、瘀斑、紫癜。在<1 岁的患者出现发热伴囟门凸出的,考虑罹患脑膜炎。

(2) 实验室诊断依据:脑脊液抗原检测阳性或细菌培养结果阳性。

(3) 病例类型

1) 疑似病例(Suspected):符合(1)临床诊断病例定义的病例;

2) 可能病例(Probable):如上所述的疑似病例,且脑脊液浑浊(有或无革兰阳性染色)或流行持续存在且与确诊病例存在流行病学关联的病例;

3) 确诊病例(Confirmed):经(2)实验室诊断确认的,如上所述的疑似或可能的病例。

2. 建议的监测类型

(1) 在监测体系的终端,应保留患者个人记录(尤其是用于追踪接触者)。

(2) 终端应立即向中间层报告所有疑似或可能的病例。

(3) 所有病例都必须调查。

(4) 收集生物样本检测结果以及中间层所需的患者结果数据。

(5) 中间层每周/每月向中央例行报告汇总数据或基于病例的数据。

(6) 使用脑膜炎球菌病参考实验室开展平行监测,可以集中提供血清群和基因型的详细微生物数据(有助于流行病学分析)。

需要注意的是:①在调查基础设施有限的国家,可以整合两种调查方法:从所有健康站点报告的有限数量的数据(例如,每周新增病例和死亡人数);从选定的转诊健康中心报告的更广泛的数据。②可在大规模接种疫苗的地区或脑膜炎球菌疫苗接种是常规疫苗接种的一部分的地区进行疫苗覆盖率调查。

3. 建议采集的核心信息/最少信息

(1) 临床监测:①用于患者个人记录和报告的基于病例的数据:病例分类(疑似/可能/确诊)、唯一标识符、年龄、性别、地理信息、发病日期、健康结局发生日期、疫苗接种情况、接受的治疗、与病例的接触史、与密切接触者的接触史;②用于合计报告的数据:按病例分类(疑似/可能/确诊)、年龄组、周、地理信息和健康结局。

(2) 实验室监测:①用于报告的单个样本数据:a. 唯一标识符、年龄、性别、发病日期、标本日期、标本类型、血清群。b. 基因型;②用于合计报告的数据:按年龄组、标本类型、血清群、基因型划分的病例。

4. 建议的数据分析、演示、报告

(1) 按周、月、地区和年龄组划分的发病率。

(2) 使用发病率数据,通过比较前3~5个非流行年同期的每周发病率来设定流行阈值(标记)。

(3) 按血清群和基因型分布(如有)。

(4) 疫苗的覆盖率(如有)。

5. 数据在决策中的主要用途

(1) 尽早发现和控制脑膜炎球菌病的流行,特别是在控制流行性脑膜炎特别困难的发展中国家或地区。

(2) 加强应对脑膜炎球菌病流行的应急能力。

(3) 使免疫预防服务提供更加灵活。

(4) 按地区监测免疫接种覆盖率，以反映接种服务实施进展并确定覆盖率不佳的地区。

(5) 监测流行期间疫苗接种对疾病发生率和疫苗效力的影响。

6. 特别事项　决定流行病何时发生或可能发生的条件如下（即设定疾病流行的监测阈值）。

(1) 高流行地区：连续两周平均每10万人中有15例。一旦在特定地区检测到流行病，就可以在相邻地区使用较低的发病水平（例如每周5例/10万）作为阈值。

(2) 其他情况：与往年同期相比，病例呈现3~4倍增加，或者是连续3周出现每周病例较前一周呈2倍增加。

除上述六方面的脑膜炎球菌病监测工作建议外，WHO在所有的疾病监测中都特别强调了零报告对于监测工作的重要作用。无论疾病监测系统的架构如何设置，在这个体系内都应保证优先关注的疾病或综合征的数据能够快速、准确地传递，也就是能够逐级报告。

零报告就是这样一种数据，可以在整体系统中触发所有关于优先关注的疾病或综合征的监测响应。监测系统应包括零报告，每个终端如果在报告周期内没有发现符合监测定义的病例也应该进行零报告，虽然报告的信息是零病例，但是避免了监测环节中将"无报告"等同于"无案例"的混淆。零报告的存在是终端运行的指示信息，也是监测系统信息流正确运行的指示信息，有助于监测系统的各级管理者评价系统的运行状态。因此，监测系统的指标中除了对于报告信息的完整性与及时性的指标外，也应将零报告指标予以纳入。

二、开展疾病监测的重要性

（一）监测及监测系统评价的重要性

"监测是传染病防控基石。"1968年举办的第21届世界卫生大会上确定的这一理念,随着时间的推移越发受到各界重视,并被国际卫生界广泛接受。

近几十年来,新发传染病的发现与控制都得益于覆盖全球的疾病监测体系的良好运作,如获得性免疫缺陷综合征(AIDS)、传染性非典型肺炎(SARS)、新型冠状病毒感染(COVID-19),以及由 H1N1 型流感、H7N9 型禽流感、H5N1 型禽流感、寨卡病毒感染引起的局部地区或者区域性的疾病流行等。同时,疾病监测系统也在持续、动态的监测中发现了既往有效控制的百日咳、脊髓灰质炎、麻疹等疫苗可预防疾病,在个别国家或地区出现的疾病复燃或者疫情控制不佳导致的区域流行态势。疾病监测系统正以其无可替代的作用成为公共卫生领域的重要技术手段。

监测在控制脑膜炎球菌病方面同样至关重要,监测网络的主要驱动因素是疫情侦测、发病率监测、疾病负担估算、抗生素耐药性分析、菌株血清群分布评估和控制策略评估。尽管许多国家有能力确认疑似 IMD 病例,但监测网络的结构复杂性因地区而异(无论是在地区、国家还是国际层面)。这些网络可能利用被动、主动或哨点监测来运行,但成本、资源和国家疾病负担决定了其卫生主管部门所采用的系统类型。值得关注的是,许多国家缺乏以实验室为基础的主动监测系统。

当前传染病防控形势严峻,传染性疾病病原谱不断更迭换代,新发、突发传染病时刻威胁全球健康。现阶段下的监测体系能否满足日益增长的预防控制需求、监测数据是否真实反映传染病发生发展趋势、监测体系有无发挥岗哨前沿作用,科学全面的评价工作尤为重要。WHO 和各国卫生机构高度重视传染病监测系统评价方法和工作。WHO 就国家传染病监测系统的整体评价构建了一套分层评价问卷,美国 CDC 就公共卫生监测系统的评价提出了具体的评价指南。随着国内传染病监测系统的发展,各种监测方式丰富了监测数据来源,丰满了传染病(新发传染病/暴发疫情)发现能力的羽翼,但监测系统结构合理与否、能否充分体现监测目的及意义、监测质量是否真实反映疾病的发病水平等均需要客观、科学和全面评价。在连续监测的基础上定期开展评价,监测才能更有效。因此,监测和评价两者相辅相成,缺一不可,评价作为监测的重要质控方式已成为监测工作努力的方向和课题。

(二) 传染病预警的作用

疾病防控以监测为前哨,但监测绝不只是对病例数据的收集,而是通过及时、准确地收集所需病例信息,并在此基础上开展传染病预警。所谓的传染病预警就是通过应用预警技术,从传染病监测获得的数据中发现和识别出那些超出预期常态水平的异常情况。所以,传染病预警也应作为疾病监测的一部分,而且是重要的组成部分。如果缺失了传染病预警功能,那么疾病监测在疾病防控中的价值就必然大打折扣。

最初的预警系统多基于法定报告传染病监测建立,如美国在军事医疗机构中基于病例监测起到早期预警作用的 ESSENCE 监测系统,也比如我国对法定传染病监测数据进行分析探测的国家传染病自动预警系统(CIDARS)等。近年来,针对确诊或疑似传染病的监测系统虽然特异性较高,但在灵敏度上存在欠缺,不易在疾病传播的早期尽可能多地收集到潜在的病例信息。于是症状监测应运而生,通过在监测终端对一系列症状的出现频次进行信息收集,再配合实验室检测技术,极大地加强了疾病监测的敏感性,特别是在早期未意识到某种传染病发生时,能及早地通过疾病引起的特定症状或症候群的增加给出预警提示。

基于症状监测以及更广泛的非传统监测不断涌现,当前可获取的预警数据源极其丰富,推动了预警系统的多元化发展,如 WHO 建立的全球公共卫生情报网络(GPHIN),使用非政府渠道的媒体监测数据进行预警,一定程度上避免了政府对信息干预的影响,提高了预警及时性。美国 2004 年实施的 Biosense 系统,根据军事医疗机构中监测的发热、胃肠道症状、出血性疾病等 11 种综合征数据进行早期预警,后又加入了对药品销售量、学校缺课记录、急救车派遣量等数据的探测分析。就传染病预警而言,预警数据源是基础,预警模型分析技术是核心,预警信息发布是影响预警效果的重要环节。

加强预警能力已成为开展疾病监测的国家或地区的广泛共识,以下四个方面已成为重要的强化途径:扩大数据来源,建立多点触发机制;开展方法学研究,提升整合分析多源数据能力,加强大数据分析的应用;统筹防控机制,开展医防协同,做好医防融合;确保信息发布渠道畅通,及时提示与告知公众。

第二节　全球脑膜炎球菌病监测系统

一、脑膜炎球菌病监测系统的种类

(一) 基于实验室的监测

基于实验室的监测是对脑膜炎球菌病监测的金标准,专门识别临床 IMD 病例中的脑膜炎球菌。大多数基于实验室的脑膜炎球菌病监测系统依赖于脑脊液培养,有些系统包括所有 IMD,这通常基于从血液或其他正常无菌体液中分离病原体。由于健康人群同样可以携带脑膜炎球菌,所以不采集非无菌身体部位(如咽部)的培养物。

除此之外,基于非培养的方法可用于对传统培养方法的补充,如乳胶凝集试验和对流免疫电泳。自 20 世纪 90 年代中期以来,基于 PCR 反应的方法越来越多地用于识别脑膜炎球菌、肺炎球菌和 b 型流感嗜血杆菌感染的患者的诊断。如英国 58% 的实验室确诊脑膜炎球菌病病例都是通过 PCR 反应确诊。

(二) 基于病例的监测

报告临床诊断的脑膜炎球菌病也是世界各地许多监测系统的一个特点。例如,在英国,法律要求临床医生向当地公共卫生小组报告所有临床上疑似脑膜炎球菌性脑膜炎和败血症的病例。该监测系统通常与基于实验室的监测并行。

(三）基于人群的哨点监测

理想情况下,对脑膜炎球菌病的监测是基于人群的,这样就可以确定疾病的发病率。其中之一就是哨点监测,即在选定的定点范围内确定病例。然而,在人口基数不确定情况下就无法准确估算其发病率。如果选定范围内的病例代表了人群中的所有病例,则哨点监测可以对按年龄和血清群划分的病例分布提供估计价值。

(四）主动监测/被动监测

主动监测还是被动监测是区分脑膜炎球菌病监测系统的关键特征。被动监测通常指卫生主管部门收集卫生保健提供者和/或实验室提供的脑膜炎球菌病报告,这些报告通常是法律强制规定的,例如奥地利、芬兰、瑞典等国家的脑膜炎球菌病监测数据大多数来自强制报告的被动监测系统。相比之下,主动监测涉及定期联系需要报告的每个个体,以及时报告病例。

主动监测和被动监测之间的主要区别是,主动监测的监测敏感性一般较高。但是如果报告的病例与所有被监测人群中发生的病例特征不相似,那么该监测系统可能既缺乏敏感性也缺乏代表性。例如可能存在较大比例的病例在到达医疗机构之前就死亡,则病死率可能被低估。美国、比利时等国家对于脑膜炎球菌病的监测体系是基于主动监测系统,将主动监测与被动监测相结合,以提高脑膜炎球菌病监测的时效性和准确性。

二、全球不同地区的脑膜炎球菌病监测系统

(一）西太平洋地区

西太平洋地区的脑膜炎球菌病监测系统和控制策略各不相同。整个区域内大多数国家建立了相关的疾病监测系统,用以报告脑膜炎球菌病病例。

日本的脑膜炎球菌病监测工作由国家传染病流行病学监测机构负责。自1999年以来,只报告了脑膜炎病例,并收集从脑膜炎患者身上发现/分离脑膜炎球菌的数据。自2013年4月起,除脑膜炎球

菌性脑膜炎外，将无病灶性脑膜炎球菌菌血症列入法定报告疾病清单。在日本，脑膜炎球菌病的诊断取决于临床医生判断能力。确认脑膜炎球菌感染后，向当地卫生部门报告该疾病。随后，样本可能被送到国家传染病研究所或当地公共卫生实验室进行更详细的检测。

韩国缺乏可靠的脑膜炎球菌病流行病学监测数据。虽然脑膜炎球菌性脑膜炎的病例报告是强制性的，但脑膜炎球菌病监测是被动的，并且在不同时期、不同医疗机构对脑膜炎球菌病的报告系统也各不相同。韩国脑膜炎球菌病的监测数据主要有三个来源：中央实验室（韩国疾病控制与预防中心）、健康保险审查与评估服务中心和个案报告。由于对脑膜炎球菌病的病例定义和报告标准不一致，这些来源的报告数据差异很大。此外，在韩国细菌培养是最常用的诊断方法，但是存在因使用抗生素而影响检测结果可靠性的可能性。有学者认为由于韩国对于脑膜炎球菌病的监测系统不完善，报告的较低水平的脑膜炎球菌病发病率可能并非其疾病流行情况的真实反映。

澳大利亚通过国家奈瑟菌网络在全国范围内针对脑膜炎球菌病开展监测。各州的病例信息、阳性样本或分离株，菌株分型与基因数据，通过该网络被送至昆士兰州公共卫生微生物实验室。昆士兰州公共卫生微生物实验室作为澳大利亚奈瑟菌参考实验室，通过培养或PCR反应对样本进行复核检测，部分样品还将进一步行全基因组测序。每年国家奈瑟菌网络都会形成全国脑膜炎球菌病流行病学调查报告，针对该年度的脑膜炎球菌流行菌株及基因变异情况开展分析。

关于中国的脑膜炎球菌病监测工作将在本节的第三部分进行介绍。

(二) 东南亚和南亚地区

东南亚和南亚国家脑膜炎球菌病监测系统彼此之间差异很大。

泰国具有一套完善的传染病被动监测系统，根据该系统，卫生保健专业人员必须在24 h内报告脑膜炎球菌疑似病例。然而医护人员的疾病认知度低、PCR检测应用少，以及在实验室确诊疾病之前使用抗生素等混杂因素，都导致对脑膜炎球菌病负担的低估。脑膜炎球菌病在菲律宾的防控效果较好，作为《菲律宾综合疾病监测和反应议定书》规定的重点通报疾病之一，目前每年报告约100例，发病率为0.02/10万。但不少国家仍然缺乏脑膜炎球菌病监测数据，如柬埔寨、老挝和马来西亚等一些国家，脑膜炎球菌病并未被纳入法定传染病，不要求进行病例报告。

越南自2012年起建立脑膜炎球菌病监测系统，虽然起步较晚，但基于诊断工具、基因分型技术进步和对疾病认识的提高，目前监测系统记录有较高的发病率。5岁以下儿童的年发病率为2.6/10万到7.4/10万不等，年病死率为8.7%～34.7%。而如缅甸和孟加拉国等国家，均未建立脑膜炎球菌病监测系统，也未将脑膜炎球菌病纳入法定传染病报告体系中。

印度的综合疾病监测计划虽然规定了对于脑膜炎球菌病进行常规监测和报告，但未能建立起完善的监测系统。受实验室诊断设施、地方数据缺乏且信息并不公开等因素限制，脑膜炎球菌病的报告并非强制性，印度的脑膜炎球菌病监测数据可信度低。目前印度仍使用细菌培养方法作为脑膜炎球菌病诊断的金标准，而其广泛的抗生素滥用问题，使很多病例在样本采集前已接受过抗生素治疗，严重影响了病例的诊断，使得印度脑膜炎球菌病的发病率被严重低估。近年来，虽然印度也尝试了一些新的检测技术，但通常缺乏质量控制，且标准并未统一，不同检测结果之间的特异性和敏感性差异巨大。由于缺乏有效的监测系统、统一的病例报告机制和便捷的医疗卫生资源，印度的脑膜炎球菌病报告发病率极低，因此脑膜炎球菌疫苗在印度并未纳入常规免疫程序，反过来又加重了印度的脑膜炎球菌病负担。

（三）欧洲地区

欧盟成员国对脑膜炎球菌病的监测由欧洲疾病预防和控制中心（ECDC）协调，包括欧洲发达国家（如奥地利、芬兰、瑞典等）在内，欧盟成员国每年向ECDC的中央数据库报告关于脑膜炎球菌病的国家监测数据,大多数报告来自对脑膜炎球菌病的被动监测系统强制报告,各国的脑膜炎球菌病被动监测系统一般能覆盖全国人口。

ECDC于2012年对脑膜炎球菌病的官方病例定义进行了更新。目前的临床定义包括任何至少有以下一种症状的患者:脑膜炎症状、出血性皮疹、感染性休克或感染性关节炎。实验室标准必须至少包括以下一项:从正常无菌部位或紫癜性皮损处分离出脑膜炎球菌;从正常无菌部位或紫癜性皮肤病变中检测脑膜炎球菌核酸;脑脊液中脑膜炎球菌抗原的检测阳性;脑脊液中革兰阴性双球菌的检测阳性。

所有欧盟成员国均采用欧盟病例定义或与欧盟病例定义相容的病例定义,同时参考实验室都参加了由ECDC资助的欧洲侵袭性细菌疾病实验室监测网络的外部质量认可和人员培训,最大程度保证报告的脑膜炎球菌病监测数据高质量。

(四)东地中海地区

在东地中海地区的大多数国家,脑膜炎球菌病也被纳入法定报告传染病。少数几个国家例外,主要与国内冲突、频繁的自然灾害有关联,难以取得任何关于传染病的数据。土耳其、卡塔尔、沙特阿拉伯、黎巴嫩、塞浦路斯、阿曼、约旦、伊拉克、巴林、科威特、阿联酋等国家建立了脑膜炎球菌病报告制度。病例通常报告给国家疾病控制中心或政府部门。但不同国家的报告机制各不相同,其完整性也未得到评估。例如在伊拉克和黎巴嫩,使用的是纸质报告系统,使用病例报告表将包括患者人口统计数据、临床表现、疫苗接种状况、实验室确认和临床结果等信息进行上报。卡塔尔于2020年引入监测和疫苗电子系统,替代了纸质报告系统。建立网络通报系统后,实验室对确诊病例的实时通报也有所增加。

尽管在整个东地中海地区建立了监测网络,但报告系统的完整性和代表性仍然不够理想。IMD漏报并不仅限于监测系统框架,IMD的病例定义也可能对病例报告产生不利影响。在许多中东国家,包括阿联酋、巴林、伊拉克、叙利亚和约旦,细菌性脑膜炎经常被用作 IMD 的病例定义。导致 IMD 的其他临床表现可能被忽视,从而导致疾病被低估。

整个东地中海地区的病例诊断方法差别很大。仅有少数几个国家使用或能够获得 PCR 检测方法,包括塞浦路斯、沙特阿拉伯、黎巴嫩、阿曼、科威特和阿联酋。在塞浦路斯,PCR 检测是强制性通报制度的一部分;一旦向卫生部通报疑似病例,通过将脑脊液标本送到参比实验室,进行多重 RT - PCR 诊断来确认诊断。分离株也被送到该实验室进行血清分群,也可能被送到雅典的希腊国家脑膜炎参考实验室进行进一步的分子分型。

(五) 美洲地区

北美发达国家对于脑膜炎球菌病的监测系统是比较健全的。美国自 1995 年实施了脑膜炎球菌病加强监测,加拿大从 1924 年起就重视脑膜炎球菌病监测系统的建立和完善。

美国的脑膜炎球菌病监测,由 CDC 通过国家法定疾病监测系统和主动细菌核心监测系统(ABCs)密切跟踪脑膜炎球菌病。ABCs 是一种以实验室和人群为基础的主动监测系统,用于监测具有重要公共卫生意义的侵袭性细菌病原体,其中就包括脑膜炎球菌。在美国,一旦发现脑膜炎球菌病病例,需要立即上报给地方和州卫生行政部门,同时通过 ABCs 在美国各州开展主动监测工作,对每个病例收集所有从正常无菌的身体部位(如血液或脑脊液,或较少见的滑膜液、胸膜液或心包液)分离出或检测到脑膜炎球菌的检测数据。这一监测方案特点是允许主动收集脑膜炎球菌病病例的详细信息,包括其相关基础医疗信息可用于进一步病例分析。美国 ABCs 主动监测数据已被用于跟踪脑膜炎球菌病的长期趋势。

此外,许多州也有脑膜炎球菌病的加强监测系统,如通过新发传染病项目协调开展基于人群和实验室的 IMD 主动监测,并作为主动细菌核心监测系统的一部分。主动细菌核心监测系统有 10 个基地,收集所有从身体正常无菌部位分离到脑膜炎球菌的患者资料。该监测项目可检测致病的脑膜炎球菌血清群类型并可准确评估年龄别发病率。主动细菌核心监测系统的资料可监视脑膜炎球菌病趋势,包括脑膜炎球菌Y血清群的出现。

美国CDC还通过WHO组织的流行病学和实验室技能疫苗可预防疾病监测项目加强了对脑膜炎球菌病的监测,从大多数州和地区(辖区)卫生部门定期收集关于脑膜炎球菌病流行病学信息和疫苗政策决定的关键变量数据,以及脑膜炎球菌分离物,并每年在线上官方发布关于加强脑膜炎球菌病监测数据的报告。

1993年,泛美卫生组织(PAHO)建立了一个拉丁美洲实验室监测网络(SIREVA),最初是为了监测参与的拉丁美洲国家的肺炎链球菌,后续逐步扩大到收集关于特定细菌性疾病的实验室和流行病学数据。1997年,SIREVA增加了流感嗜血杆菌。2000年,PAHO又将脑膜炎球菌纳入监测,命名为SIREVA Ⅱ。截至目前,拉丁美洲和加勒比海地区共有20多个国家参与了这一监测计划。

目前脑膜炎球菌病在所有拉丁美洲国家都是强制性报告疾病,但报告可能低估了真实的疾病负担,不同国家基于脑膜炎球菌病的诊断水平和监测质量差异极大。拉丁美洲的脑膜炎球菌病发病率最高的是阿根廷、巴西、智利和乌拉圭等国家,可高达2/10万,这些国家的监测体系更为完善、诊断技术更为先进。而玻利维亚、古巴、墨西哥、巴拉圭和秘鲁等缺乏足够的基础设施、训练有素的人员和设备/试剂的资源贫乏国家,脑膜炎球菌病发病率反倒仅为0.1/10万左右。因此,在解释来自拉丁美洲的脑膜炎球菌病流行病学数据时应持谨慎态度。

(六)非洲地区

当前(西起塞内加尔,东至埃塞俄比亚)大量人口仍然面临急性细菌性脑膜炎流行和地方病的风险,易发生间歇性脑膜炎球菌疾病疫情暴发,形成"脑膜炎带"。历史上该地区曾在1996年和2009年分别暴发过大规模的脑膜炎流行疫情,在主要流行期间,发病率高达人口的1‰。2009年的脑膜炎球菌病暴发时,撒哈拉以南非洲地区的14个国家共报告了88 199例疑似病例,包括5 352例死亡病例,达到历史上病例报告的最大数字。

1998年,WHO/非洲区域办事处(AFRO)与技术伙伴合作建立了疾病综合监测和应对(IDSR)系统。该系统使用标准化工具收集多种疾病的汇总数据,并被所有AFRO成员国采用。

2001年,建立了由WHO支持的非洲小儿细菌性脑膜炎(PBM)监测网络。PBM网络支持在AFRO的33个国家对5岁以下儿童进行基于医院的脑膜炎哨点监测。2008年,PBM网络成为全球侵袭性细菌疫苗可预防疾病(IB-VPD)网络的一部分。IB-VPD监测平台收集侵袭性细菌疫苗可预防疾病的流行病学数据,并评估疫苗的影响。PBM和IB-VPD网络在标准化参与国的数据收集、临床和实验室方案方面做出了重大努力。

但非洲地区地域广阔、国家宗族林立、国际组织众多,仅凭WHO对非洲众多低收入国家的财政和技术援助有限。在WHO支援范围之外的国家,并未将脑膜炎球菌病纳入法定报告疾病,甚至未能实现基于实验室数据的病例诊断。例如,南非没有实施IDSR系统,而是使用自己独立的疾病监测系统和南非肠道、呼吸道和脑膜疾病监测小组来追踪细菌性脑膜炎。

(七)国际组织

世界上大部分国家,包括一些发达国家,都已加入WHO的侵袭性细菌疫苗可预防疾病(IB-VPD)项目进行哨点监测的全球网络中。全球IB-VPD监测网络包括哨点医院和实验室,它们向各国卫生部和WHO报告包括脑膜炎球菌病在内的临床和实验室数据。

所有监测点都进行脑膜炎监测(一级),一些医院还调查肺炎和败血症病例(二级),少数医院对所有三种疾病进行基于人群的监测(三级)。在哨点医院,根据常规临床实践收集疑似脑膜炎患者的脑脊液,并在现场通过革兰染色、培养和可用的快速诊断试验(免疫层析或乳胶凝集)进行检测,脑脊液标本和分离物送往参考实验室进行PCR检测、确认和血清检测以对病例确诊。该项目由WHO和各国卫生部门统一协调加强该网络数据收集和分析的能力,包括制定监测标准化协议以及与区域和全球参考实验室的合作。除此之外,还向定点医疗机构提供技术援助和实验室支持,保证了脑膜炎球菌病的监测数据质量;在所有区域建立全球协调机制,对细菌性脑膜炎病原体进行分子监测,以便及时鉴定菌株并共享信息。

GMI 成立于 2009 年,由具有脑膜炎球菌免疫学、流行病学和预防专业知识的国际科学家、临床医生和公共卫生官员组成。GMI 倡议的主要目标是通过教育和研究促进全球预防 IMD。具体措施包括推动在各大洲建立一个详细和全面的国家或地区监测系统,在选定的哨点进行主动监测,用以评估脑膜炎球菌病的流行病学和真正的疾病负担;支持脑膜炎球菌病实验室检测程序的标准化,包括采用分子生物学技术、建立参比实验室、支援检测设备试剂和培训技术人员;采用统一的脑膜炎球菌病病例定义,支持使用 RT-PCR 方法作为传统培养方法的补充,用以开展病例诊断;改善疫苗接种策略,使用结合疫苗替代多糖疫苗,为高危人群免费接种疫苗;进行成本效益研究,为全球防控脑膜炎球菌病提供参考等。

过去数十年间,在 GMI 和世界各国的努力下,全球脑膜炎球菌病的流行态势得到了较好的控制,尤其是一些非洲脑膜炎带国家的脑膜炎球菌监测有了很大改善。但由于监测系统并未能实现完全覆盖,许多国家的疾病监测也存在较大差异,脑膜炎球菌病的负担在世界许多地方尚不清楚,这严重阻碍了以证据为基础的免疫政策。若想进一步控制甚至消灭脑膜炎球菌病,需要在世界更多地区加强对脑膜炎球菌病的监测。

MenAfriNet 计划于 2014 年正式启动,由非洲联盟卫生部、预防医学部美国 CDC 和 WHO 牵头和实施,并得到其他国际组织和非政府组织的支持和合作。MenAfriNet 联盟利用强化型脑膜炎监测系统,在非洲脑膜炎带的主要高风险国家战略性地实施基于病例的脑膜炎监测,通过使用标准化工具、数据库培训实验室人员来获取高质量数据并提高区域能力,以评估脑膜炎流行病学和疫苗影响的变化,并为疫苗政策决策和新疫苗开发提供信息。该计划始于布基纳法索、乍得、马里、尼日尔和多哥,并有能力让同一地区的其他国家参与进来,这些国家的病例监测提供了实施 MenAfriVac 和 PCV 后脑膜炎流行病学趋势的数据。

脑膜炎组织联盟(CoMO)是一家英国国际健康慈善机构于1989年成立,现已成为一个在全球 50 多个国家开展脑膜炎疾病预防业务的全球网络组织,是世卫组织领导的疫苗安全网项目的一员。CoMO 致力于通过资助和支持脑膜炎疾病相关科学研究;向公众、医护人员和研究人员开展科普宣传;提高世界各地关于脑膜炎疾病的意识,以实现到 2030 年消灭脑膜炎的目标。

"世界脑膜炎日"由脑膜炎组织联盟 CoMO 于 2011 年发起设立,2022 年 CoMO 将"世界脑膜炎日"由 4 月 24 日更改为 10 月 5 日,强调需要提高对脑膜炎、其体征和症状、可用疫苗的认识,以及这种感染需要全球关注和努力才能战胜。此外,CoMO 资助建立了全球脑膜炎基因组文库,使全球协调在确定菌株、控制流行病以及疫苗评估和开发方面的活动成为可能。

第三节 我国脑膜炎球菌病的监测和要求

一、我国的流脑监测工作与发展历史

脑膜炎球菌感染导致的流脑是《中华人民共和国传染病防治法》规定的乙类传染病,自 1950 年建立传染病报告系统以来,主管部门就将流脑纳入乙类传染病进行常规报告。通过法定报告传染病监测,及时发现和报告流脑病例,了解和掌握病例的流行病学三间分布情况,为及时判断确定流行或暴发,启动流行病学调查并控制疫情,发挥了不可或缺的作用。监测数据显示,在脑膜炎球菌疫苗广泛应用前,3~5 年出现一次小流行,8~10 年出现一次较大流行。每次流行过后,人群抗体水平上升,而后逐渐下降,几年后因易感人口积累、

流动，人群易感性上升，或流行聚群的变迁等，可再度引起流行。

2004—2005年，安徽省发生C群脑膜炎球菌流行，在其他部分省份也发现C群引起的病例增多，脑膜炎球菌的威胁不容忽视，出现较大范围流行的危险依然存在。为及时掌握脑膜炎球菌疫情动态，了解脑膜炎球菌菌群分布特征与变迁趋势，有效控制脑膜炎球菌的暴发流行，2006年卫生部发布了《全国流行性脑脊髓膜炎监测方案》，其中对于流行病学监测、病原学和血清学检测、耐药性监测、人群脑膜炎球菌抗体水平和带菌率监测等内容进行了要求和规范。后在北京、河北、辽宁、江苏、安徽、湖北、江西、贵州、广东、广西、山东、甘肃、新疆13个省（区、市）设立国家级流脑监测点。开展脑膜炎球菌相关病例监测和报告，实验室检测及菌株耐药性检测，健康人群脑膜炎球菌携带率及抗体水平调查。

2008年，基于《全国流行性脑脊髓膜炎监测方案》的个案调查表相关内容，中国疾病预防控制中心依托中国疾病预防控制信息系统建立"流脑监测信息报告管理系统"，用于各级疾控机构和相关医疗机构对流脑监测资料进行管理和报告。基于流脑监测数据，发现脑膜炎球菌流行血清群发生变迁。2000年以前我国流脑流行以A群流脑病例为主，B、C和W群流脑病例极少报告，安徽省出现C群脑膜炎球菌流行后，C群流脑病例开始逐渐增多。自20世纪70年代以来中国11个省和2个直辖市出现B群脑膜炎球菌流行，2006年福建省报告中国第一例W群流脑病例，截至2017年共14个省份报告W群流脑病例。2007年北京市报告首例X群流脑病例，而后浙江省、山东省等相继报告X群流脑病例。2015—2019年，报告的B群病例中0~4岁婴幼儿占比超六成。

流脑病例血清群的变化可能会使原有的疫苗失去效力，发病年龄的变化也会弱化现行免疫策略的保护作用，因此，对于流脑的持续监测具有非常重要的现实意义，其为防控策略与措施的制定和疫苗免疫预防策略的调整提供了重要支撑。

二、我国的流脑监测内容

(一) 监测病例的定义

按照《流行性脑脊髓膜炎诊疗方案(2023年版)》,我国流脑病例主要根据流行病学史、临床表现、实验室检查等综合进行判断。

1. *疑似病例* 流脑流行季节,有流脑相关临床表现或脑脊液检查符合化脓性脑膜炎表现者。

2. *临床诊断病例* 同时满足以下两项者。

(1) 疑似病例伴有皮肤黏膜瘀点、瘀斑;

(2) 瘀点(斑)组织液、脑脊液涂片可见革兰染色阴性肾形双球菌。

3. *确诊病例* 疑似或临床诊断病例,具有以下任一项者。

(1) 血液、脑脊液和瘀点(斑)组织液培养到脑膜炎球菌;

(2) 血液、脑脊液和瘀点(斑)组织液脑膜炎球菌核酸检测阳性;

(3) 脑膜炎球菌特异性多糖抗原检测阳性;

(4) 血清 IgG 抗体阳转或恢复期较急性期抗体滴度呈 4 倍及以上升高。

(二) 脑膜炎球菌病病例报告与调查

1. *中国法定传染病报告* 根据报告要求,执行职务的医护人员和检疫人员、疾病预防控制人员、乡村医生、个体开业医生均为责任疫情报告人。各级各类医疗卫生机构和疾病预防控制机构均为责任报告单位。各级医疗机构及其执行职务的人员发现流脑病例时,应当遵循疫情报告属地管理原则,严格按照国家有关规定的内容、程序、方法和时限报告,按照流脑的诊断定义如实填报。需收集的资料包括监测病例的姓名、年龄、身份证件类别及号码、性别、职业、现住址和病例分类等信息。

2. *流脑监测信息报告* "流脑监测信息报告管理系统"与传染病报告信息管理系统共用传染病报告卡,收集的内容主要包括全国流脑个案的临床表现、流行病学史、实验室检测、病例药敏试验、病情动态转归等信息。

3. 突发公共卫生事件报告　根据《全国流行性脑脊髓膜炎监测方案》的工作要求，各级医疗机构和疾病预防控制机构发现在同一学校、幼儿园、自然村寨、社区、建筑工地等集体单位3d内发生3例及以上流脑病例，或者有2例及以上死亡时，要同时按《国家发生突发公共卫生事件相关信息报告管理工作规范（试行）》的要求进行报告。

4. 病原学和血清学监测　脑膜炎球菌疫苗纳入免疫规划后，我国流脑发病已控制在极低流行水平。但随着血清型变迁，目前我国流脑病例血清型呈明显多样化特征，非免疫规划疫苗覆盖的B群、Y群和W群病例的发病增加，防控形势复杂，因此对于流脑的病原学和血清学监测至关重要。根据《全国流行性脑脊髓膜炎监测方案》的工作要求，医疗机构发现疑似流脑病例时，无论是否使用抗生素治疗，都要尽快采集患者脑脊液、血液、瘀点（斑）组织液标本，转运至辖区县级疾病预防控制机构。市级及省级疾控机构完成流脑病原检测、急性期和恢复期血清抗体测定、菌株复核鉴定、耐药性检测，以及对培养阴性标本进行特异性核酸PCR检测；中国疾控中心完成菌株的复核鉴定。

5. 耐药性监测　脑膜炎球菌的抗生素敏感性检测结果是选择临床治疗用药和重点人群预防性服药的重要依据。根据《全国流行性脑脊髓膜炎监测方案》的工作要求，省级疾控机构收到病例菌株或密切接触者菌株后7d内应完成耐药性检测，同时将病例菌株提供给省级卫生行政部门指定的三级医院用于耐药性检测，医院收到菌株后7d内应完成耐药性检测。耐药性检测方法推荐使用肉汤稀释法。各省可根据本省实际情况选择药物进行耐药性检测，推荐对青霉素、氨苄西林、美洛培南、头孢曲松、头孢噻肟、氯霉素、米诺环素、阿奇霉素、利福平、环丙沙星、左氧氟沙星和复方新诺明等12种药物开展耐药性检测。

根据中国疾控中心传染病所对于2005—2019年中国538株脑

膜炎球菌抗生素耐药性特征的分析结果,所检测的菌株对阿奇霉素、美洛培南、氯霉素、利福平、头孢曲松等5种抗生素均敏感,提出关注对头孢噻肟、氨苄西林和青霉素等不敏感和耐药的菌株,不再推荐环丙沙星和磺胺甲基异噁唑作为临床救治和预防性服药首选药物。

6. 人群流脑抗体水平和带菌率监测　带菌者和患者是流脑的主要传染源,在健康人群中开展带菌调查对于评估人群发病危险具有重要的作用。了解健康人群相关菌群的抗体水平对于制定相应的防控策略具有参考价值。《全国流行性脑脊髓膜炎监测方案》要求设立监测点,开展动态收集人群流脑抗体水平和携菌率相关资料的工作。

目前,多个省份常规开展人群抗体水平调查及带菌率监测工作,了解健康人群脑膜炎球菌的带菌率、带菌群型。2019年河南省开展的健康人群抗体水平调查结果显示,流脑A群、C群抗体水平和阳性率都比较低,提示发生流脑暴发和流行的血清学基础,要加强流脑监测和预防接种的管理工作。2012年浙江湖州开展健康人群脑膜炎球菌抗体水平调查发现,湖州市C群流脑抗体水平较低。江苏省在2019—2020年开展的健康人群脑膜炎球菌带菌调查中发现,B群脑膜炎球菌为江苏省主要流行株,占比36.84%。新疆对1960—2019年不同地区脑膜炎球菌带菌情况进行分析,总带菌率为15.50%,以B群为主(52.11%),其中南疆地区带菌率最高(19.55%)。

(三) 监测指标

为了解监测系统工作质量,发现问题并进行改进,《全国流行性脑脊髓膜炎监测方案》中提出要对监测系统开展定期评价。监测评价指标包括:疑似病例报告率达到100%,病例报告后24 h内县级疾病预防控制中心调查率达到80%,首例病例县级疾病预防控制机构调查率达到100%,死亡病例省级疾病预防控制机构现场调查核实率达到100%,聚集性病例疫情省或市级疾病预防控制机构现场调查率达到100%,病例脑脊液或血液标本采集率达到80%,国家级监测点病例脑脊液或血液标本采集率达到90%,县级疾病预防控制机构接到报告后 24 h 标本送达市级疾病预防控制机构率达到 80%，疾病预防控制机构收到标本 7 d 内完成检测、反馈率达到 80%，收到菌株后 7 d 内完成药物敏感性检测、反馈率达到 80%，省级实验室分离菌株后 28 d 内送达国家实验室率达到 80%，国家实验室 14 d 内完成菌株鉴定反馈率达到 80%。

流脑监测是实现该目标以及开展流脑防控和相关疫苗免疫策略调整工作的基础。我国目前针对流脑的监测以被动监测为主，通过既往研究发现，我国流脑疾病负担，包括细菌性脑膜炎疾病负担被大大低估。

从全球脑膜炎球菌监测情况来看，美国通过 ABCs 主动监测大大提高了脑膜炎球菌病血清群和结果信息的完整性。GMI 也在推动各大洲建立一个详细和全面的国家或地区监测系统，在选定的哨点进行主动监测相结合的方式进行脑膜炎球菌病监测，从而评估脑膜炎球菌病的流行病学和真正的疾病负担。对于我国来说，为提高疫苗可预防细菌性脑膜炎的防控及完善相关疫苗免疫策略，可考虑在现行流脑监测系统的基础上，未来针对急性脑膜炎病例开展症状监测，加强致病病原体如脑膜炎球菌、肺炎球菌和 b 型流感嗜血杆菌的病原学监测和检测，提高监测敏感性。

另外，实验室监测是流脑监测的重要一环。我国目前尚未完全建立起基于实验室的流脑监测网络，许多地区尚不具备流脑实验室监测能力，医疗机构缺乏检测能力。因此，未来还需加强流脑等细菌性疫苗可预防疾病网络实验室建设，建立实验室质量控制体系和检测技术体系，提高流脑检测和监测能力，为我国脑膜炎球菌疫苗免疫策略制定和调整提供流行病学和实验室数据。

(李艺星　汪志国　郭　翔　李明爽　陈　强　张　磊)

◆ 参考文献 ◆

[1] WHO. Immunization agenda 2030: A global strategy to leave no one behind [J]. Vaccine, 2024, 42(Suppl-1): S5-S14.

[2] Zhu B, Xu Z, Du P, et al. Sequence type 4821 clonal complex serogroup B *Neisseria meningitidis* in China, 1978—2013 [J]. Emerging Infectious Diseases, 2015,21(6):925.

[3] World Health Organization. Meningococcal meningitis, 2018 [EB/OL]. (2020 – 05)[2025 – 06 – 22]. https://www.who.int/news-room/fact-sheets/detail/meningococcal-meningitis.

[4] World Health Organization. WHO recommended surveillance standards, Second edition [EB/OL]. (1999 – 02 – 02)[2025 – 06 – 22]. https://www.who.int/publications/i/item/who-recommended-surveillance-standards.

[5] World Health Organization. Defeating meningitis by 2030: first meeting of the technical taskforce [EB/OL]. (2018 – 07 – 18)[2025 – 06 – 22]. https://www.who.int/docs/default-source/ageing/defeating-meningitis-2030-ttf-meeting-report-july2018.pdf.

[6] Venkatesan P. Defeating meningitis by 2030: the WHO roadmap [J]. The Lancet Infectious Diseases, 2021,21(12):1635.

[7] Schuchat A, Hilger T, Zell E, et al. Active bacterial core surveillance of the emerging infections program network [J]. Emerging Infectious Diseases, 2001,7(1):92.

[8] Sáfadi MAP, O'ryan M, Bravo MTV, et al. The current situation of meningococcal disease in Latin America and updated Global Meningococcal Initiative (GMI) recommendations [J]. Vaccine, 2015, 33 (48): 6529 – 6536.

[9] Patel MK, Scobie HM, Serhan F, et al. A global comprehensive vaccine-preventable disease surveillance strategy for the immunization Agenda 2030 [J]. Vaccine, 2024,42:S124 – S128.

[10] Nuttens C, Findlow J, Balmer P, et al. Evolution of invasive meningococcal disease epidemiology in Europe, 2008 to 2017 [J]. Eurosurveillance, 2022,27(3):2002075.

[11] Novak RT, Ronveaux O, Bita AF, et al. Future directions for meningitis surveillance and vaccine evaluation in the meningitis belt of sub-Saharan Africa [J]. The Journal Of Infectious Diseases, 2019, 220 (Supplement_4):S279 – S285.

[12] Mwenda JM, Soda E, Weldegebriel G, et al. Pediatric bacterial meningitis surveillance in the World Health Organization African region using the invasive bacterial vaccine-preventable disease surveillance network, 2011—

2016 [J]. Clinical Infectious Diseases, 2019, 69 (Supplement_2): S49 - S57.

[13] Memish ZA, Shibl AM. Consensus building and recommendations based on the available epidemiology of meningococcal disease in Gulf Cooperation Council States [J]. Travel Medicine and Infectious Disease, 2011, 9(2): 60 - 66.

[14] Meiring S, Cohen C, De Gouveia L, et al. Declining incidence of invasive meningococcal disease in South Africa: 2003—2016 [J]. Clinical Infectious Diseases, 2019, 69(3): 495 - 504.

[15] MacNeil JR, Blain AE, Wang X, et al. Current epidemiology and trends in meningococcal disease — United States, 1996—2015 [J]. Clinical Infectious Diseases, 2018, 66(8): 1276 - 1281.

[16] Li Y, Yin Z, Shao Z, et al. Population-based surveillance for bacterial meningitis in China, September 2006—December 2009 [J]. Emerging Infectious Diseases, 2014, 20(1): 61.

[17] Li J, Shao Z, Liu G, et al. Meningococcal disease and control in China: findings and updates from the Global Meningococcal Initiative (GMI) [J]. Journal of Infection, 2018, 76(5): 429 - 437.

[18] Kwambana-Adams BA, Liu J, Okoi C, et al. Etiology of pediatric meningitis in West Africa using molecular methods in the era of conjugate vaccines against Pneumococcus, Meningococcus, and *Haemophilus influenzae* Type b [J]. The American Journal of Tropical Medicine and Hygiene, 2020, 103(2): 696.

[19] Greenwood B, Sow S, Preziosi M-P. Defeating meningitis by 2030～an ambitious target [J]. Transactions of the Royal Society of Tropical Medicine and Hygiene, 2021, 115(10): 1099 - 1101.

[20] Fall IS, Rajatonirina S, Yahaya AA, et al. Integrated Disease Surveillance and Response (IDSR) strategy: current status, challenges and perspectives for the future in Africa [J]. BMJ Global Health, 2019, 4(4): e001427.

[21] European Centre for Disease Prevention and Control. Factsheet about meningococcal disease [EB/OL]. (2012 - 08 - 08) [2025 - 06 - 22]. https://www.ecdc.europa.eu/en/meningococcal-disease/factsheet.

[22] Dash N, Al Khusaiby S, Behlim T, et al. Epidemiology of meningitis in Oman, 2000—2005 [J]. East Mediterr Health J, 2009, 15(6): 1358 - 1364.

[23] Christensen H, May M, Bowen L, et al. Meningococcal carriage by age: a systematic review and meta-analysis [J]. The Lancet Infectious Diseases, 2010,10(12):853-861.

[24] Chen Q, Xu Y, Sun X, et al. Investigation on the carriage prevalence of *Neisseria meningitidis* in healthy population in Jiangsu Province in 2019 and 2020 [J]. Chinese Journal of Preventive Medicine, 2023, 57(2): 236-240.

[25] Chacon-Cruz E, Espinosa-De Los Monteros LE, Navarro-Alvarez S, et al. An outbreak of serogroup C (ST-11) meningococcal disease in Tijuana, Mexico [J]. Therapeutic Advances In Vaccines, 2014, 2(3):71-76.

[26] Borrow R, Lee J-S, Vázquez JA, et al. Meningococcal disease in the Asia-Pacific region: findings and recommendations from the Global Meningococcal Initiative [J]. Vaccine, 2016, 34(48):5855-5862.

[27] Bansal D, Jaffrey S, Al-Emadi NA, et al. A new One Health Framework in Qatar for future emerging and re-emerging zoonotic diseases preparedness and response [J]. One Health, 2023, 16:100487.

[28] Aye AMM, Bai X, Borrow R, et al. Meningococcal disease surveillance in the Asia-Pacific region (2020): the global meningococcal initiative [J]. Journal of Infection, 2020, 81(5):698-711.

[29] Al Awaidy S, Ozudogru O, Badur S. Meningococcal disease within the Gulf Cooperation Council Countries [J]. Human Vaccines & Immunotherapeutics, 2023,19(1):2193120.

[30] 中华人民共和国国家卫生健康委员会.中华人民共和国卫生行业标准 WS 295-2019,流行性脑脊髓膜炎诊断[S].(2019-07-01)[2025-06-22]. https://www.gkgzj.com/u/cms/www/201901/17101007rwu3.pdf.

[31] 张岩,曹庆范,张丽,等.2021年山东两起婴儿B群流行性脑脊髓膜炎疫情的流行病学和病原学调查分析[J].中华预防医学杂志,2022,56(5):668-672.

[32] 张莉萍,叶雪仪,熊慧璋,等.我国首例感染Y群脑膜炎奈瑟菌CC23病例的实验室分析[J].疾病监测,2020,35(7):664-667.

[33] 徐丽,韩馥伊,吴丹,等.2005—2019年中国538株脑膜炎奈瑟菌抗生素耐药性分析[J].中华预防医学杂志,2021,55(2):5.

[34] 徐瑾,刘倩,姬艳芳.2019年河南省健康人群流行性脑脊髓膜炎A群、C群抗体水平监测[J].微生物学免疫学进展,2020,4:48.

[35] 谢娜,符文慧,朱兵清,等.新疆维吾尔自治区1960—2019年流行性脑脊髓

膜炎流行病学及病原学特征分析[J].中华流行病学杂志,2021,42(6):1037-1043.

[36] 吴丹,李艺星,邵祝军.2013年中国4个城市急性脑膜炎脑炎流行病学疾病负担研究[J].中华预防医学杂志,2019,53(2):164-168.

[37] 邵祝军.流行性脑脊髓膜炎流行现状及防控形势[J].中华预防医学杂志,2019,53(2):129-132.

[38] 李军宏,吴丹,温宁,等.2015—2019年中国流行性脑脊髓膜炎血清群分布特征[J].中国疫苗和免疫,2020,26(3):241-244.

[39] 韩吉婷,杨红霞,王洋,等.2017年山西省婴幼儿流行性脑脊髓膜炎病例病原学分析[J].疾病监测,2019,34(8):697-700.

第六章
脑膜炎球菌疫苗的研发

第一节 疫苗保护的免疫学机制

一、免疫激活

疫苗的免疫激活是指疫苗通过模拟病原体入侵人体的过程,激发免疫系统产生免疫反应,在未来真正遇到病原体时能够快速有效的应对。疫苗接种后,疫苗中的抗原会刺激机体产生免疫应答,佐剂可以增强这一反应。疫苗和佐剂共同作用,通过激活 T 细胞、B 细胞等免疫细胞产生抗体和细胞免疫应答,从而发挥免疫保护作用。

抗原呈递细胞,尤其是树突状细胞,在激活抗原特异性 B 细胞和 T 细胞反应中发挥着关键作用。这些免疫细胞具有识别病原模式的受体(如 TLR)的功能,可以区分抗原是否为自身抗原,并评估其危险程度。未成熟的树突状细胞不断在体内巡逻,当遇到被识别为"危险信号"的抗原时,树突状细胞迅速成熟,并携带抗原迁移至引流淋巴结,以激活 T 细胞和 B 细胞反应。若没有"危险信号",树突状细胞则保持未成熟状态,T 细胞在与未成熟的树突状细胞接触时会发育为调节性 $CD4^+$ T 细胞,以维持免疫耐受性。就是说,疫苗注射后,疫苗抗原中的病原体相关模式吸引在体内巡逻的树突状细胞、单核细胞和中性粒细胞。疫苗抗原和佐剂提供足够的"危险信号",激活单核细胞和树突状细胞。这种激活改变了细胞表面受体的状态,并引导这些细胞沿淋巴管迁移到引流淋巴结,进而在此激活T细胞和B细胞。

减毒活疫苗的反应类似于细菌感染。如,当脑膜炎球菌感染时,病原模式受体识别并结合细菌LPS,进而调整细胞表面分子,分泌促炎细胞因子和趋化因子,导致单核细胞、粒细胞和自然杀伤细胞的募集,营造一个炎症微环境,使单核细胞分化为巨噬细胞,未成熟的树突状细胞被激活并携带抗原迁移至引流淋巴结。

灭毒非活疫苗中的蛋白和多糖抗原,尽管也含有病原识别模块或结构,但由于缺乏病原体复制,其激活范围在时间和空间上受到限制,因此大多数非活疫苗需要特定佐剂来提供"危险信号",以充分激活先天免疫系统。尽管佐剂激活先天免疫的能力不及活疫苗,但过去十年中,新佐剂的研究取得显著进展。例如,在健康儿童中,单剂量AS03佐剂引发的H1N1/09流感疫苗的抗体反应与康复儿童的反应相当。非活疫苗主要在注射部位刺激先天免疫反应,因此注射部位和途径至关重要。真皮中树突状细胞密度较高,使得皮内注射效果最佳,可显著减少抗原剂量。树突状细胞在血管丰富的肌肉组织中也较丰富,因此非活疫苗优先选择肌内注射。相较之下,脂肪组织中的树突状细胞数量较少,在免疫原性较低时,皮下注射效果较差。树突状细胞一旦被激活,会迁移到局部引流淋巴结,例如三角肌和股四头肌注射后分别引流至腋下和腹股沟淋巴结。由于非活疫苗的基础免疫反应是局部的,因此不同部位同时接种多种疫苗,一般不会产生免疫干扰,前提是它们注射在不同肢体并具有独立的淋巴结引流区域。

二、疫苗诱导的B细胞反应

(一)疫苗诱导的抗体初级反应

在疫苗接种后,淋巴结中注射部位附近的B细胞被主要激活。疫苗抗原被运输至B细胞区,与B细胞表面特异性受体结合,随后迁移至 T 细胞区接口,与 T 细胞相互作用,启动增殖过程。蛋白抗原以肽的形式呈递至抗原呈递细胞表面,激活滤泡辅助性 T 细胞(Tfh),在生发中心(GCs)中引发 B 细胞强烈增殖,分化为浆细胞或记忆 B 细胞。多糖抗原由于无法募集 Tfh 细胞,未能引发生发中心反应,导致产生的浆细胞寿命较短,抗体反应较弱且持久性差,也没有形成免疫记忆。

(二) 非 T 细胞依赖性反应

初始 B 细胞来源于骨髓,驻留在淋巴结生发中心。细菌多糖抗原(如肺炎链球菌、脑膜炎球菌、流感嗜血杆菌和伤寒沙门菌等病原体)通过血液进入脾脏或淋巴结后,被巨噬细胞上的清道夫受体捕获,并与边缘区 B 细胞上的 Ig 受体结合,启动滤泡外 B 细胞反应,促使 B 细胞分化为浆细胞并产生低亲和力抗体。滤泡外反应迅速,但产生的特异性抗原浆细胞寿命较短,这些浆细胞暂时存活于脾脏红髓区,大部分细胞在几天内凋亡。由于没有触发生发中心反应,未能生成记忆 B 细胞,因此再次暴露于同一多糖抗原时的反应与初次暴露类似。某些细菌多糖抗原的再次接种甚至可能引起更低的抗体反应,这一现象称为低反应性。多糖疫苗通常引发 T 非依赖性反应,没有免疫记忆,产生的抗体亲和力和寿命较低,效力持续时间有限。

(三) T 细胞依赖性反应

蛋白抗原和多糖-蛋白结合抗原能够诱导 T 细胞依赖性反应。蛋白抗原与 B 细胞表面 IgM 受体结合后,触发 B 细胞激活,并促使其迁移至淋巴结外周 T 细胞区。在该区域,B 细胞与激活的树突状细胞和 T 细胞相互作用,产生滤泡外反应并接收激活信号,驱动 B 细胞分化为低亲和力抗体的浆细胞。同时,胞苷脱氨酶被激活,诱导 $CD4^+$ T 细胞(Th 细胞)活化,推动 Ig 类交换,IgM 转换为 IgG、IgA 或 IgE。Th1 细胞促进 IgG2a 的产生,Th2 细胞则促进 IgG1、IgE、IgG2b 和 IgG3 的产生。

特异性 B 细胞在获得足够辅助性 T 细胞的协同作用后,在生发中心内增殖,分化为浆细胞或记忆性 B 细胞。生发中心反应通常由

B细胞趋化因子CXCR5的上调触发,促使B细胞迁移至B细胞滤泡,并由滤泡树突状细胞(FDCs)捕获抗原。生发中心中B细胞、FDC和Tfh细胞之间的相互作用驱动B细胞增殖,生成高亲和力抗体的浆细胞或记忆B细胞。Tfh细胞通过细胞因子(如CD40L、ICOS、IL-10和IL-21等)帮助B细胞在生发中心内大规模克隆增殖和成熟,并进行Ig交换,产生高亲和力抗体。生发中心反应发展需数周,通常在接种后10~14 d内产生高亲和力的IgG抗体,峰值出现在4~6周。由生发中心反应产生的浆细胞可迁移至骨髓长期存活区,持续生产抗体。抗体持久性取决于免疫接种诱导的长寿浆细胞的数量和质量。减毒活疫苗或病毒样颗粒通常可诱导较持久的抗体反应,而多糖抗原则产生短暂反应。接种时间和程序也影响抗体持久性,接种间隔较长可提高持久性。此外,抗体持久性受机体免疫功能、年龄和健康状况影响。

抗体的峰值取决于疫苗诱导的生发中心反应强度,并受抗原理化特性、免疫原性及佐剂等多种因素影响。例如,破伤风类毒素与初始B细胞的结合能力和滤泡树突状细胞的结合能力较强,在免疫早产婴儿时具有更强的免疫原性。抗原剂量对初级反应影响较大,在一定范围内,高剂量抗原通常引发更强的反应。佐剂通过增加注射部位炎症反应的强度和范围,提升抗体反应,即使减少抗原剂量,也可达到相同或更高的抗体水平。抗原与抗体亲和力主要影响抗体的次级反应。

蛋白载体与多糖结合时可有效驱动Tfh分化,促进高亲和力抗体、长寿浆细胞和记忆B细胞的产生。然而,在多种结合疫苗中使用相同载体蛋白可能限制抗多糖反应,这种现象称为载体介导的表位抑制,可通过使用不含B细胞表位的肽来减轻。

三、疫苗诱导的T细胞反应

(一) CD4$^+$/CD8$^+$ T细胞反应

CD4$^+$ T细胞反应的启动过程是通过树突状细胞在外周组织中

捕捉抗原,并迁移至引流淋巴结,在那里 T 细胞和 B 细胞反应同步进行。树突状细胞在抗原诱导的免疫反应中发挥着关键作用。未成熟的树突状细胞在局部炎症环境下摄取抗原并迁移至淋巴结,在淋巴结中成熟后,通过 MHC 分子呈递抗原片段给 T 细胞。MHC Ⅰ类分子呈递胞质内抗原,MHC Ⅱ类分子呈递被吞噬的外源性抗原。成熟的树突状细胞通过 MHC-肽复合物形成共刺激分子,被 T 细胞识别,进而激活 T 细胞。$CD4^+$ T 细胞识别 MHC Ⅱ类分子上的肽,而 $CD8^+$ T 细胞识别 MHC Ⅰ类分子上的肽。蛋白抗原可通过 MHC 分子呈递,而纯 PS 抗原无法被 MHC 呈递,因此纯多糖疫苗引发非 T 细胞依赖性反应,无免疫记忆。多糖-蛋白载体缀合疫苗则可诱导 T 细胞依赖性免疫反应。

激活的 $CD4^+$ T 细胞可分化为不同的亚群,主要包括 Th1、Th2、Tfh 和 Th17 $CD4^+$ T 细胞。Th1 $CD4^+$ T 细胞分泌 IFN-γ 和 TNF-α,Th2 型 $CD4^+$ T 细胞则分泌 IL-4、IL-5 和 IL-13。Th1 细胞主要协助 $CD8^+$ T 细胞分化,支持其清除胞内病原体,而 Th2 细胞则主要负责防御细胞外病原体。Th1 和 Th2 细胞在滤泡外反应期间辅助 B 细胞激活和分化,而 Tfh 细胞则在生发中心中协助 B 细胞增殖和成熟。$CD4^+$ T 细胞向 Th1、Th2、Tfh 或 Th17 途径的分化受到多种因素影响,先天免疫系统对树突状细胞的激活程度和类型是决定性因素,特定佐剂通过靶向树突状细胞可调节 $CD4^+$ T 细胞的分化途径,并影响 Tfh 细胞的分化。

$CD8^+$ T 细胞反应通常由传染性病原体或减毒活疫苗诱导,在这种情况下,树突状细胞通过 MHC Ⅰ类分子交叉呈递疫苗抗原给 $CD8^+$ T 细胞。

(二) T 细胞记忆

T 细胞介导的免疫记忆对于疫苗效力至关重要,取决于记忆 T 细胞的频率、表型、持久性和定位。效应 T 细胞反应通常是短暂的,大多数效应 T 细胞在几天内凋亡,但记忆 T 细胞可以在无抗原刺激的情况下终生存活。记忆 T 细胞按表型和功能分为中心记忆 T 细胞(Tcm)、效应记忆 T 细胞(Tem)和驻留记忆 T 细胞(Trm)。Tcm 细胞类似于初始 T 细胞,穿梭于淋巴结和骨髓,具备高增殖潜力,能够在抗原刺激下迅速产生效应细胞。Tem 细胞则具备高细胞毒性,监视组织中的病原体。Trm 细胞驻留于特定器官,在黏膜感染的防护中起关键作用。Trm 细胞的诱导和维持机制尚不完全清楚,但对于开发针对黏膜病原体的新型疫苗策略具有重要意义。记忆 T 细胞数量和类型比例与抗原持久性密切相关。一般而言,短暂抗原主要诱导 Tcm 细胞,而持久抗原则更易诱导 Tem 和 Trm 细胞。

四、新生儿与高龄人群的免疫反应特点

新生儿由于免疫系统尚未成熟,其免疫反应受到产前和产后发育、母体抗体和疫苗类型等因素的影响。新生儿免疫系统虽可形成免疫记忆,但由于生发中心反应延迟等原因,其抗体反应有限,对多糖抗原反应较弱,对多糖缀合疫苗的 IgG 反应也偏低。接种计划和剂量间隔显著影响免疫反应,通常较长的间隔可诱导更强的免疫反应。母体抗体会抑制婴儿的 B 细胞反应,但不影响 T 细胞反应,增加了婴幼儿免疫接种策略的复杂性。因此,优化疫苗配方和策略以在新生儿和婴儿中诱导强烈的基础免疫反应且确保安全性至关重要。

老龄化也影响疫苗反应,导致抗体和 T 细胞反应的强度和持久性降低,影响老年人疫苗效力。年龄相关的 B 细胞和 T 细胞功能下降,包括 IgM+记忆 B 细胞和初始 T 细胞的减少,导致免疫反应减弱。提高老年人疫苗保护的策略包括使用更高剂量的疫苗或特定佐剂。

第二节　脑膜炎球菌疫苗的发展历程

纵观疫苗接种的历史,脑膜炎球菌疫苗的开发一直伴随着针对

其他疾病疫苗的创新。目前已成功研发了针对多种脑膜炎球菌血清群的多糖疫苗与多糖结合疫苗(图6-2-1)。

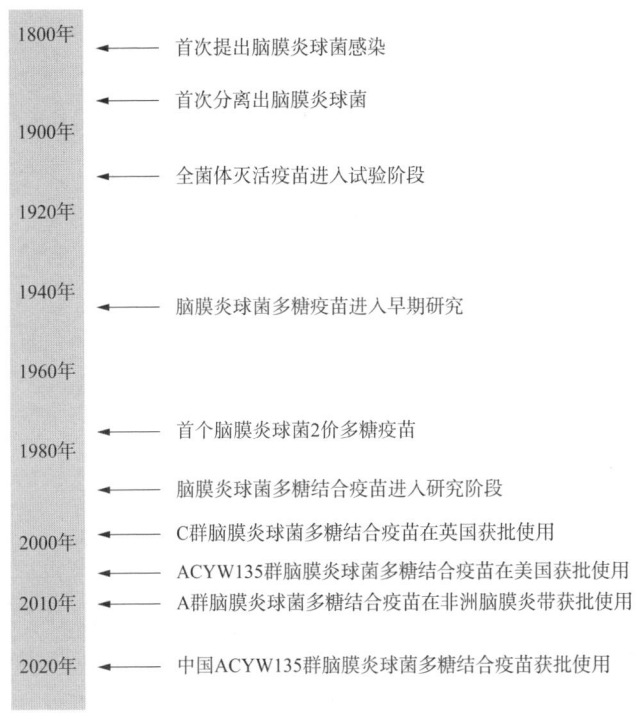

图6-2-1 脑膜炎疫苗的发展历程

一、全菌体灭活疫苗

在1907年,Davis首次尝试开发一种脑膜炎球菌疫苗,该疫苗由从患者脑脊液中分离的热杀灭脑膜炎球菌培养物制备。这是早期脑膜炎疫苗开发的尝试,然而全菌体疫苗的使用持续了近30年,直到后来的试验数据显示,全菌体疫苗在苏丹地区基本无法预防感染,同时,磺胺类药物的出现提供了脑膜炎球菌感染的治疗方案。

二、多糖疫苗

在整个19世纪和20世纪,脑膜炎球菌引起的脑膜炎和败血症的暴发,在发达国家出现了散发病例与高死亡率的情况,同时脑膜炎球菌性脑膜炎的暴发在军事环境中非常普遍。因此,开发新的脑膜炎疫苗成为战略优先事项。随着对脑膜炎球菌的研究逐渐深入,多糖疫苗成了一个新的研究方向。

20世纪60年代后期,沃尔特里德陆军研究所的Gotschlich及其同事证明,对侵袭性脑膜炎球菌的易感性与脑膜炎球菌致病菌株的血清杀菌抗体水平低有关。此外,在美国新兵中暴发MenC期间,潜在疾病病例的血清中缺乏杀菌活性。只有5.6%的病例对同源分离株具有保护性血清杀菌抗体,而健康对照组的这一比例为82.2%。这些数据为保护的血清学相关性提供了基础,血清杀菌抗体滴度>4可认定为对脑膜炎球菌有保护作用,此后一直被用作评估脑膜炎球菌疫苗的金标准。

高度纯化的高分子脑膜炎球菌低聚糖是公认的疫苗抗原。事实证明,它们在成人和年龄较大的儿童中既安全又具有免疫原性,是第一批获批的脑膜炎球菌疫苗的基础。然而,多糖因其主要为非T细胞依赖性抗原,在小年龄的人群中免疫原性较差。脑膜炎球菌多糖在婴儿中不太可能提供有效的保护,未能激活T细胞会导致免疫记忆反应不良和保护性抗体水平相对较短,因此不建议在2岁以下儿童中使用。此外,还观察到反复接种MenC多糖后出现反应迟钝等临床现象,脑膜炎球菌多糖疫苗需升级换代。

三、结合疫苗

20世纪末,为克服多糖疫苗在婴儿中免疫原性较差的问题,科学家们开始尝试将多糖与载体蛋白结合。脑膜炎球菌疫苗的发展再次从为预防其他细菌疾病而开发的疫苗中受到启发,b型流感嗜血杆菌(Hib)糖缀合疫苗的成功凸显了通过与载体蛋白的化学偶联将多糖转化为 T 依赖性抗原的优势。破伤风类毒素、白喉类毒素和白喉毒素的无毒突变体 CRM197 已被用作脑膜炎球菌疫苗的载体蛋白。多糖结合疫苗利用多糖与载体蛋白的结合,使其在婴幼儿中也能够诱导出免疫反应。在多糖结合疫苗中,载体蛋白通过化学共价键或其他方法与多糖结合,从而增强了疫苗的免疫原性。

1999 年 11 月,英国成为第一个将 C 群脑膜炎球菌结合疫苗(MenC)引入其国家免疫规划的国家。该疫苗的成功很大程度上源于其诱导的群体免疫能力,可降低人群中 C 群脑膜炎球菌的携带率和疾病发病率。1999—2001 年,英国的 C 群脑膜炎球菌病例下降了 86.7%。

在使用 MenC 结合疫苗进行常规免疫的国家,随着 C 群的流行基本消除,越来越多的其他脑膜炎球菌结合疫苗被生产出来。现在,结合疫苗可用于预防五种致病血清群(A、C、W、X 和 Y 群)。

四、蛋白疫苗

与其他致病血清群不同,B 群脑膜炎球菌多糖荚膜的免疫原性较差,需寻求替代疫苗研发策略来预防 B 群脑膜炎球菌病。在 20 世纪 70 年代,Gotschlich 及其同事发现群脑膜炎球菌的外膜囊泡(OMV)可以引发保护性抗体,在脑膜炎球菌的生长过程中,OMVs 会从外膜自然释放,OMV 具有可溶性,并以天然构象将蛋白质呈递给宿主免疫系统,诱导比纯化的 OMP 更强的免疫反应。OMV 有时与脑膜炎球菌多糖联合使用,这进一步改善了溶解问题,并且通过吸附到铝基佐剂中增强了其免疫原性。

早期基因组时代见证了反向疫苗学的出现,它从全基因组序列中识别出 B 群候选疫苗候选成分,包括 NadA、NBHA 和 FHbp,这些蛋白已被纳入已获批的脑膜炎球菌疫苗 MenB-4C 疫苗中。Trumeba 是另一种 B 群疫苗,FHbp 是 Trumeba 疫苗的唯一抗原成分,由两种脂质化 FHbp 肽 V1.55(B01)和 V3.45(A05)组成,而 MenB-4C 则由由融合蛋白 GNA2091-FHbp(V1.1,B24)、

NHBA-GNA1030、NadA 三聚体和源自 B 群脑膜炎球菌 NZ98/254 的 OMV 组成。目前开发下一代 MenB 疫苗技术不断进步，FHbp 与其人配体因子 H 结合的结构可允许非功能性 FHbps 和 FHbp：PorA 嵌合抗原的工程化。下一代 OMV 含有过表达的 FHbp 蛋白，NMB0315DNA 疫苗可使外膜蛋白 NMB0315 宿主细胞内表达。

五、总结

本节详细探讨了脑膜炎球菌疫苗的发展历程。从最初的全菌体灭活疫苗到后来的多糖疫苗、结合疫苗和蛋白疫苗。这些疫苗的研发不仅推动了疫苗学科的发展，也为脑膜炎球菌病的预防和控制提供了重要工具。

通过不断改进疫苗设计，科学家们成功地克服了早期疫苗的局限性，提高了疫苗的免疫原性和保护效果。结合疫苗的引入特别值得关注，它不仅解决了多糖疫苗在婴幼儿中免疫原性不足的问题，还扩大了疫苗的适用范围，使得更多人群能够受益于脑膜炎球菌疫苗的保护。

然而，尽管取得了显著的进展，但仍然存在挑战。例如，针对 B 群膜炎球菌的疫苗仍然面临着免疫原性不足等问题，需要进一步的研究和创新。此外，疫苗接种覆盖率、疫苗供应和可及性等问题也需要继续关注和改进。未来将开发更加安全、有效的脑膜炎球菌疫苗，以进一步提高人类对于这种严重疾病的抵抗能力，保障公众健康。

第三节　脑膜炎球菌疫苗的临床研究

脑膜炎球菌疫苗的研发和推广在全球范围内取得了显著进展。已有多种脑膜炎球菌疫苗被批准用于预防不同血清群的脑膜炎球菌感染。然而，每一种新疫苗在推广应用前都必须经过严格的临床试验,以确保其安全性、有效性和质量。

一、疫苗临床研究的基本原则

临床试验是疫苗研发过程中至关重要的一环,其目的是在人体中验证疫苗的安全性和有效性。脑膜炎球菌疫苗的临床试验不仅要针对特定目标人群,还需考虑不同地区的流行病学特征和免疫背景。虽然每种疫苗的试验设计和实施可能有所不同,但首先都必须遵循药物临床试验的一般原则,如药物临床试验质量管理规范(GCP)和疫苗临床试验指南。

疫苗临床研究通常分为早期临床试验(探索性)和关键临床试验(确证性)2种类型,早期临床试验涵盖Ⅰ期、Ⅱ期研究,关键临床试验一般为Ⅲ期研究,每个阶段都有其特定的目标和研究设计。Ⅰ期临床试验主要在少数健康志愿者中进行,目的是评估疫苗的初步安全性和免疫原性。Ⅱ期试验在更大的人群中进行,进一步评估疫苗的免疫反应和安全性,确定最佳剂量和接种方案。Ⅲ期试验则在大规模人群中验证疫苗的有效性和长期安全性,通常通过随机、双盲、安慰剂对照的试验设计,以确保结果的科学性和可靠性。

二、临床研究

疫苗临床研究原则和方法,同样适用于脑膜炎球菌疫苗的研发,但同时应考虑脑膜炎球菌疫苗的特殊性。国内外药监机构已发布了一些针对脑膜炎球菌疫苗临床试验的专门指南,提出了具有针对性的设计要求和考虑。

(一)有效性评价

1. 评价指标　既往在C群脑膜炎球菌结合疫苗的研究中对SBA抗体水平与保护力的相关性进行了研究,并确认hSBA抗体滴度≥1∶4同保护相关,后续一些血清流行病学研究也发现hSBA抗体滴度同A、Y、W群脑膜炎球菌疾病的保护具有相关性;通过免疫学研究发现,rSBA抗体滴度≥1∶8也可预测对C群脑膜炎球菌病的保护作用。目前,hSBA 或 rSBA 抗体指标已广泛地被用于脑膜炎球菌疫苗上市许可的临床终点,而无需开展保护力研究。需要注意的是,由于兔补体产生的非特异性杀菌效果,对于同样的样本,使用 rSBA 检测的抗体滴度一般会高于 hSBA,目前有监管机构认为,以 rSBA 抗体滴度 1∶8 为界值判定免前抗体基线是否为阴性的意义尚可,但作为免后阳性界值的临床意义有限,并建议使用更有临床意义的阳性/阳转标准,如 rSBA≥1∶128 的比例以及 4 倍增长率等。

ELISA 方法也可以用于检测脑膜炎球菌疫苗所诱导的结合抗体,包括 IgG 和 IgM,应注意这些结合抗体中可能只有一部分是功能性的,目前并没有建立 ELISA 抗体水平同保护力的相关性,在注册临床研究中,不会使用该类指标作为主要终点。

2. 对照疫苗的选择　　对照疫苗是指已获得批准上市,拟在临床试验中作为参比对照的疫苗。选择对照疫苗须考虑其具有充分的安全有效性数据,并已广泛应用。一般应选择原研产品作为对照疫苗。选择非原研产品时应提供充分、合理的依据。还应注意考虑采用载体蛋白、所含血清群/价次等方面的物质基础尽可能相同或相似的同类疫苗为对照。

3. 免疫原性的评价标准和免疫持久性　　使用已上市同类疫苗作为对照的可比性临床研究通常采用非劣效性的试验设计,非劣效界值的确定是试验设计的关键参数之一。应根据对照疫苗的既往循证医学证据由申办方、主要研究者和统计师共同商定,确定的界值应不超过临床上能接受的最大差别范围且相对保守。对于 SBA 抗体 GMT 的非劣效比较,常用的界值为:试验组与对照组 GMT 比值双侧 95% 置信区间(CI)下限＞1/2 或 2/3;对于 SBA 抗体阳转率的非劣效比较,常用的界值为:试验组与对照组阳转率率差双侧 95% CI 下限＞－10% 或－5%,监管机构可能会要求使用更加严格的标准进行比较,并对阳转率的绝对值提出要求。

已经证明,维持循环功能性抗体(即 SBA 抗体)对于持续保护免受脑膜炎球菌侵袭性疾病的侵害是必要的。因此,通过跟踪SBA滴度随时间的变化来反映抗体持久性是极其重要的,通过持久性研究明确加强免疫的必要性和时间点。一般要求在基础免疫后每隔6个月开展一次监测,并随访到至少18月龄。

4. 载体蛋白抗体的考虑　迄今为止,诸如白喉毒素无毒突变体(CRM197)、白喉类毒素(DT)和破伤风类毒素(TT)等蛋白质已被用于生产各种脑膜炎球菌结合疫苗。研究发现,接种这些结合多糖抗原会产生可测量的载体蛋白抗体,但不足以支持修改白喉或破伤风的常规免疫计划。当这类结合疫苗与含有白喉和破伤风类毒素的常规疫苗共同接种时通常会增强针对这些抗原的总抗体水平(取决于载体类型及含量)。如果在这些情况下观察到抗白喉或抗破伤风毒素抗体滴度的显著增加,则应考虑潜在不良事件(AE)发生的可能性。

(二) 安全性评价

同其他疫苗的安全性评价一样,安全性终点在不同的临床试验阶段具有不同的权重。如Ⅰ期临床研究中,通常重点关注候选疫苗的安全性,主要研究目的是确认初步的安全性特征,而将安全性终点作为主要终点;在Ⅱ期、Ⅲ期临床试验中,安全性终点通常作为次要终点设置,主要目的也转化为通过大样本确认不良反应的发生率,并且发现少见但有意义的安全性风险。

当安全性评估是临床试验的主要终点时,分析通常基于特定的安全性指标(如某种AE的发生率)。试验可以通过预设的研究假设来确定样本量,也可以没有研究假设,而仅仅通过一般经验设定样本量。当安全性评估是次要终点时,试验通常不会设置专门的统计假设。描述性比较通常用于比较各研究组间AE发生率的差异,而这样的比较和统计分析应在方案和统计分析计划中预先做出规定。如果有结果表明组间AE(总体或特定AE)发生率存在统计学差异,则应谨慎解释,应考虑新候选疫苗组中更频繁发生的AE的生物学可接受性。

对于脑膜炎球菌疫苗,除上述常规考虑外,还需关注脑膜炎疫苗在婴幼儿人群需多剂次接种,应重点关注婴幼儿接种后的安全性信号。对于首次申报临床试验的,还需视创新程度(价次、抗原含量/配比)于必要时对受试者开展临床检验指标的检测。对于在前期非临床试验中已有提示的不良反应,以及同类疫苗重要的不良反应,应考虑纳入主动征集的不良反应中进行重点监测。脑膜炎球菌疫苗,尤其是多糖结合疫苗,一般涉及多个年龄段人群和多种免疫程序,因此安全性分析时在分别评价各年龄段/免疫程序人群的安全性的同时,还应合理评价总体安全性。在进行安全性分析时,需同时关注各年龄段/免疫程序人群的安全性,以及总体安全性。

(三)上市后研究和持续监测

上市后研究的主要目的是发现发生率较低但有意义的 AE、开展免疫持久性研究、免疫程序(包括加强免疫)优化以及积累特殊人群安全有效性数据(如哺乳期和妊娠期妇女、免疫功能低下者、合并基础疾病人群)等。

在上市后安全性监测方面,应遵循专门指南(如 ICH E2 E 等),查阅各个药监机构关于报告上市后安全性数据的要求,如安全性数据定期报告的内容、时间要求,以及快速个案报告的要求。

三、免疫原性检测方法

(一)使用 SBA 测定功能性抗体

继 20 世纪 60 年代 Goldschneider 及其同事的研究之后,SBA 成为评估脑膜炎球菌免疫力的金标准检测方法。SBA 试验可测定抗体介导的补体对脑膜炎球菌细胞的裂解,因此是对功能性抗体的测定。最初的 SBA 检测使用缺乏抗脑膜炎球菌抗体的人补体作为外源补体的来源(hSBA)。要获得合适的人补体,需要对许多供体或来源进行筛选,而且往往不适合普遍用于检测脑膜炎球菌菌株。此外,人补体也很难标准化,因此在比较不同实验室生成的数据时需要考虑这一因素。

为了使该检测方法标准化，WHO公布并采用了以兔补体作为外源性来源的推荐方案，作为脑膜炎球菌多糖疫苗免疫后评估SBA滴度的推荐检测方法（rSBA）。与人补体相比，脑膜炎球菌在外源性兔补体存在时更容易被补体介导的裂解，也即非特异性杀菌情况更明显，所以使用rSBA检测的抗体滴度会高于hSBA。研究表明，使用人补体或兔补体进行SBA检测所获得的滴度之间存在正相关性。C群结合疫苗在英国获得许可的部分依据就是使用幼兔补体进行SBA检测所产生的免疫原性数据。在评估含有C群结合疫苗成分的疫苗或A群结合疫苗时，建议使用人或幼兔补体进行SBA检测来评估免疫原性。

对于B群脑膜炎球菌抗体测定，hSBA仍是首选的检测方法，原因是尽管目前获批的B群疫苗主要基于蛋白抗原，但B群脑膜炎球菌血清中可能仍然存在一些低亲和力的抗B群CPS抗体。这些抗体通常是非功能性的，无法有效中和病原体。因此，使用rSBA检测时，这些低亲和力抗体可能导致滴度异常升高，从而影响结果的准确性。与使用兔血清的rSBA相比，hSBA使用人血清，更贴近实际的人体免疫反应情况，因此在评估疫苗效果和保护水平时具有更高的可靠性。人们一直在努力研究将非人类补体来源用于B群SBA检测，但迄今为止尚未找到可行的替代方法。将B群SBA检测标准化目前比较困难，建立标准化方案的工作仍在进行中。

另一个方面，在SBA检测中选择合适的群脑膜炎球菌目标菌株（靶菌）至关重要。A群和C群的菌株已被推荐用于标准化SBA检测，但B群、W群和Y群的脑膜炎球菌菌株尚未达成共识。对于B群，由于流行菌株的流行病学各不相同，而且诱导保护性抗体的抗原是亚荚膜性的，需要分析多种菌株以评估候选疫苗的效果。

目标菌株的选择尤为重要，因为其亚荚膜构成要能代表流行菌株，这在自然免疫研究中尤为相关。例如，在尼日尔的一项研究中，W群暴发后，携带PorA亚型P1.5,2的菌株保护率从26%提高到42%，而对照参考菌株（M.01,0240070）的保护率并未显著增加（从

34%到37%)。研究表明,表型或基因型相似的菌株使用相同血清样本时,SBA滴度可能会有所不同。在不同实验室使用同一组B群菌株的SBA滴度也有所不同,这是由于制备菌株方法的差异,导致不同的次要外膜蛋白表达。这一点尤为重要,因为目前有B群候选疫苗正在评估中包括外膜蛋白,因此为了正确评估这些产品的免疫原性,菌株的选择至关重要。

1. SBA免疫原性指标和保护力的相关性　免疫替代终点可用于确定疫苗的保护效果,而无需进行大规模的效力试验。就脑膜炎球菌疫苗而言,由于脑膜炎球菌疾病的发病率较低,因此需要数以万计的参与者才能确定疫苗的有效性。免疫替代终点可以从自然免疫研究、个体被动保护证据或Ⅲ期效力试验中获得。关于脑膜炎球菌的免疫原性替代终点,既往已经进行了广泛的研究。

2. C群脑膜炎球菌的免疫替代终点　Gold Schneider及其同事的研究确立了C群脑膜炎球菌的替代保护机制。这些研究表明,受试者中是否存在对C群的天然抗体水平(hSBA滴度≥1∶4),可预测个人随后罹患C群疾病的风险。从血清中去除C群特异性SBA抗体会导致体外杀菌活性的丧失,这证实了SBA在介导保护作用。已经有研究在SBA试验中使用兔补体建立免疫替代终点。在引入C群结合疫苗之前英国开展的评估显示,疾病保护与rSBA滴度≥1∶8之间存在相关性,滴度<1∶8与易感性相关,滴度≥1∶128则与保护性相关。滴度在1∶8到1∶64之间时,还需要其他信息,如hSBA滴度≥1∶4或抗体亲和力成熟的证据等。SBA滴度≥1∶4可以认为是一种基于个体的免疫替代终点,但rSBA滴度≥1∶8更多是基于人群的。

3. 其他群脑膜炎球菌的免疫替代终点　对于A、B、W和Y群脑膜炎球菌,虽然有证据表明SBA抗体水平是一种保护相关的免疫原性指标,但并没有对每一种脑膜炎球菌血清群开展免疫替代终点的研究。在Goldschneider及其同事的研究中,观察到对A群和B群的hSBA滴度≥1∶4可预测对C群疾病的保护作用。对A群自然获得性免疫的进一步研究数据表明,携带 A 群脑膜炎球菌可诱导针对荚膜和亚荚膜下抗原的 hSBA 活性,而在没有携带 A 群脑膜炎球菌的情况下,自然观察到的任何 hSBA 活性都是针对亚荚膜下抗原的。虽然 1∶4 和 1∶8 的免疫替代终点是在 C 群脑膜炎球菌疫苗研究中确定的,但这些标准目前已适用于所有群的脑膜炎球菌疫苗。hSBA 滴度≥1∶4 可以作为脑膜炎球菌疾病保护的通用替代指标。对于 B 群,hSBA 活性与 OMV 疫苗的临床疗效相关,并被推荐为预测 B 群脑膜炎球菌疫苗疗效的合适保护代用品。B 群疫苗主要基于蛋白抗原,因此检测 hSBA 活性可以有效评估疫苗诱导的免疫保护水平。总结来说,hSBA 检测方法在预测 A 群和 B 群疫苗在脑膜炎球菌病的保护作用方面具有重要意义。特别是对于 B 群疫苗,hSBA 滴度是评估疫苗效力的重要指标。

(二)通过测定 Ig 进行抗体检测

荚膜特异性免疫球蛋白(Ig)的测定提供了结合抗体的测量值,但并不一定反映功能性(保护性)抗体的水平。最初的测定方法是放射免疫测定或沉淀测定,倾向于测量总 Ig。迄今为止唯一基于结合抗体测定的保护性相关指标来自芬兰的 A 群脑膜炎球菌多糖疫苗效力试验,通过放射免疫测定总 Ig 确定为 $2\mu g/mL$。目前推荐使用 ELISA 测定 A 群和 C 群特异性 IgG。不过虽然对于 A 群,W135 群和 Y 群特异性 IgG 的检测方案已被实施,但对标准化检测方法尚未达成共识。除此之外,开发了一种使用基于磁珠的多重测定法测量 A、C、W 和 Y 群 IgG,其优点是使用非常少量的血清在一次测定中确定四个不同血清群的 IgG 浓度,并且由于其更大的动态范围,也比传统的 ELISA 更灵敏。该方法的优点是使用极少量的血清就能在一次检测中确定四个群别的 IgG 浓度,而且由于其动态范围更大,比传统的 ELISA 方法更灵敏。该多重检测法还可用于测量 B 群或不同 Ig 类别的抗体。群特异性 IgG 亚类的测定也已在多项研究中开展,并被用于评估对免疫接种的反应。多糖特异性 IgG 抗体和 SBA 抗体滴度之间的相关性不强,因此不能仅测量 IgG。有研究认为,使用改良 ELISA 方法可以获得更好的相关性,这种实验只检测高亲和力抗体,而高亲和力抗体更有可能是功能性的。

(三)其他方法

人们已证实脑膜炎球菌的吞噬作用,这一发现有助于后续保护机制的研究,尤其是对 B 群。最初测量调理吞噬作用(OPA)的方法是通过荧光显微镜和目视检查,但这种方法非常耗费人力,因此人们开发了替代方法。比如使用细胞系或新鲜分离的外周血单核细胞的化学发光法和流式细胞术,和可以测定 A、C、W 和 Y 群的 OPA 活性多重流式细胞分析法。此外,还开发了细胞表面标记检测法,作为 OPA 检测法的替代方法。然而,这种免疫机制对预防脑膜炎球菌感染的重要性尚不清楚。对于 B 群,OPA 被用于评估候选 B 群疫苗的免疫反应。不过,目前还没有用于 OPA 检测的标准化方案,如果要进行这种类型的测量,这是一个需要考虑的问题。

在评估对脑膜炎球菌感染或疫苗接种的免疫反应时,还使用了其他几种免疫测定方法。其中,全血试验分析的是在个体全血中观察到的杀菌作用,而不仅仅是血清中抗体介导的杀菌作用。这种检测方法已被用于研究 OMV 疫苗反应,据报道比 SBA 检测方法更灵敏。然而,由于该检测方法需要大量人力,需要对新鲜血液进行分析,而且很难将这种检测方法标准化,因此它更适合用于研究目的验证或小规模研究,而不是对候选疫苗进行评估。研究脑膜炎球菌发病机制的动物模型已经开发出来,并用于评估对脑膜炎球菌的保护作用。然而,由于人类是脑膜炎球菌的唯一自然宿主,因此使用动物模型获得的结果可能与人类疾病不完全相关。利用小鼠开发的模型已被广泛用于分析主动免疫或各种宿主因素在发病机制中的作用。已开发的幼鼠模型可用于被动免疫研究,并可用于评估人类血清对 B 群脑膜炎球菌的保护性免疫。其他检测方法,如免疫印迹和 T 细胞检测,也是有用的研究工具。

第四节 脑膜炎球菌疫苗的质量控制

一、疫苗质量控制概述

疫苗全面制造计划的总目标是能够持续、一致地生产安全有效的疫苗。疫苗的整体设计需要考虑多种因素,包括:设施和设备、原料和工艺辅助材料、上下游工艺、抗原修饰、中间品和半成品的储存、工艺过程产品和成品的检测和控制方案、佐剂、配制和灌装、封闭容器系统、支持产品有效期的稳定性计划。

疫苗的工艺开发需要通过质量体系来保障:包括原材料、中间体、成品的质量、稳定性和有效期的标准,分析方法开发和验证,变更控制,设施设备的确认、清洁、维护和潜在变更方案以及故障调查和投诉,所有这些在疫苗生命周期中都很重要。虽然在疫苗临床研究期间,已经完成了生产工艺的改进并进行了工艺一致性验证和检测方法符合预期用途的验证,以及变更控制体系。但在疫苗的整个生产生命周期中必然会进行变更,这就需要使用疫苗研发的数据和常规生产的数据对变更过程和变更计划进行评估。在疫苗的整个生产生命周期中应持续对生产的各方面进行评估,以识别疫苗质量的意外变化,并尽快对其进行评估。

疫苗生产过程中使用的各种材料来源及种类各异,生产工艺复杂且易受多种因素影响,因此工艺过程中所有需要验证的步骤均应进行验证,验证还应包括工艺空间、相关关键工艺参数和关键质量属性的识别。生产过程中的每一个工艺环节以及使用的每一种材料均应进行质量控制,并根据验证结果制定其可用于生产的质量控制标准。应制定工艺过程各中间产物可进入后续工序的质量要求,并对生产过程制定偏差控制和处理程序。关键工艺参数是能直接影响产品核心质量属性的工艺参数。一些对工艺重要但不影响关键质量属性的其他工艺参数有助于确定工艺开发空间和开发耐用的工艺，并可能在评估工艺偏差时发挥作用。质量源于设计和工艺空间探索的概念正在为整体研发计划所考虑。

疫苗的质量控制包括安全性、有效性、可控性。需要控制的物质包括目标成分和非目标成分，改变生产工艺时需相应地修订有关检查项目和标准。每项质量指标均应有相应的检测方法，以及明确的限度或要求。可量化的质量标准一般应设定限度范围。疫苗的目标成分应根据至少能达到临床有效保护的最低含量确定疫苗中有效成分的含量，是否添加佐剂、佐剂类别及用量应经过充分评估。一般情况下，制品有效性的检测应包括有效成分含量和效力的测定。疫苗的非目标成分包括工艺相关杂质和制品相关物质/杂质。疫苗的工艺相关杂质包括来源于培养基成分以及灭活和提取、纯化工艺使用的生物、化学材料残留物等。生产过程中应尽可能减少使用对人体有毒、有害的材料，必须使用时，应验证后续工艺的去除效果。

疫苗产品的稳定性取决于疫苗抗原的性质、产品配方、容器密闭系统和疫苗使用前储存的情况。疫苗稳定性评价应包括对成品以及需要放置的中间产物在生产、运输以及贮存过程中有可能暴露的条件下的稳定性研究，以此为依据设定制品将要放置的条件（如温度、光照度、湿度等），以及在这种条件下将要放置的时间。应评估每一中间产物的保存时间及累积各中间产物规定的最长保存时间对成品稳定性结果的影响。对变更主要生产工艺或内包材的制品也应进行稳定性评价，并应与变更前的制品比较。疫苗稳定性评价的主要类型包括：实时实际保存条件下的稳定性研究；加速稳定性研究；强制破坏稳定性研究；热稳定性研究。

二、脑膜炎球菌疫苗的种子批系统和培养基的质量控制

（一）多糖和结合疫苗

脑膜炎球菌应在生物安全Ⅱ级实验室进行各项生产用菌种的操作。生产操作和质量检验人员必须经过严格的职业培训，并应采取

适宜的防护措施,如免疫接种相应的疫苗。生产用菌种应采用种子批系统,从原始种子传代和扩增后保存的为主种子批,从主种子批传代和扩增后保存的为工作种子批,工作种子批用于生产。应尽量减少传代次数,以降低发生遗传变异的风险。《中国药典2025年版·三部》中明确脑膜炎球菌主种子批启开后至工作种子批,其传代应不超过5代;工作种子批启开后至接种发酵罐培养,传代应不超过5代。应根据菌种的储存特点及生产规模,尽可能制备批量足够大的工作种子批,以满足一定生产周期的使用。种子批的保藏应依据细菌的特性采用适当的方式以保证其稳定性。用于生产的菌株应经国家管理机构批准,被证明能够产生对人体安全有效的多糖。WHO推荐的A群脑膜炎球菌生产菌株为A1、M1027株,C群为C11、C2241株,Y群为Y(Slaterus)、6306Y、IM2261株,W群为6308、S.4383、IM2263株。我国脑膜炎球菌疫苗生产菌株主要为A群CMCCB29201、C群CMCCB29205、Y群CMCCB29028、W群CMCCB29037。

应对菌种已知的主要抗原表位的遗传稳定性进行检测,并证明在规定的使用代次内其遗传性状是稳定的。原始种子应验明其历史、来源和生物学特性。主种子批检定一般应包括培养特性、革兰等染色方法镜检、生化反应、血清学试验、免疫效价测定、培养物纯度、活菌数测定、16S rRNA 序列测定、全基因序列测定等项目。必要时可采用核磁共振(1H 或 13C)等特殊鉴定方法。工作种子批的生物学特性应与原始种子一致,变更主种子批和工作种子批时除需按常规项目进行检定外,还应进行生产终末代次和/或超生产终末代次种子批的全面检定,包括生产期间菌株的遗传稳定性和微生物污染方面的检测。国内外药典脑膜炎球菌疫苗各论中均对种子批的关键质量参数进行了规定。

细菌在培养基中生长和大量扩增以产生用于疫苗生产的大量多糖或蛋白。用于细菌生长的培养基原料通常由明确的化学物质(例如,氨基酸、碳水化合物、维生素、矿物质)和更复杂的物质(例如,蛋白水解物、酵母提取物、蛋白胨)组成。应允分考虑每种原料的来源，以确保它们来自可靠的供应商，并能保证长期供应，避免原料采购或制造发生任何变化和供应短缺。对于复杂组分的原料，一致的原材料尤其重要，其组分的变化可能难以检测，但可能对发酵产生直接影响。一般而言，应尽可能避免使用动物源性材料，因为它们会带来额外的风险，并且更容易发生变异。用于脑膜炎球菌培养的液体培养基中应不含有与十六烷基三甲基溴化铵形成沉淀的成分。

(二) B群脑膜炎球菌疫苗

B群脑膜炎球菌疫苗大部分抗原采用重组DNA技术生产，疫苗的种子批系统、生产过程及中间品和成品的质量控制原则与多糖和结合疫苗基本一致，此处仅将需要特殊注意之处概述如下。

生产用菌种和培养基的质控原则与多糖抗原生产用菌种和培养基的质控原则相同，同样应建立三级种子库。同时，应对表达载体进行分析，目的是确保产品的正确编码序列被导入到宿主菌，并从培养开始到生产结束保持不变。宿主菌产生的重组蛋白，其基因序列可能发生突变而改变蛋白质的性质，从而对人产生潜在的副作用。目前没有一种单独的试验方法能检测蛋白质分子中所有可能发生的修饰。蛋白质分析技术用于估测蛋白质的氨基酸序列和由于翻译后修饰(如蛋白水解、糖基化、磷酸化、乙酰化等)形成的结构特征。因为蛋白质分析方法有时不能检测到所有重组蛋白编码序列突变造成的蛋白质结构变化，所以从核酸分析中得到的资料对确定蛋白质结构也是有用的。核酸分析的目的不是为了检测少量变异序列，而是为了能确保被表达的蛋白有正确的氨基酸序列。因此应明确宿主菌和表达载体的起源、来源、遗传背景，包括克隆基因的来源和特性、构建和鉴别情况，表达载体遗传特性和结构，表达载体来源和各部分的功能等详细内容。明确质粒的详细组成图及其顺序，哪些区域是在质粒构建时测序的，哪些是从文献得来的。明确质粒编码的其他表达蛋白。明确表达载体扩增、对宿主菌的转化方法、生产用克隆的筛选标准及其在宿主菌中的位置、物理状态和遗传稳定性。应明确克隆基因、表达载体控制区及其两侧、与表达或产品质量相关的核苷酸序列，以及在生产过程中控制、提高表达水平的各种措施。含表达载体的宿主菌应经过克隆而建立主种子库。在此过程中，在同一实验室工作区内，不得同时操作两种不同菌种；一个工作人员亦不得同时操作两种不同菌种。应对种子库进行微生物污染的检测，不应含有外源致癌因子和感染性外源因子。应对主种子库的表型和基因型标记进行鉴定，采用分子生物学或其他适合的技术对表达载体基因拷贝数、基因插入或缺失、整合位点数量等情况进行分析。核苷酸序列应与表达载体一致，并与所预期的表达蛋白质的序列吻合。

三、多糖和结合疫苗的生产和质量控制

（一）多糖原液的生产和质量控制

精制多糖一般通过将脑膜炎球菌进行培养、收获及杀菌、提取、纯化等步骤获得，用灭菌注射用水将适量的精制多糖溶解除菌过滤即为多糖原液。原液制备的工艺步骤和参数的设定应基于工艺效能，纯化工艺的选择应兼顾抗原纯度、活性、残留物限度等因素，以获得最适的收获物和最少的工艺杂质为目标，工艺应经验证。应尽可能避免在中间品中添加抑菌剂，尤其是含汞类的抑菌剂。在培养阶段，应注意进行细菌污染的检查，应确认原材料、介质和溶液符合其预期用途，根据细菌培养方式可进行细菌纯度、细菌总数、pH及耗氧量等监测。在收获阶段，应选择生长期后期或静止期前期，晚收获有利于提高多糖产率，但会降低多糖平均分子量。杀菌条件应以确保杀菌完全又不损伤其荚膜抗原为宜，培养物收获后应进行纯菌检查、细菌总数、抗原含量等检测。在纯化阶段，应尽可能多地去除初始收获物中的杂质，并最大限度地提高最终疫苗产品的纯度，需对纯化程序进行优化和验证。所有步骤均应在清洁的玻璃或塑料容器中进行，所使用的氯化钙、醋酸钠等盐溶液均应过滤，提取多糖应尽量在15℃以下进行。在生产过程中，应根据需求清楚地分配批号，并清楚地记录收获成分和产品批次之间的关系。

精制多糖是生产多糖和结合疫苗的关键中间产物,终产品的许多质量属性可通过检测单价多糖进行初步评估。多糖原液的关键质量参数包括鉴别、纯度、特定基团的含量和分子大小。多糖的质量取决于生产工艺,如多糖的机械处理会减小其分子大小,纯度受收获方法、澄清和纯化工艺等影响。此外,多糖原液的质量参数还包括工艺相关杂质和制品相关杂质,如苯酚、核酸、蛋白质、内毒素。一般来说,这些杂质不可能完全去除,我们需要尽可能在其残留量最多的工艺中间产物中对其进行检测,并使用灵敏的和经过验证的分析方法,证实这些物质减少到了无法检测的水平。如十六烷基三甲基溴化铵为季胺型表面活性剂,极易在系统中残留,工艺中使用和不使用十六烷基三甲基溴化铵溶液的品种,所用容器应避免交叉,或采用足够灵敏的方法进行清洁验证,以确保不会将其引入其他品种。灭活剂作为生产残留物应尽可能彻底地从终产品中去除。甲醛的上限通常为 0.02%,相当于每 $0.5\ mL$ 疫苗剂量 $0.1\ mg$。国内外药典均对多糖原液的关键质量参数进行了规定。精制多糖作为结合疫苗生产的中间品,其关键质量参数和标准与多糖疫苗原液相似,但由于结合疫苗的研发和生产较多糖疫苗晚,质量控制手段和检测技术有了突飞猛进的发展,因此结合疫苗中某些用于多糖检测的技术较多糖疫苗更为先进和高效,同时有些还增加了检测项目。

精制多糖或原液储存在适宜温度下的稳定性应进行证明以制定相应的保存时间。研发和关键工艺变更期间应对其稳定性进行充分研究。如果放行检验项目不足以检测到稳定性的变化,应考虑采用放行检验以外的项目或更灵敏的方式进行表征。

(二) 修饰多糖的生产和质量控制

结合物的生产可采用不同的化学策略,传统上主要采用两种方法:一种是基于天然或分子量略微减小的多糖的随机化学活化,随后进行结合反应;另一种是通过控制对天然多糖的断裂产生低聚糖,对其端基进行选择性活化,随后偶联至蛋白质载体。某些情况下,需要加入化学间隔物以促进蛋白质和糖的偶联。应使用适当的方法来确定多糖或低聚糖的活化或衍生程度以确保多糖修饰的一致性,如比色法、色谱法和核磁共振法。多糖分子大小与后续生产工艺及结合物免疫原性密切相关,可采用凝胶过滤或高效液相色谱等适宜方法对断裂产生的低聚糖和活化后多糖的分子大小及分布进行质量控制,以确保多糖与蛋白结合反应的批间一致性。应当有适宜的方法来确定糖结构中新引入的化学官能团,例如比色法或其他适宜的方法。如在工艺开发和质量特性研究中证明多糖裂解工艺对特异基团含量有影响,需对特异基团含量进行质量控制。

(三) 载体蛋白的生产和质量控制

结合疫苗常用的载体蛋白有:破伤风类毒素、白喉类毒素、白喉毒素无毒突变体(CRM197)和 B 群脑膜炎球菌外膜蛋白、嗜血杆菌蛋白 D 等。

如果采用已有国家标准的破伤风类毒素和白喉类毒素作为载体,其各项质量指标除符合《中国药典》的要求外,还应对均一性、氨基含量等开展研究。抗原纯度可通过絮凝试验测定,抗原纯度应至少为 1500 Lf 单位/mg 蛋白质。单体、二聚体或多聚体含量测定可使用如 SEC-HPLC 与静态光散射检测器偶联等适宜的方法。采用适宜方法进行结合位点含量(如氨基含量)检测。

如采用已通过临床试验验证安全有效的 CRM197、B 群脑膜炎球菌外膜蛋白等作为载体,关键质量标准应至少包括鉴别、无菌性或生物负荷(取决于生产工艺)、内毒素和纯度。载体蛋白鉴别可采用免疫化学方法:如免疫沉淀法、免疫电泳法和免疫酶法,物理化学方法:如质谱法、肽图谱、分子量测定、等电聚焦、HPLC、氨基酸测序、圆二色光谱、荧光光谱。CRM197 蛋白可采用 HPLC 法等适宜方法测定纯度应在 90% 以上;应确保 CRM197 蛋白的氨基酸序列正确无误。如果与白喉类毒素在同一车间生产,应建立能区分 CRM197 蛋白和白喉毒素的方法,并应符合《药品生产质量管理规范》的要求。B 群脑膜炎球菌外膜蛋白复合物可采用 SDS-PAGE 图谱分析测定纯化后的组成;其 LPS 的含量不应超过 8%;家兔热原试验通常注射剂量为 0.25 μg/kg，应符合规定。

重组载体蛋白，除纯度、单体含量、结合位点丰度外，应按重组 DNA 蛋白制品要求开展质量研究，包括一级结构、高级结构、电荷异质性及分子大小异质体。采用上述以外的其他蛋白作为载体，应参照上述蛋白载体质量标准要求，结合其自身特点建立相应的质量标准，并进行严格的质量检测和复核。

如果载体蛋白与多糖结合前需进行活化处理，应建立测定蛋白活化程度的方法，以确保批间一致性。

（四）多糖蛋白结合物原液的生产和质量控制

在结合期间，多糖抗原上存在的反应性官能团与位于载体蛋白或载体复合物上的官能团反应以形成稳定的共价键。可使用许多不同类型的化学方法，包括还原胺法、硫代烷基化法或 CDAP 法。不同的结合疫苗可能采用不同的多糖蛋白结合工艺，但均需要进行多步反应。虽然结合过程在化学概念上看似简单，但过程控制相对复杂。为了确保多糖蛋白结合物的稳定性、安全性和批间一致性，应建立相应的质量控制方法。根据结合反应的特性，可能需要额外的化学反应物来完成反应或使结合产物稳定，还可能需要对残余活化功能基团化学失活或封闭，否则可能会影响产品在储存期间的稳定性。应通过验证从工艺中去除游离蛋白质、游离多糖、化学试剂和副产物等未反应成分，或通过检测其残留水平进行监测。这些中间体的稳定性评价有利于支持多价疫苗的稳定性预测。为了定义和控制结合工艺，应尽可能确定所有关键工艺步骤的工艺参数和允差，包括活化程度、每个反应组分的加料比、反应时间、反应温度、反应 pH 和混合条件。此外，应确定多糖、载体蛋白和上述所有化学成分的纯度允差。中间产物的贮存应考虑贮存容器与其或其他组分的相互作用可能产生的影响（如容器吸附、释放或与内容物的物理化学反应等），以及中间产物与贮存容器空间的气体交换导致内容物的酸碱度改变。此外，还应考虑光照、湿度、在冷库中的存放位置等因素。这些均应经过验证，且应包括将其置于拟设定的最苛刻贮存条件。由于结合反应可能影响多糖的结构,多糖与蛋白结合后(单价结合物未混合前)应注意进行多糖的鉴别试验。其他的关键质量参数包括:多糖/蛋白比、结合及未被结合的多糖含量、残余试剂及活化功能基团、分子大小/分布等。

(五)**多糖和结合疫苗半成品的生产和质量控制**

半成品配制应按照批准的配方进行,将所有组分按配制量均一混合制成半成品。应对原液和辅料的加入顺序及加入量、混合搅拌的速度时间和温度控制等参数进行研究与优化,以确保制剂过程中保持结合物的完整性和制剂的批间一致性。半成品配制完成后特别是铝佐剂吸附的疫苗应尽快分装。生产设计应使相关设备的能力与生产规模相匹配,为保证上市产品的溯源和追踪,半成品配制原则上应来源于一批原液,不同批原液合批配制半成品的,应评估可能存在的风险并经批准。对半成品配制点的控制应选择与有效性相关的参数进行测定,半成品配制时应根据有效成分测定方法的误差、不同操作者之间及同一操作者不同次操作之间的误差综合确定配制点。半成品配制添加的辅料,其质量控制应符合相关要求。单剂量注射液中不得添加抑菌剂。添加佐剂应依据抗原含量及吸附效果确定其添加量。

(六)**多糖和结合疫苗成品的生产和质量控制**

通过分装设备将半成品疫苗均一地分配至规定的终容器内密闭或冻干后密闭即为成品。应根据验证结果,对分装过程中产品的温度、分装持续的时间、分装环境的温度和湿度等进行控制。分装设备应经验证,以确保承载分装容器的温度控制系统和内容物分装量均一性等装置的性能稳定、可靠。分装、冻干车间及设施应符合《药品生产质量管理规范》的要求。分装、冻干设备的规格和相关技术参数应满足生产工艺的要求,设备表面便于清洁消毒,与制品直接接触部件便于拆卸、清洁、灭菌和再利用。不同品种及规格制品交替使用同一分装间和分装、冻干设施时应进行共线使用的风险评估;在一种制品分装后,必须进行有效的清洁和消毒,清洁效果应定期验证。分装容器及用具的清洁、灭菌处理工艺应经验证并确保达到清洁、灭菌效果。接触不同制品的分装容器与用具应分别清洗。对于冻干制剂，应对冻干工艺的关键工艺参数及其控制范围进行研究与优化，关注冻干工艺对冻干前后结合疫苗质量及相关特性、效力等的影响。

疫苗成品检测项目一般包括鉴别试验、理化测定、纯度、效力测定、异常毒性检查、无菌检查、细菌内毒素检查、佐剂及工艺杂质残留量等。由于对复杂的多价疫苗中的成分进行物理化学分析可能存在问题，应考虑在配制前的生产阶段和成品里各进行哪些项目的检测。对于与疫苗关键质量属性相关的杂质（如多糖疫苗的残留蛋白质、残留核酸，结合疫苗的游离蛋白、残留溶剂等），如无法在成品中检测时，应在适当的中间产物（如原液或半成品）取样检测，检测结果应能准确反映每一成品剂量中的残留水平。由于结合疫苗是通过规定的化学工艺由纯化组分生产的，因此疫苗控制策略严重依赖于分子表征和纯度，以确保每个疫苗批次与临床试验中使用的疫苗批次质量一致。多糖含量检测通常包括化学方法、色谱法和免疫学方法，不同检测方法的测定结果可能会存在系统差异，如在不同的研究或生产阶段采用了不同的检测方法，应对方法的相关性进行充分研究，避免因检测方法导致拟上市产品与确证性临床批次配制点存在差异。

批间一致性研究应选择多个关键指标进行控制，测定方法应按照相关要求进行验证，使检测结果可准确有效地用于批间一致性的评价。虽然动物免疫原性试验是疫苗开发的必要组成部分，但当通过理化标准可确保疫苗的一致性时，则无需进行常规动物效价试验。

四、B 群脑膜炎球菌蛋白疫苗的生产和质量控制

B 群脑膜炎球菌蛋白疫苗的提取、纯化主要依赖于各种蛋白质分离技术。采用的分离纯化方法或技术，应能适用于规模化生产并保持稳定，应对纯化工艺中可能残存的有害物质进行严格检测，这些组分包括固定相或者流动相中的化学试剂以及可能对制品关键质量属性造成影响的各种物质。采用大肠埃希菌表达系统时，菌体裂解

后应尽快进行蛋白质纯化。纯化工艺应保证将制品中的一些特定杂质去除或降低至可接受的水平,包括来自表达载体的核酸、宿主菌蛋白质等外源因子污染、细菌内毒素以及源自培养液的各种其他残留物。生产工艺的优化应考虑残留宿主DNA片段的大小、残留量和对生物活性的影响。应采用适宜的方式将残留宿主DNA总量降至可接受的水平。需要用纯化程序验证研究的数据来证明每个纯化步骤和总体对DNA的清除。在中试规模的研究中,可采用故意将放射性标记的DNA添加到原始制剂中进行测试,其结果将表明在提纯过程中理论上可以去除这些污染物的程度。

原液的检测项目取决于工艺的验证、一致性的确认和预期产品相关杂质与工艺相关杂质的水平,一般包括鉴别、纯度、效价和稳定性。应采用适当方法对原液质量进行检测,必要时应与标准物质进行比较,如肽图分析。通过化学、物理和生物学方法对活性物质进行鉴别是必不可少的。应获得足够的一级结构信息来表征产品,序列验证的程度取决于其目的。如用于批放行,部分序列测定和肽图谱可能就足够了;如用于临床样品的研究和参考品的制备,则需要进行全序列测定。应注意N端甲硫氨酸,信号或前导序列和其他可能的N和C末端修饰(如乙酰化、酰胺化或者由于外肽酶导致的部分降解以及C端加工、N端焦谷氨酸等),以及各种其他异质性(如脱酰胺化、氧化、异构化、碎片化、二硫键错配、N-连接和O-连接的寡糖、糖基化、聚集等),均应被识别和充分表征。这些修饰可能导致其组成中存在几种分子或变异体,应对目标制品的各种分子变异体进行分离、鉴别和分析,如变异体的活性与目标制品一致时,可不作为杂质。如果已证明每批产品异质性的类型是固定的,则有可能不再需要对每种异构体对产品活性、有效性和安全性(包括免疫原性)的影响进行评价。异质性也可能在原液和成品的生产和/或贮存过程中产生。由于这类产品的异质性决定了它们的质量,故应对异质性的程度和类型进行鉴定以确保批间一致性。应考虑在生产和/或贮存期间产品降解产物是否显著增加及其与免疫原性的相关性。当由于工艺改变或产品降解而导致异质性图谱与临床前和临床开发所用产品不一致时，应对这些改变的影响作出评价。应特别注意这些修饰是否与天然对应物中发现的修饰不同，并是否可能影响产品的生物学、药理学和免疫学特性。

应使用多种分析技术并利用分子的不同物理化学属性（大小、电荷、等电点、氨基酸组成和疏水性）对产物进行特征分析。应通过适合的理化方法分析高级结构，并且通过生物学功能来确认。生物学活性是对高级结构的确证，也可采用体外或体内证实其治疗功能的活性分析方法，作为高级结构确证的补充。确定产品具有所需的构象和聚集状态的技术包括聚丙烯酰胺凝胶电泳、等电点聚焦、尺寸排阻色谱、反相色谱、离子交换色谱、疏水色谱、亲和色谱、肽图、氨基酸分析、光散射和紫外光谱法。圆二色和其他光谱技术也可以提供有价值的信息。在可能的情况下，还应将产物的性质与天然存在的分子性质进行比较。应证明该产品具有预期的生物活性并达到预期的程度，并应确定产品的比活性。应明确原液中存在的污染物并评估其最大可能的水平，并规定其可接受范围。需要注意，用于证明纯度的技术应尽可能涉及多种物理化学特性。应对核酸污染、来源于宿主或产品中的非目标成分、生产或纯化过程中添加物进行检测。应适当地识别和表征所有检测到的杂质，并明确其限度。原液中如需加入稳定剂或赋形剂，应不影响质量检定，否则应在添加辅料前取样进行原液检定，如蛋白质含量、氨基酸序列测定等。

新研发的产品通常没有国家或国际标准物质，应选择已证明足够稳定且适合临床试验的一个（多个）批次，或用一个代表批次作为标准物质，用于鉴别、理化和生物学活性等各种分析。根据重组 DNA 蛋白制品特性，应采用现有最先进的方法对标准物质做全面深入的表征/特性分析。标准物质的建立和制备可参照《中国药典 2025 版·三部》中的《国家生物标准物质研制》的相关要求。用于理化测定等方面的对照品，如用于肽图或等电点测定的对照品，可用原液直接分装制得，一般－70℃以下保存。根据重组 DNA 蛋白制品特性应对对照品进行必要的分析鉴定,包括蛋白质含量、比活性、等电点、纯度、N端氨基酸序列、质谱分子量、液质肽图、二硫键分析等。

(李茂光　朱　涛　舒俭德　胥清富　苟锦博　黄子纯)

◆ 参考文献 ◆

[1] World Health Organization. Recommendations Part C: Clinical evaluation of group C meningococcal conjugate vaccines, Annex 3, TRS No 963. Technical document [EB/OL]. (2011 - 01 - 01)[2025 - 06 - 23]. https://www.who.int/publications/m/item/group-c-meningococcal-conjugate-vaccines-annex-3-trs-no-963.

[2] World Health Organization. Recommendations to assure the quality, safety and efficacy of Group A Meningococcal Conjugate vaccines, Annex 2, TRS No 962 [EB/OL]. (2011 - 10 - 23)[2025 - 06 - 23]. https://www.who.int/publications/m/item/group-a-meningococcal-conjugate-vaccines-annex-2-trs-no-962.

[3] World Health Organization. Guidelines for assuring the quality of pharmaceutical and biological products prepared by recombinant DNA technology [EB/OL]. WHO Technical Report Series, 1991, 814: 59 - 70.

[4] World Health Organization. Requirements for Meningococcal Polysaccharide vaccine, Annex 2 [EB/OL]. (2002 - 01 - 01)[2025 - 06 - 23]. https://www.who.int/publications/m/item/meningococcal-polysac-charide-vaccine-trs-904-annex-2.

[5] World Health Organization. Guidelines on clinical evaluation of vaccines: regulatory expectations. Meeting report [EB/OL]. (2020 - 10 - 21)[2024 - 06 - 11]. https://www.who.int/publications/m/item/WHO-TRS-1004-web-annex-9.

[6] WHO. Meningococcal vaccines: WHO position paper, November 2011 [J]. Wkly Epidemiol Rec, 2011, 86(47): 521 - 539.

[7] Vono M, Eberhardt CS, Auderset F, et al. Maternal antibodies inhibit neonatal and infant responses to vaccination by shaping the early-life B cell repertoire within germinal centers [J]. Cell Reports, 2019, 28(7): 1773 - 1784.

[8] Van Den Dobbelsteen G, Van Dijken H, Hamstra H, et al. From HexaMen to NonaMen: expanding a multivalent PorA-based meningococcal

outer membrane vesicle vaccine [J]. Nat Commun, 2018,1051:9.

[9] Trotter CL, Andrews NJ, Kaczmarski EB, et al. Effectiveness of meningococcal serogroup C conjugate vaccine 4 years after introduction [J]. The Lancet, 2004,364(9431):365-367.

[10] Slifka MK, Amanna IJ. Role of multivalency and antigenic threshold in generating protective antibody responses [J]. Frontiers in Immunology, 2019,10:956.

[11] Riding D, Corkill NL. Prophylactic vaccination in epidemic meningococcal meningitis [J]. Epidemiology & Infection, 1932,32(2):258-267.

[12] Remschmidt C, Harder T, Wichmann O, et al. Effectiveness, immunogenicity and safety of 23-valent pneumococcal polysaccharide vaccine revaccinations in the elderly: a systematic review [J]. BMC Infectious Diseases, 2016,16:1-12.

[13] Rappuoli R, De Gregorio E, Costantino P. On the mechanisms of conjugate vaccines [J]. Proceedings of the National Academy of Sciences, 2019,116(1):14-16.

[14] Pulendran B, Arunachalam PS, O'Hagan DT. Emerging concepts in the science of vaccine adjuvants [J]. Nature Reviews Drug Discovery, 2021,20(6):454-475.

[15] Plotkin SA. Complex correlates of protection after vaccination [J]. Clinical Infectious Diseases, 2013,56(10):1458-1465.

[16] Orenstein WA, Offit PA, Edwards KM, et al. Plotkin's Vaccines, E-Book [M]. London: Elsevier Health Sciences, 2022.

[17] WHO. The Immunological Basis for Immunization Series [EB/OL]. [2025-06-23]. https://www.who.int/teams/immunization-vaccines-and-biologicals/policies/the-immunological-basis-for-immunization-series.

[18] Li J, Shao Z, Liu G, et al. Meningococcal disease and control in China: findings and updates from the Global Meningococcal Initiative (GMI) [J]. Journal of Infection, 2018,76(5):429-437.

[19] Kollmann TR, Kampmann B, Mazmanian SK, et al. Protecting the newborn and young infant from infectious diseases: lessons from immune ontogeny [J]. Immunity, 2017,46(3):350-363.

[20] Jiang H-Q, Hoiseth SK, Harris SL, et al. Broad vaccine coverage predicted for a bivalent recombinant factor H binding protein based vaccine to prevent serogroup B meningococcal disease [J]. Vaccine, 2010,28(37):

6086-6093.

[21] Jensen KJ, Larsen N, Biering-Sørensen S, et al. Heterologous immunological effects of early BCG vaccination in low-birth-weight infants in Guinea-Bissau: a randomized-controlled trial [J]. The Journal of Infectious Diseases, 2015, 211(6): 956-967.

[22] Jennings HJ, Lugowski C. Immunochemistry of groups A, B, and C meningococcal polysaccharide-tetanus toxoid conjugates [J]. Journal of Immunology, 1981, 127(3): 1011-1018.

[23] ICH Steering Committee. Specifications: test procedures and acceptance criteria for biotechnological/biological products Q6B [EB/OL]. (1999-03-10) [2025-06-23]. https://admin.ich.org/sites/default/files/inline-files/SESSION_III_ICHQ6B_Specifications.pdf.

[24] ICH. Ich Harmonised Guideline Good Clinical Practice (Gcp) E6(R3) [EB/OL]. (2025-01-06) [2025-06-23]. https://database.ich.org/sites/default/files/ICH_E6%28R3%29_Step4_FinalGuideline_2025_0106.pdf.

[25] Hollingshead S, Jongerius I, Exley R, et al. Structure-based design of chimeric antigens for multivalent protein vaccines [J]. Nature Communications, 2018, 9(1): 1051.

[26] ICH. Quality of biotechnological products: analysis of the expression construct in cells used for production of rDNA derived protein products. ICH harmonized tripartite guideline [J]. Dev Biol Stand, 1998, 93: 205-208.

[27] Green LR, Eiden J, Hao L, et al. Approach to the discovery, development, and evaluation of a novel *Neisseria meningitidis* serogroup B vaccine [M]//In: Green LR, Eiden J, Hao L, et al. Vaccine Design: Methods and Protocols: Springer, 2016: 445-469.

[28] Goronzy JJ, Weyand CM. Successful and maladaptive T cell aging [J]. Immunity, 2017, 46(3): 364-378.

[29] Goldschneider I, Gotschlich EC, Artenstein MS. Human immunity to the meningococcus: II. Development of natural immunity [J]. The Journal of Experimental Medicine, 1969, 129(6): 1327-1348.

[30] Giuliani MM, Adu-Bobie J, Comanducci M, et al. A universal vaccine for serogroup B meningococcus [J]. Proceedings of the National Academy of Sciences, 2006, 103(29): 10834-10839.

[31] Gill C, Ram S, Welsch J, et al. Correlation between serum bactericidal activity against Neisseria meningitidis serogroups A, C, W-135 and Y measured using human versus rabbit serum as the complement source [J]. Vaccine, 2011,30(1):29-34.

[32] Frosch M, Maiden MC. Handbook of meningococcal disease: infection biology, vaccination, clinical management [M]. London: John Wiley & Sons, 2006.

[33] Frasch C, Parkes L, McNelis R, et al. Protection against group B meningococcal disease. I. Comparison of group-specific and type-specific protection in the chick embryo model [J]. The Journal Of Experimental Medicine, 1976,144(2):319-329.

[34] Ewer KJ, Barrett JR, Belij-Rammerstorfer S, et al. T cell and antibody responses induced by a single dose of ChAdOx1 nCoV-19 (AZD1222) vaccine in a phase 1/2 clinical trial [J]. Nature Medicine, 2021,27(2): 270-278.

[35] Dunkle LM, Izikson R, Patriarca P, et al. Efficacy of recombinant influenza vaccine in adults 50 years of age or older [J]. New England Journal of Medicine, 2017,376(25):2427-2436.

[36] Davis DJ. Studies in meningococcus infections [J]. The Journal of Infectious Diseases, 1905,2(4):602-619.

[37] Cruse J, Lewis Jr R. Contemporary trends in conjugate vaccine development [J]. Contributions to Microbiology and Immunology, 1989, 10:1-10.

[38] CDC. Updated recommendations for use of meningococcal conjugate vaccines — advisory committee on immunization practices (ACIP), 2010 [J]. MMWR, 2011,60(3):72-76.

[39] Budroni S, Buricchi F, Cavallone A, et al. Antibody avidity, persistence, and response to antigen recall: comparison of vaccine adjuvants [J]. NPJ Vaccines, 2021,6(1):78.

[40] Boer MC, Joosten SA, Ottenhoff TH. Regulatory T-cells at the interface between human host and pathogens in infectious diseases and vaccination [J]. Frontiers in Immunology, 2015,6:217.

[41] Bartoloni A, Norelli F, Ceccarini C, et al. Immunogenicity of meningococcal B polysaccharide conjugated to tetanus toxoid or CRM197 via adipic acid dihydrazide [J]. Vaccine, 1995,13(5):463-470.

[42] Awad G, Roch T, Stervbo U, et al. Robust hepatitis B vaccine-reactive T cell responses in failed humoral immunity[J]. Molecular Therapy Methods & Clinical Development, 2021, 21: 288-298.

[43] 王晓娟, 曹琰, 赵雄, 等. 2020 年版《中国药典》三部人用疫苗总论增修订概况及建议[J]. 中国药学杂志, 2020, 55(19): 3.

[44] 洪小栩, 宋宗华, 马双成, 等. 2025 年版《中国药典》制修订情况概述[J]. 中国药品标准, 2025, 26(1): 1-10.

[45] 国家药品监督管理局药品审评中心. 结合疫苗质量控制和临床研究技术指导原则[EB/OL]. (2005-10-14)[2025-06-23]. https://www.ciopharma.com/supervise/18185.

[46] 国家药品监督管理局药品审评检查长三角分中心. 国家药监局药审中心关于公开征求《脑膜炎球菌疫苗临床试验技术指导原则(征求意见稿)》意见的通知[EB/OL]. (2024-06-11)[2025-06-23]. https://www.ydcdei.org.cn/news/show/930517339064250368.

[47] 国家药品监督管理局. 预防用疫苗临床可比性研究技术指导原则[EB/OL]. (2019-12-24)[2025-06-23]. https://www.nmpa.gov.cn/xxgk/ggtg/ypggtg/ypqtggtg/20191224104601789.html.

[48] 国家药典委员会. ACYW135 群脑膜炎球菌多糖疫苗[M]//国家药典委员会. 中国药典 2025 年版三部. 北京: 中国医药科技出版社, 2025.

[49] 国家药监局, 国家卫生健康委. A 群 C 群脑膜炎球菌多糖结合疫苗[M]//国家药典委员会. 中国药典 2025 年版三部. 北京: 中国医药科技出版社, 2025.

[50] 国家药监局, 国家卫生健康委. A 群脑膜炎球菌多糖疫苗[M]//国家药典委员会. 中国药典 2025 年版三部. 北京: 中国医药科技出版社, 2025.

[51] 国家药监局, 国家卫生健康委. 人用重组 DNA 蛋白制品总论[M]//国家药典委员会. 中国药典 2025 年版三部. 北京: 中国医药科技出版社, 2025.

[52] 国家药监局, 国家卫生健康委. 人用疫苗总论[M]//国家药典委员会. 中国药典 2025 年版三部. 北京: 中国医药科技出版社, 2025.

[53] 傅传喜. 疫苗与免疫[M]. 北京: 人民卫生出版社, 2020.

[54] 窦骏, 郑葵阳, 赵宇. 疫苗工程学[M]. 南京: 东南大学出版社, 2020.

第七章
脑膜炎球菌多糖疫苗和多糖结合疫苗

脑膜炎球菌疫苗通过刺激人体免疫系统产生针对脑膜炎球菌的免疫应答,有效降低感染风险,减轻疾病严重程度,减少脑膜炎和败血症的发生率,从而预防脑膜炎球菌病。目前上市和在使用的脑膜炎球菌疫苗根据成分、制备方法和研发历程可大致分为脑膜炎球菌(全菌细胞)灭活疫苗、荚膜多糖疫苗、荚膜多糖-蛋白结合疫苗、囊泡疫苗(B群)、重组蛋白疫苗和联合疫苗。

早期的脑膜炎球菌疫苗通过培养脑膜炎球菌,并使用化学方法(如福尔马林)灭活细菌,制备成脑膜炎球菌全菌细胞灭活疫苗。这种疫苗含有完整的细菌,但细菌已经失去了感染能力。全菌细胞灭活疫苗的优势在于能够诱导广泛的免疫反应,但可能引起较强的副作用。由于潜在的安全风险,全菌细胞疫苗逐渐被免疫原性和安全性更好的多糖或多糖结合疫苗及B群蛋白疫苗所取代,因此本章不再对全菌细胞灭活疫苗作详细介绍。

第一节 多糖疫苗

荚膜多糖疫苗通过发酵培养选定的脑膜炎球菌菌株,提取并纯化其CPS制成。整个过程注重去除杂质并保证多糖抗原的纯度和稳定性。有些工艺还经过化学修饰以增加稳定性。这些多糖抗原能够诱导机体产生抗体,从而提供对相应血清群脑膜炎球菌的免疫保护。多糖疫苗包括单价和多价疫苗。单价疫苗主要有用于预防A群、C群、W群和Y群脑膜炎球菌感染的多糖疫苗。多价疫苗则包括二价(如AC群)、三价(如ACW群)和四价(如ACWY群)多糖疫苗,这些疫苗能够覆盖多种脑膜炎球菌血清群。

多糖疫苗主要优点是能够精准针对流行的脑膜炎球菌血清群快速诱导免疫,接种后能够在短时间内产生抗体,可用于高风险暴露人群的快速保护。多糖疫苗生产技术成熟,工艺简单,成本低,适合大规模生产。

多糖疫苗存在一定局限性,主要要表现在以下几点。①免疫原性较弱:无法提供有效的免疫记忆,不能产生增强的免疫反应。其免疫原性有明显年龄依赖性。对青少年和成年人效果较好,但对婴幼儿和老年人效果相对较差,特别是2岁以下婴幼儿无法有效诱导免疫反应。②免疫记忆差:CPS为非T细胞依赖性抗原,无法激发长期免疫反应,保护时间较短,一般需定期接种。③多项研究表明,多糖疫苗对脑膜炎球菌携带率影响有限,无法减少鼻咽部细菌携带,从而缺乏群体保护能力,不能有效阻止细菌传播。④多糖疫苗可能诱导免疫低反应现象。疫苗诱导的免疫低反应是指在接种某种疫苗后,机体对后续剂量或类似抗原的免疫应答减弱的现象。尽管初次接种可能引发有效的免疫反应,但随着后续的加强剂量或相同抗原的暴露,免疫系统反应强度逐渐下降,无法产生预期的免疫效果。这种现象可能与多糖抗原不通过T细胞依赖的免疫途径有关。

由于这些局限性,尽管多糖疫苗在控制脑膜炎球菌疾病方面曾发挥重要作用,目前仍在包括中国在内的发展中国家,尤其是非洲脑膜炎球菌病带的国家或地区使用,但其逐渐被多糖-蛋白结合疫苗取代,也是一种必然趋势,因此本章将不对多糖疫苗作详细介绍。本章将主要介绍脑膜炎球菌结合疫苗。

第二节 多糖结合疫苗

荚膜多糖-蛋白结合疫苗是将脑膜炎球菌的 CPS 与载体蛋白（如破伤风类毒素或白喉类毒素）结合制成。多糖与蛋白质载体分子的化学结合赋予了 T 细胞依赖的免疫反应，能够产生更持久的免疫记忆，从而显著提高对婴幼儿的免疫原性。这种化学结合的方法首先在二十世纪 80 年代通过 Hib 疫苗在人类中得到了验证，随后类似的结合疫苗被用于 A 群、C 群、W 群和 Y 群脑膜炎球菌。这些结合疫苗能够引发高水平的血清杀菌抗体滴度和增强的免疫反应，克服了多糖疫苗的局限性。荚膜多糖-蛋白结合疫苗包括单价和多价结合疫苗。

一、单价结合疫苗

脑膜炎球菌荚膜多糖-蛋白单价结合疫苗主要包括 C 群和 A 群的结合疫苗。目前市面上的 C 群结合疫苗有三种产品（Menjugate、NeisVac-C 和 Meningitec），基于 C 群 CPS 衍生的低聚糖，分别与白喉毒素无毒突变体 CRM197 或破伤风类毒素结合。疫苗中含有磷酸铝或氢氧化铝作为佐剂，但不含防腐剂。P-MenC-CRM 疫苗通过高碘酸钠处理 C 群多糖，再通过还原胺化与 CRM197 结合而成。G-MenC-CRM 则是通过部分水解 C 群多糖并进行尺寸分级后与 CRM197 结合制成。MenC-TT 的制备过程中，C 群多糖经氢氧化钠去乙酰化后，通过还原胺化与破伤风类毒素结合。此外，一种结合了 Hib 和 C 群脑膜炎球菌的疫苗（Menitorix）在欧洲和澳大利亚已获批使用。Hib-MenC 疫苗通过将 Hib 和 C 群脑膜炎球菌多糖与破伤风类毒素结合制备，不含防腐剂和佐剂。

A 群脑膜炎球菌单价结合疫苗也是一种重要的单价疫苗。A 群菌株在撒哈拉以南非洲的脑膜炎带上每隔数年暴发。尽管该地区疾病负担高出70～100倍，但二十世纪90年代末对开发A群结合疫苗的商业兴趣较小。1999年，WHO资助了一项研究，旨在开发一种成本低于每剂0.50美元的A群结合疫苗，并在非洲推广使用。比尔和梅琳达·盖茨基金会向WHO和PATH提供了7 000万美元的资助，以消除非洲的A群流行。研究中开发了一种新型结合化学方法，通过A群多糖醛和破伤风类毒素肼的还原胺化制成。该过程被转移至印度血清研究所，生产出MenAfriVac（MenA-TT）疫苗，于2010年首次在非洲上市使用。疫苗含有磷酸铝作为佐剂和0.01%硫柳汞作为防腐剂。尽管疫苗需储存在2～8℃的冷链环境中，但在重组前可在40℃下暴露长达4 d，减少了对冷链的依赖。

二、多价结合疫苗

多价结合疫苗包含多种血清群的荚膜多糖-蛋白结合物，可对多种血清群的脑膜炎球菌提供免疫保护。目前，美国批准了三种四价脑膜炎球菌结合疫苗：Menactra（MenACYW-DT）、Menveo（MenACYW-CRM197）和MenQuadfi（S-MenACWY-TT）。这些四价疫苗中的一种或多种已在加拿大、欧洲以及拉丁美洲、中东和部分亚洲国家获得许可。第四种四价结合疫苗Nimenrix（P-MenACWY-TT）则在欧洲、加拿大、澳大利亚和其他国家获批，但未获美国批准。MenACWY-DT疫苗通过脱聚A、C、W和Y群CPS，再将其衍生化并与白喉类毒素共价结合制成。MenACWY-CRM通过水解、尺寸分级和还原胺化处理低聚糖后与CRM197共价结合。P-MenACWY-TT通过尺寸分级、氰酸酯形成和空间基团的活化后与TT结合（MenA和MenC），或通过氰酸酯基团连接低聚糖的尺寸分级制备（MenY和MenW）。S-MenACWY-TT则通过碳二亚胺活化并与己二酸二肼衍生化（MenA），或通过高碘酸钠脱聚并活化后与TT结合（MenC、MenW、MenY）。这些疫苗均不含佐剂和防腐剂。

2020年前，我国脑膜炎球菌多糖结合疫苗仅有AC群（二价）脑膜炎球菌多糖结合疫苗一个品种。2021年我国第一款ACWY群（四价）脑膜炎球菌多糖结合疫苗上市。多糖结合疫苗通过将脑膜炎球菌CPS与载体蛋白结合，提高了疫苗的免疫原性，尤其对婴幼儿和小儿童有效，是预防脑膜炎球菌感染的重要工具，在中国的免疫规划中发挥了重要作用。ACWY群（四价）脑膜炎球菌多糖结合疫苗的目标人群包括3个月～3岁的婴幼儿，接种方案根据婴幼儿年龄分阶段实施，通过差异化的剂次与间隔安排，为不同月龄儿童提供精准有效的免疫保护。3～5月龄婴幼儿完成基础免疫3剂次，3、4、5月龄各接种1剂，并于12月龄时追加1剂加强免疫；基于国家免疫规划，6～23月龄婴幼儿接种2剂次，两剂间隔时间为1～3个月；2～3周岁儿童需接种1剂次。该疫苗的4～6岁、7～11岁、18岁及以上人群的扩龄临床试验均已完成现场研究工作，将在不久的将来为全人群提供可及的脑膜炎球菌结合疫苗。

第三节　多糖结合疫苗的免疫原性

一、免疫原性评价

（一）血清结合抗体检测

ELISA是一种常用的免疫原性评价方法，用于检测血清中特异性结合抗体的效价。ELISA的原理是将脑膜炎球菌多糖抗原固定在微孔板上，加入受试者的血清样本，使抗体与抗原结合，再加入酶标记的二抗，通过酶催化反应生成有色产物，最终通过比色法测定吸光度，从而反映抗体浓度。ELISA操作简便、结果易于量化，适合大规模筛查，是评估脑膜炎球菌疫苗免疫原性的重要方法。然而，ELISA只能检测与抗原结合的抗体，始终无法区分具有杀菌活性和非杀菌活性的抗体，因此不能直接反映抗体的功能性，需结合其他方法综合评估疫苗的免疫原性。

随着科学技术的发展,多重抗体检测技术(如 Luminex 技术和微流体芯片技术)也被用于检测血清中多种抗体。Luminex 技术通过带有不同荧光标记的微球,每种微球结合一种抗原,通过荧光检测系统可同时检测多种抗体的存在和水平。微流体芯片技术则利用微流体通道实现多种抗体的同步检测。多重抗体检测的优势在于其高通量、效率高,能节省时间和样本,适用于复杂样品分析。然而,这些技术设备成本较高、操作复杂,需要专业技术人员操作。

(二)血清功能抗体检测

血清杀菌力试验(SBA)是评估脑膜炎球菌多糖疫苗免疫原性的重要方法。血清抗体通过激活补体来介导细菌的溶解作用,也可能通过增强吞噬作用(调理作用)来提供对脑膜炎球菌疾病的保护。自然获得的血清抗体通常由致病性或非致病性脑膜炎球菌的无症状咽喉携带或乳酸奈瑟菌感染引起。因此,脑膜炎球菌疫苗的免疫原性评估主要依赖于补体介导的血清杀菌活性测量。测定时,将受试者的血清样本与特定脑膜炎球菌菌株混合后加入补体,观察细菌存活情况。SBA 测试通过测量血清中的抗体是否能够杀死细菌来评估疫苗诱导的功能性抗体。该方法的优点在于其结果与临床保护效果相关性较强,因为它直接测量功能性抗体。然而,SBA 操作复杂,需使用活菌,实验条件严格,对实验室设备和人员的技术要求较高。

大量研究表明,脑膜炎球菌疫苗的杀菌活性或杀菌功能抗体浓度在一定程度上反映了疫苗的保护力。20 世纪初以来,科学家发现某些脑膜炎球菌对血清敏感而其他菌株则具有抗血清特性,且不同个体的血清杀菌活性差异显著。体外杀死脑膜炎球菌的血清抗体滴度测定常被用于评估疫苗的免疫力或保护力。在杀菌活性测定中,通常将热灭活的血清样本与外源性补体源(如人类或兔补体)一同孵育后测定脑膜炎球菌存活率,结果以 50% 细菌杀灭的血清稀释度表示。由于难以找到适合补体源且不含抗体的人类血清,幼兔血清通常作为测试疫苗诱导杀菌活性的外源性补体源。用兔补体(rSBA)测量的杀菌滴度通常高于用人补体(hSBA)测量的滴度。例如,C 群菌株的保护性滴度用兔补体测量时需达到1∶128,而用人补体测量时为1∶4。然而,其他研究表明,rSBA滴度低至1∶8时也可能具有保护作用。

rSBA和hSBA滴度的差异主要归因于人血清中补体调节蛋白(如补体结合因子H,FH)的存在。当FH与补体结合时,会下调补体介导的杀菌活性;而在无FH结合时,脑膜炎球菌对补体介导的杀菌活性更为敏感。尽管尝试确定兔补体和人补体测定之间的相关性,但不同测定方法对同一研究样本的结果解读可能不同。例如,在对三年前接种MenACWY-DT的青少年血清样本研究中,71%~95%的样本在rSBA滴度上达到≥1∶128,但用人补体重新测试后,大多数受试者对C群和W群未能达到保护性滴度(≥1∶4),约40%的样本对Y群也未达保护性滴度(A群未测)。

在欧洲,兔补体测定用于评估多糖-蛋白结合疫苗针对A群、C群、Y群和W群菌株的免疫效果,也是推断MenA-TT许可有效性的基础。欧洲许可的三种四价脑膜炎球菌疫苗的审批材料中包含hSBA反应数据。用兔补体测量的1∶128滴度是推断美国首次批准青少年和成人使用MenACWY-DT的基础。然而,由于兔补体测量的杀菌滴度在疫苗有效性上的不确定性,美国食品药品监督管理局(FDA)要求提供hSBA数据以支持新脑膜炎球菌结合疫苗的许可以及MenACWY-DT对婴儿和儿童的许可桥接。对于B群脑膜炎球菌菌株,普遍认为仅人补体杀菌测定能可靠预测对疾病的保护效果。

(三) 细胞免疫反应检测

尽管脑膜炎球菌疫苗的评价主要集中在体液免疫反应上,细胞免疫反应也是疫苗免疫原性评价的重要组成部分。常用的细胞免疫反应检测方法包括ELISPOT和流式细胞术。ELISPOT用于检测疫苗诱导的特异性T细胞数量,采用抗体捕获和酶联显色反应来量化细胞分泌的细胞因子。流式细胞术则通过分析T细胞的表型和功能来评估细胞介导的免疫反应。这些方法能够提供对免疫反应的全面评估,包括细胞介导的免疫反应。然而,这些方法、技术要求较高、操作复杂且成本较高,适合在具备相应技术和设备的实验室中使用。

单独的 CPS 会引发不依赖 T 细胞帮助的血清抗体反应,CPS 属于非 T 细胞依赖性抗原,因此 CPS 疫苗诱导的免疫记忆较弱。而 CPS 与载体蛋白结合后,则赋予多糖 T 细胞依赖性特性,成为 T 细胞依赖性抗原。因此,多糖-蛋白结合疫苗的显著特点在于其诱导记忆 B 细胞的能力,这些记忆 B 细胞在遇到多糖时会快速产生增强的抗体反应。

在实践中,通常通过测量对未结合多糖疫苗的抗体反应来评估结合疫苗所诱导的免疫记忆,常用较低剂量的多糖疫苗(低至 1 μg)来进行测试,因为低剂量有助于区分记忆抗体反应与未接种者的抗体反应。接种结合疫苗的个体由于产生了免疫记忆,在再次暴露于抗原时,其免疫系统能快速激活记忆抗体反应,短时间内生成大量抗体。正因为如此,即使血清抗体浓度降至保护水平以下,疫苗仍然可以提供保护,这一机制是疫苗政策和加强剂使用的主要理论基础。对于感染后有足够时间产生免疫反应的个体,记忆反应可以减少侵袭性疾病的发生风险。结合疫苗诱导记忆反应的能力,也是评估其加强剂反应效果的关键。

此外,记忆 B 细胞的诱导通常伴随着抗体亲和力的提高,反映出 T 细胞对 B 细胞抗体可变区基因体细胞突变的作用。与初次免疫引发的抗体相比,具有突变抗体结合位点的记忆 B 细胞抗体亲和力更高。在接种脑膜炎球菌结合疫苗后 6 个月内,抗荚膜抗体的亲和力显著增加。

二、单价结合疫苗的免疫原性

(一) A 群多糖结合疫苗的免疫原性

MenA-TT 疫苗在 1～29 岁的人群中表现出高免疫原性。在 12～23 个月的幼儿中,MenA-TT 引发的 rSBA 滴度比四价脑膜炎球菌多糖疫苗(MPSV4)高出 17 倍以上。在 2～29 岁的儿童和成人中，MenA-TT引发的滴度几乎是MPSV4的4倍，与幼儿中的效果相似。MenA-TT与其他常规儿童疫苗联合接种时，未观察到免疫干扰现象。接种后5年，针对A群菌株的几何平均杀菌滴度下降43%～99%，具体取决于菌株和接种年龄。抗体的衰减分为多个阶段，其中12～23个月龄接种者的部分抗体半衰期为2690 d，而2～29岁接种者的半衰期为6007 d。在假设rSBA滴度1∶128能提供100%保护的情况下，幼儿接种MenA-TT后疫苗效力下降到原来的52%，而≥2岁接种者的效力下降到原来的70%，且保护时间可持续至20年。

（二）C群结合疫苗

在6月龄内接种两剂或三剂，或在7个月以上接种一剂后，所有三种C群结合疫苗（MenC-TT、MenC-DT或MenC-Td）均表现出良好的免疫原性。在婴儿中，单剂接种后，MenC-TT疫苗引发的SBA滴度高于MenC-CRM疫苗，但在接种第二剂或第三剂后，三种疫苗的滴度相似。在幼儿、儿童和青少年中，单剂MenC-TT通常引发的SBA滴度高于MenC-CRM。然而，接种MenC-TT后1个月的抗脑膜炎球菌滴度较低，与MenC-CRM相似。尽管SBA滴度有所差异，但在拥有多个MenC疫苗的国家中，并未优先推荐任何一种疫苗。

C群荚膜的血清杀菌滴度在多数受试者中于接种后一周内达到保护水平，并在一个月后达到峰值。大多数6～15岁的儿童和青少年在接种G-MenC-CRM结合疫苗3.7～5年后，仍具有保护性的血清杀菌滴度。然而，对于2～6岁接种的儿童，6年后检测到52%～77%的免疫力减弱。同样，在澳大利亚2～8岁接种MenC疫苗的儿童中，平均在接种后8.2年，有44%的儿童具有足够的血清学保护。在这两项研究中，5岁及以上儿童的抗体滴度持续时间比2～4岁儿童更长。婴儿或幼儿接种后的保护性血清抗体水平下降更快。在2、3和4个月龄接种三剂MenC后，许多婴儿在1岁时的血清杀菌滴度已降至亚保护水平，尽管接种MenC-TT的婴儿的持久性稍好。

因此，Hib-MenC（Menitorix，葛兰素史克）在多个国家被用作婴儿单价 MenC 接种后的幼儿加强剂。Hib-MenC 具有高免疫原性。一项研究表明，在加强剂接种后一个月，之前接种过任意三种 MenC 结合疫苗的幼儿中，有 95%～100% 具有 ≥1∶8 的 rSBA 滴度。然而，加强剂接种后的抗体滴度迅速下降，到 24 个月或 36 个月时，大多数儿童的血清滴度已下降到低于保护水平，尽管接受初级系列 MenC-TT 的婴儿的滴度稍高。

评估不同结合疫苗（G-MenC-CRM 或 MenC-TT）和基础免疫接种剂数（0、1 或 2 剂）对 Hib-MenC 加强剂后保护性滴度持久性的影响发现，MenC-TT 基础免疫接种比 MenC-CRM 基础免疫接种具有更好的抗体持久性。有趣的是，在幼儿 Hib-MenC 接种后一年的抗体持久性监测显示，使用一剂或两剂 MenC-CRM 基础免疫接种的效果与未使用任何基础免疫接种时相同。在出生后 6 个月内接种两剂或三剂，或在 7 个月以上接种一剂后，所有三种 C 群结合疫苗均表现出高免疫原性。在婴儿中，单剂接种后，MenC-TT 引发的 SBA 滴度高于 MenC-CRM 疫苗，但在接种第二剂或第三剂后，三种疫苗的滴度相似。

三、多价结合疫苗的免疫原性

（一）多价结合疫苗在青少年和成年人中的免疫原性

最早获得许可的四价脑膜炎球菌疫苗 MenACWY-DT，基于其诱导的血清杀菌活性与 MPSV4 相当，适用于 11～55 岁的青少年和成年人。在 11～18 岁的青少年中，接种 MenACWY-DT 后 28 d 内，超过 98% 的受试者达到了 rSBA 滴度 ≥1∶128，其中 A 群滴度显著高于 C、W 或 Y 群。MenACWY-DT 和 MPSV4 在 18～55 岁成年人中的滴度在四个血清群间相似。MenACWY-CRM 和 MenACWY-TT 在 11～55 岁的青少年和成年人中也显示了良好的免疫原性，通常产生的 SBA 滴度比 MenACWY-DT 更高。特别是，

S-MenACWY-TT 对 C 群的 hSBA 滴度比 MenACWY-DT 或 MenACWY-CRM 高出 6～11 倍。因此,在澳大利亚,MenACWY-CRM 或 P-MenACWY-TT 优于 MenACWY-DT,被推荐用于 2 岁及以上人群,但在美国三种疫苗均被推荐使用。

55 岁以上成人的 MenACWY 免疫原性数据有限,但数据显示 MenACWY-CRM 和 MenACWY-TT 在该年龄组中具有免疫原性。在 56～65 岁人群中,免疫反应与年轻成年人相似,而在 75 岁及以上的成年人中免疫反应略有下降。

MenACWY 疫苗作为加强剂在接种过相同或不同 MenACWY 疫苗的个体中显示了显著效果。在英国的一项研究中,比较了青少年加强剂量的 MenACWY-TT 与 MenACWY-CRM,发现两者均诱导了强烈的 MenC rSBA 反应,1 个月时 100% 超过保护阈值,9 个月时 96% 仍保持高水平。最佳的加强反应出现在最初接种 MenC-TT 并加强 MenACWY-TT 的个体中,其次是初次接种任何 MenC 疫苗并加强 MenACWY-CRM 的个体,而最弱的反应出现在初次接种 MenC-CRM 并加强 MenACWY-TT 的个体中。

(二) 多价结合疫苗在婴儿、幼儿和儿童中的免疫原性

在 2、4 和 6 个月大婴儿中接种三剂 MenACWY-DT,第三剂后一个月的 C 群血清杀菌抗体滴度比接种三剂单价 C 群结合疫苗的抗体滴度低 50 倍。因此,MenACWY-DT 未获得在美国 9 个月以下婴儿中使用的许可。MenACWY-CRM 在婴儿中按三剂方案接种后表现出免疫原性,但 C 群滴度仍比单价 MenC 疫苗低 3～7 倍。P-MenACWY-TT 在婴儿中从 6 周起以两剂方案接种有效,间隔两个月,尽管 C 群滴度仍低于单价 MenC 疫苗。

MenACWY-DT 和 MenACWY-CRM 在 9～23 个月大的婴幼儿中按两剂方案接种(间隔 3 个月),在该年龄组显示出良好的免疫原性。P-MenACWY-TT 和 S-MenACWY-TT 在欧洲已分别被批准用于 6 个月或 12 个月以上儿童的单剂接种。P-MenACWY-TT 在该年龄组中表现出免疫原性,诱导的 C 群

rSBA 和 hSBA 滴度比单剂单价 C 疫苗更高。S-MenACWY-TT 在 12～24 个月幼儿中表现出免疫原性，对 A、W 和 Y 群的杀菌滴度与 P-MenACWY-TT 相当，但对 C 群的杀菌滴度高出 16 倍以上。

我国的 ACWY 群（四价）脑膜炎球菌多糖结合疫苗（MPCV-ACWY）在 3 月龄儿童（"0—1—2 月"免疫程序）接种后，A 群和 C 群 Nm 抗体阳转率非劣于对照疫苗 MPCV-AC，且 C 群抗体 GMT、滴度≥1∶128 比例均显著高于对照疫苗；6～23 月龄 A 组（"0—1 月"免疫程序）和 B 组（"0—3 月"免疫程序）儿童接种后 A 群 Nm 抗体阳转率、GMT≥1∶128 比例和阳性率均显著高于对照疫苗 MPCV-AC 免疫后水平。在 2～6 岁 1 剂次免疫程序中，接种 MPCV-ACWY 后各血清群 Nm 抗体阳转率非劣于对照疫苗；且 MPCV-ACWY MPCV-ACWY 免疫后除 C 群 Nm 抗体水平外，A 群、Y 群和 W135 群抗体阳转率、GMT＞1∶128 比例均显著高于对照疫苗 MPV-ACYW 免疫后水平。在各年龄组免疫程序中，试验疫苗 C 群 Nm 抗体 GMT 和≥1∶128 比例均显著高于对照疫苗水平；MPCV-ACWY 疫苗的 A、C、Y 和 W135 菌群 Nm 抗体阳转率均达到了 85% 以上。

使用白喉、破伤风类毒素作为载体蛋白的脑膜炎球菌多糖结合疫苗与其他疫苗联合接种时，可能出现免疫干扰。在 9～12 个月婴儿中，MenACWY-DT 与 PCV7 联合接种时，与单独接种 MenACWY-DT 相比，脑膜炎球菌抗体滴度较低，且未达到肺炎球菌 IgG 几何平均滴度（GMT）对 4、6B 和 18C 血清型的非劣效性标准。联合接种 P-MenACWY-TT 和 PCV-10 时也观察到对肺炎球菌 18C 血清型的反应减少，但对其他血清型无此现象。

在 4～6 岁儿童中，MenACWY-DT 与 DTaP（白喉、破伤风类毒素及细胞性百日咳疫苗，赛诺菲巴斯德）之间存在免疫学干扰。当 MenACWY-DT 在 DTaP 后 30 d 接种时，四种脑膜炎球菌荚膜群的抗体反应未达到非劣效性标准。

四、多价脑膜炎球菌多糖结合疫苗的持久性

(一)多价脑膜炎球菌多糖结合疫苗在青少年体内的抗体持久性

在青少年中,MenACWY-DT 和 MenACWY-CRM 诱导的杀菌滴度在接种后两年内显著下降。一项比较青少年接种后 22 个月血清抗体持久性的研究发现,MenACWY-CRM 接种者中对 A、W 和 Y 群保持保护性滴度(hSBA 滴度≥1∶8)的人数比例更高,对 C 群的滴度则相似。总体而言,青少年接种后保护性血清滴度迅速下降,两年内对 A、C 或 Y 群保持保护性滴度的比例不到 70%。另一项研究发现,接种 MenACWY-DT 的军人 3 年后只有 54% 达到了 rSBA 滴度≥1∶8。因此,美国疫苗接种咨询委员会(ACIP)建议青少年额外接种一剂 MenACWY 加强剂。P-MenACWY-TT 在青少年中诱导的杀菌滴度在接种后一年内也显著下降;然而,在接种 3 至 5 年后,P-MenACWY-TT 接种者中保持 hSBA 滴度≥1∶8 的比例仍高于 MenACWY-DT,特别是对 A 群,五年后只有 49% 的 P-MenACWY-TT 接种者保持 A 群 hSBA 滴度≥1∶8。

(二)多价脑膜炎球菌多糖结合疫苗在婴幼儿中的抗体持久性

在 2 岁时接种单剂 MenACWY-DT 后 2.4 年,有 15%(A 群)、33%(Y 群)和 45%(W 群)的儿童保持 hSBA 滴度≥1∶4,而未接种儿童的保持比例分别为 2.5%、15% 和 17.5%。在 9 和 12 个月时接种两剂后,三年内只有 13%~46% 的儿童保持 hSBA 滴度≥1∶8。

婴儿接种三剂或四剂 MenACWY-CRM 后,所诱导的抗体水平在 5 岁时有所下降,其中三剂接种者中有 9%~69%、四剂接种者中有 11%~85% 保持 hSBA 滴度≥1∶8,针对 W 群的反应最佳。对于 2~10 岁的儿童,单剂接种 MenACWY-CRM 五年后抗体持久性因荚膜群而异,A 群为 14%、C 群为 32%、W 群为 74%、Y 群为 48%。

P-MenACWY-TT 的免疫反应持久性在 1~10 岁接种的儿童中进行了评估。尽管杀菌滴度随时间下降,但大比例接种者在 5~10

年内保持对C、W和Y群的hSBA滴度≥1∶8,A群的滴度则下降更快。在12~23个月的幼儿中,接种P-MenACWY-TT五年后,80%~92%的儿童保持对C、W和Y群的hSBA滴度≥1∶8,但只有36%对A群保持hSBA滴度≥1∶8。

MenACWY加强后的杀菌滴度持久性优于初次接种后的持久性。一项对青少年初次接种MenACWY-DT或MenACWY-CRM的研究发现,MenACWY-CRM加强剂两年后,77%~100%的人对每个荚膜群保持hSBA滴度≥1∶8。在12~23个月接种P-MenACWY-TT并接种加强剂后六年,59%的人仍保持对A群的hSBA滴度≥1∶8,且≥98%对C、W和Y群的滴度显著高于初次接种后。

第四节 多糖结合疫苗的保护效果

一、单价结合疫苗

(一) A群结合疫苗

尽管可以通过rSBA滴度的下降推测A群-TT结合疫苗的潜在有效性,但其实际效果尚未得到严格验证。然而,截至2018年,在非洲脑膜炎带超过3.04亿接种人群中,仅报告了1例A群脑膜炎球菌病突破病例,表明A群-TT疫苗具有极高的有效性。突破病例的稀少可能是疫苗提供的直接保护和群体免疫共同作用的结果,因为A群-TT疫苗显著减少了A群脑膜炎球菌(NmA)的携带,从而降低了NmA菌株的传播。在脑膜炎带持续监测对于理解疫苗的长期个人和群体效应至关重要。

(二) C群结合疫苗的保护力

自1999年11月起,英国开始为19岁以下人群(后扩展至24岁以下)引入C群结合疫苗,并进行为期12个月的补种计划。1~18

岁的儿童接种一剂,婴儿在2、3和4个月时接种三剂,5~11个月的儿童接种两剂。接种后的第一年,各年龄组的疫苗有效性均≥87%。然而,在2、3和4个月龄接种的婴儿中,有效性迅速下降,接种后1~6年内无明显保护效果。相比之下,3岁及以上的儿童和青少年在接种后1~6年内有效性仍≥90%。婴儿有效性的下降与接种后血清杀菌抗体滴度的快速下降有关。为此,英国在2006年9月调整了MenC疫苗接种计划,改为在3、4和12个月接种,最后一剂为Hib-MenC联合疫苗。在2000—2003年,英格兰和威尔士报告了53例C群结合疫苗失败病例。这些个体无免疫缺陷,且疫苗失败者的死亡率为7.5%,与同一队列中的未接种病例死亡率(10.4%)相当。疫苗失败者的血清杀菌滴度和亲和力指数显著高于未接种病例,表明存在记忆性抗体反应。尽管疫苗诱导了免疫记忆,部分接种者中仍发生了C群感染。其他有效性数据来自西班牙、荷兰和加拿大等实施了C群结合疫苗并进行补种的国家。这些国家使用不同的接种方案,均报告了较高的疫苗有效性,但有些数据显示接种后一年内有效性开始下降。幼儿加强剂量的引入旨在维持幼儿期的抗体水平,但抗体持久性较差。研究表明,接种人群中的观察到的保护主要归因于减少C群脑膜炎球菌携带的群体保护效果,而非持续的免疫效果。

二、多价结合疫苗

由于脑膜炎球菌疾病的低发病率,在美国确定疫苗有效性具有挑战性。然而,两项研究提供了关于MenACWY-DT在青少年和年轻成人中有效性的初步见解。一项基于MenACWY-DT疫苗失败监测和覆盖率估算模型的研究表明,接种后3~4年内的有效性为80%~85%。另一项病例对照研究估计MenACWY-DT总体有效性为69%(95% CI:51%~80%),且接种后0~8年内的有效性随时间下降:接种第一年为79%(49%~91%),1~3年为69%(44%~83%),3~8年为61%(25%~79%)。这些结果与血清杀菌滴度的下降趋势一致,支持在青少年常规免疫中增加加强剂的必要性。在韩国的一项研究中,数据显示军人在接种MenACWY-CRM 19~23个月后有效性为88%(95% CI:9%~98%)。在英国,青少年接种MenACWY疫苗后12个月内未报告病例,但由于疫苗覆盖率仅为36.6%,未接种个体中报告了六例病例,因此难以获得可靠的有效性估计。

三、对脑膜炎球菌携带者的保护效果

脑膜炎球菌结合疫苗不仅能预防疾病,还能预防携带,从而减少病原体的传播,为未接种人群提供群体免疫保护。布基纳法索在引入A群疫苗前后的携带率调查显示,A群携带几乎被消除,疾病病例显著减少,包括未接种年龄组。这种携带的减少效果持续了六年,直至一项补种计划将A群疫苗纳入常规接种计划。

为了评估C群结合疫苗在减少脑膜炎球菌携带方面的效果,1999年,英国从15 106名15~19岁学生中采集了口咽拭子样本。在该年龄组接种一剂疫苗后,2000年和2001年分别从18 095名和19 710名学生中采集了样本。结果显示,C群脑膜炎球菌的携带率在一年后减少了62%,两年后减少了79%,而其他荚膜群的携带率没有显著变化。相应地,未接种个体中的C群脑膜炎球菌病发病率减少了66%。

现有研究显示,ACWY四价脑膜炎球菌结合疫苗在降低细菌携带率方面已展现出潜在积极效果。英国在一项Ⅲ期临床试验中观察18~24岁的英国大学生中接种1剂MenACYW-CRM197疫苗对脑膜炎球菌携带的影响,结果发现在接种疫苗后的12个月内,使用MenACYW-CRM197导致C、W和Y群脑膜炎球菌的携带率显著下降了36.2%。在波兰军队的一项观察性研究中,接种疫苗的士兵相比未接种者,A、C、W或Y群荚膜的携带率下降至10%以下,仅检测到C群和Y群的携带。为应对W群暴发,荷兰于2018年引入MPCV-ACYW替代国家免疫规划中C群多糖结合疫苗,接种4年后,发现疫苗相关血清群携带率下降3.8倍,而疫苗未包含的E群携带率升高 9 倍（$P<0.001$）。以上研究均表明 ACWY 四价脑膜炎球菌结合疫苗的应用可以降低脑膜炎球菌的携带率，从而间接产生群体保护作用，减少脑膜炎球菌病发病。

第五节　多糖结合疫苗的安全性

在过去十年里，脑膜炎球菌结合疫苗在全球范围内广泛应用，展现了良好的安全性和耐受性。接种脑膜炎球菌结合疫苗后的局部和全身反应频率与其他广泛使用的疫苗（如白喉和破伤风类毒素疫苗）相似或更低。大多数不良反应为轻度至中度，且会在几天内自行消退。

一、常见不良事件

接种 C 群或 ACWY 四价脑膜炎球菌结合疫苗后，最常见的局部反应是注射部位的疼痛、红肿和肿胀。在婴儿和儿童中，常见的全身不良反应包括烦躁和嗜睡，而青少年和成年人则经常报告肌肉疼痛、头痛和疲劳。发热也有报告，但通常影响不到 15% 的接种者，且大多数研究中发生率不到 5%。加强剂接种后的不良反应与初次接种后的类似，但在 6 岁及以上儿童中接种 P-MenACWY-TT 的加强剂后，常见胃肠道症状如腹泻、呕吐和恶心。此外，少数青少年接种者可能出现头晕或晕厥。对于 55 岁以上成年人，脑膜炎球菌结合疫苗的安全性数据有限，但 MenACWY-CRM、P-MenACWY-TT 和 S-MenACWY-TT 的研究显示，该年龄组的不良事件与年轻人群观察到的相似。A 群结合疫苗的反应原性与 MenC 和四价疫苗相当。在一些临床试验和大规模疫苗接种活动的监测报告中，最常见的全身不良反应包括发热、腹泻和头痛，然而不同研究中这些事件的发生率存在显著差异。此外，A 群疫苗的关键许可前和许可后研究主要在非洲脑膜炎带进行，该地区人群与其他脑膜炎球菌疫苗研究中的人群有很大不同。

二、罕见不良事件

早期研究曾报告在 C 群疫苗接种后出现紫癜、惊厥或肾病综合征复发风险增加的可能性，但后来研究发现这些不良反应非常罕见。尽管如此，这些罕见不良反应仍在疫苗说明书中列为潜在不良事件。在一项对超过 1 100 万人接种 MenA‑TT 疫苗的研究中，监测到 4 例可能与疫苗相关的严重不良事件（红斑性脓疱病、血管性水肿、支气管痉挛和严重呕吐），但进一步研究未发现这些情况相较基线水平有所增加。

与其他注射疫苗一样，接种脑膜炎球菌结合疫苗后也可能罕见地发生过敏反应。MenC 或 MenA 疫苗接种后发生过敏反应的概率估计为每 50 万至 66.67 万剂一次。自 2005 年美国批准 MenACWY‑DT 以来，有报道称接种后 2~4 周内出现格林‑巴利综合征（GBS）的病例被报告给疫苗不良事件报告系统（VAERS）。然而，后续研究未发现 MenACWY‑DT 接种与 GBS 风险增加有关。因此，ACIP 在 2010 年取消了关于该疫苗 GBS 风险的预防性警告，但在疫苗包装说明书中仍保留了这一预防性信息。

临床试验中未发现 P‑MenACWY‑TT 的严重安全问题。上市后评估中报告了注射肢体的全肿胀现象，尽管其发生频率未知。这种反应并非 P‑MenACWY‑TT 特有，其他疫苗，尤其是含破伤风类毒素的疫苗中也有报告。S‑MenACWY‑TT 的临床试验中未发现严重安全问题，但由于该疫苗在 2020 年获得许可，目前尚无上市后安全数据。

第六节　多糖结合疫苗的使用建议

不同国家对常规脑膜炎球菌疫苗接种的建议有所不同，这取决于当地脑膜炎球菌疾病的流行情况以及其他实际因素（如成本和现有疫苗接种计划）。表7-6-1列出了部分国家的A、C、W、Y群脑膜炎球菌疫苗接种计划，但并不详尽，因为一些国家可能有独特的接种策略，或者仅为高危人群（如捷克共和国、立陶宛和新西兰）推荐接种疫苗。许多国家已经将脑膜炎球菌结合疫苗纳入婴幼儿免疫计划。在非洲脑膜炎带，多个国家在大规模A群结合疫苗接种后，将单剂量A群结合疫苗纳入计划，接种时间为9~18个月。为应对C群脑膜炎球菌疾病的高发病率，欧洲国家如比利时、冰岛、爱尔兰、荷兰、西班牙和英国在1999—2006年引入了婴幼儿的MenC结合疫苗。近期，意大利、爱尔兰、荷兰和英国等国家开始为青少年实施四价结合疫苗接种。阿根廷和荷兰则扩大了其计划，覆盖婴幼儿和青少年的四价疫苗接种。

表7-6-1 有关国家/地区对脑膜炎球菌疫苗使用推荐

国家/地区	年份	疫苗	针次	目标人群	接种时间
西太平洋					
澳大利亚	2023	ACYW结合疫苗	2	常规接种	M12；Y14~Y16
	2023	B群疫苗	4	风险人群	M2，M4，M6，M12
文莱	2023	ACYW结合疫苗	1	旅行者	
中国	2023	A群多糖疫苗	2	常规接种	M6，M9
	2023	AC多糖疫苗	2	常规接种	Y3，Y6
关岛	2023	ACYW结合疫苗	2	常规接种	Y11~Y12，Y16
马绍尔群岛	2023	C群结合疫苗	1	常规接种	Y11~Y12
蒙古	2023	ACYW结合疫苗	1	风险人群	
北马里亚纳群岛	2023	ACYW结合疫苗	2	常规接种	Y11，Y16
马来西亚	2023	ACYW多糖疫苗	1	风险人群	
新西兰	2023	ACYW结合疫苗	1	风险人群	
	2023	B群疫苗	3	常规接种	<M12

(续表)

国家/地区	年份	疫苗	针次	目标人群	接种时间
新西兰	2023	B 群疫苗	1	儿童补种	M13～M59
	2023	B 群疫苗	1	风险人群	
	2023	C 群结合疫苗	1	风险人群	

欧洲

国家/地区	年份	疫苗	针次	目标人群	接种时间
安道尔	2023	ACYW 结合疫苗	2	常规接种	M15,Y12
	2023	C 群结合疫苗	1	常规接种	M4
	2023	B 群疫苗	3	常规接种	M2,M4,M13
亚美尼亚	2023	ACYW 结合疫苗	1	风险人群	
	2023	ACYW 结合疫苗	1	常规接种	Y15～Y16
奥地利	2023	ACYW 结合疫苗	1	常规接种	Y10～Y13
比利时	2023	ACYW 结合疫苗	2	常规接种	M15,Y15
	2023	C 群结合疫苗	1	常规接种	M15
波斯尼亚和黑塞哥维那	2023	ACYW 结合疫苗	1	旅行者	
瑞士	2023	ACYW 结合疫苗	2	常规接种	M24,Y11～Y15
塞浦路斯	2023	ACYW 结合疫苗	2	常规接种	M12
德国	2023	ACYW 结合疫苗	1	风险人群	
	2023	B 群疫苗	1	风险人群	
	2023	C 群结合疫苗	1	常规接种	M12
	2023	C 群结合疫苗	1	儿童补种	≤Y17
西班牙	2023	ACYW 结合疫苗	3	常规接种	Y12
	2023	B 群疫苗	1	风险人群	
	2023	C 群结合疫苗	2	常规接种	M4,M12
法国	2023	B 群疫苗	1	常规接种	M3,M5,M12
	2023	C 群结合疫苗	2	常规接种	M5,M12
英国	2023	Hib～C 群结合疫苗	1	常规接种	Y1

(续表)

国家/地区	年份	疫苗	针次	目标人群	接种时间
英国	2023	ACYW 结合疫苗	1	常规接种	Y14
	2023	ACYW 结合疫苗	1	成人补种	<Y25
	2023	ACYW 结合疫苗	1	儿童补种	<Y25
	2023	ACYW 结合疫苗	1	风险人群	
	2023	B 群疫苗	3	常规接种	W8,W16,Y1
	2023	B 群疫苗	1	风险人群	≥Y2
希腊	2023	ACYW 结合疫苗	1	常规接种	Y11~Y12
	2023	C 群结合疫苗	1	常规接种	M12
爱尔兰	2023	ACYW 结合疫苗	1	常规接种	Y12
	2023	B 群疫苗	3	常规接种	M2,M4,M12
	2023	C 群结合疫苗	2	常规接种	M6,M13
冰岛	2023	ACYW 结合疫苗	1	常规接种	M12
	2023	C 群结合疫苗	2	常规接种	M6,M8
意大利	2023	ACYW 结合疫苗	2	常规接种	M13~M15,Y12~Y18
	2023	B 群疫苗	3	常规接种	M3,M5~M6,M12~M15
	2023	C 群结合疫苗	1	常规接种	M13~M15
	2023	C 群结合疫苗	1	风险人群	
立陶宛	2023	B 群疫苗	3	常规接种	M3,M5,M12~M15
卢森堡	2023	B 群疫苗	3	风险人群	M3~M12,+W8~M6,+M6
	2023	C 群结合疫苗	1	常规接种	M13,Y15~Y16
摩纳哥	2024	C 群结合疫苗	1	常规接种	M5
	2024	C 群结合疫苗	2	常规接种	M12

(续表)

国家/地区	年份	疫苗	针次	目标人群	接种时间
马耳他	2024	ACYW 结合疫苗	3	常规接种	M3,M13,Y14
	2024	B 群疫苗	3	常规接种	M2,M4,M12
荷兰	2023	ACYW 结合疫苗	2	常规接种	M14,Y14
葡萄牙	2023	ACYW 结合疫苗	1	风险人群	
	2023	B 群疫苗	3	常规接种	M2,M4,M12
	2023	B 群疫苗	1	风险人群	
	2023	C 群结合疫苗	1	常规接种	M12
罗马尼亚	2023	AC 结合疫苗	1	旅行者	
	2023	ACYW 结合疫苗	1	旅行者	
俄罗斯	2023	A 群多糖疫苗	1	成人	>Y18
	2023	A 群多糖疫苗	1	风险人群	>Y1
	2023	AC 多糖疫苗	1	成人	Y18~Y60
	2023	AC 多糖疫苗	1	风险人群	>Y18
	2023	ACYW 结合疫苗	2	风险人群	0+Y3
圣马力诺	2023	ACYW 结合疫苗	1	常规接种	M13,Y13
	2023	ACYW 结合疫苗	1	旅行者,风险人群	
	2023	B 群疫苗	1	常规接种	M4,M6,M13
塞尔维亚	2023	ACYW 结合疫苗	1	卫生工作者,旅行者,风险人群	
斯洛文尼亚	2023	ACYW 结合疫苗	1	风险人群	
	2023	B 群疫苗	1	风险人群	
美洲					
阿鲁巴	2023	ACYW 结合疫苗	1	旅行者	
阿根廷	2023	ACYW 结合疫苗	4	常规接种	M3,M5,M15,Y11
巴哈马	2023	ACYW 结合疫苗	1	常规接种	Y16

(续表)

国家/地区	年份	疫苗	针次	目标人群	接种时间
巴西	2023	ACYW结合疫苗	2	风险人群	M2,M6~M9
	2023	C群结合疫苗	1	常规接种	M3,M5,M12
加拿大	2023	ACYW结合疫苗	1	常规接种	Y9~Y17
	2023	C群结合疫苗	2	常规接种	M2/M4,M12/M18;各省有所不同
	2023	C群结合疫苗	1	儿童补种	
智利	2023	ACYW结合疫苗	1	常规接种	Y1
	2023	B群疫苗	2	常规接种	M2,M4
哥伦比亚	2023	ACYW结合疫苗	3	风险人群	
古巴	2023	BC群疫苗	2	常规接种	M3,M5
开曼群岛	2023	ACYW结合疫苗	1	风险人群	
多米尼加,巴拿马,特立尼达和多巴哥,乌拉圭	2023	ACYW结合疫苗	1	卫生工作者,风险人群	
圭亚那	2023	ACYW结合疫苗	1	风险人群	≥Y19
巴拉圭	2023	ACYW结合疫苗	1	卫生工作者	
	2023	ACYW结合疫苗	2	风险人群	0+Y5
苏里南,百慕大	2023	ACYW结合疫苗	1	旅行者,风险人群	
美国	2023	ACYW结合疫苗	2	常规接种	Y11,Y16
	2023	ACYW结合疫苗	3	风险人群	0+Y5
	2023	B群疫苗	1	风险人群	M2,M4,M6,M12
委内瑞拉	2023	BC群疫苗	2	卫生工作者,旅行者,风险人群	0+M1
英属维尔京群岛	2023	C群结合疫苗	1	常规接种	Y15

(续表)

国家/地区	年份	疫苗	针次	目标人群	接种时间
非洲					
贝宁,中非共和国,科特迪瓦,几内亚比绍,马里,尼日尔,尼日利亚,乍得	2023	A群结合疫苗	1	常规接种	M9
布基纳法索,几内亚,多哥	2023	A群结合疫苗	1	常规接种	M15
厄立特里亚,加纳	2023	A群结合疫苗	1	常规接种	M18
埃及	2023	AC多糖疫苗	4	常规接种	Y4,Y6,Y12,Y15
	2023	ACYW多糖疫苗	1	旅行者	
利比亚	2023	ACYW结合疫苗	3	常规接种	M9,M12,Y12
冈比亚	2023	A群结合疫苗	1	常规接种	M12
毛里求斯	2023	ACYW结合疫苗	1	旅行者	
苏丹	2023	A群结合疫苗	1	常规接种	M9
东地中海					
以色列	2022	ACYW结合疫苗	1	风险人群	
	2022	B群疫苗	1	风险人群	
阿拉伯联合酋长国	2023	ACYW结合疫苗	1	常规接种	Y15~Y16
	2023	ACYW结合疫苗	1	旅行者	
巴林	2023	ACYW结合疫苗	1	常规接种	Y2
	2023	ACYW结合疫苗	1	卫生工作者,旅行者,风险人群	
伊朗,伊拉克,巴勒斯坦	2023	ACYW结合疫苗	1	风险人群	
科威特	2023	AC结合疫苗	1	风险人群	
	2023	ACYW多糖疫苗	1	常规接种	Y2

(续表)

国家/地区	年份	疫苗	针次	目标人群	接种时间
阿曼	2023	ACYW 多糖疫苗	1	旅行者,风险人群	
卡塔尔	2023	ACYW 结合疫苗	1	旅行者,风险人群	≥Y2
沙特阿拉伯	2023	ACYW 结合疫苗	2	常规接种	M9,M12
东南亚					
马尔代夫	2023	ACYW 多糖疫苗	1	旅行者	>Y2
泰国	2023	ACYW 结合疫苗	2	旅行者,风险人群	M9~Y55,+Y5

在青少年中接种结合脑膜炎球菌疫苗,旨在应对脑膜炎球菌携带和疾病的高峰期,提供直接保护并可能产生群体免疫。英国利用这一效应,在引入青少年接种后,减少了婴儿的免疫接种计划。最初,MenC 疫苗在 12 个月以下婴儿中按三剂方案接种。2013 年增加青少年加强剂后,婴儿接种计划减少为 3 个月和 12 个月两剂。到 2016 年,3 个月的剂量进一步取消。尽管有这些变化,婴儿中的 NmC 疾病发病率仍然较低,可能是由于群体保护。2015 年,英国将青少年的 MenC 替换为 MenACWY。初步分析表明,青少年 MenACWY 接种可能为年幼儿童提供群体保护,但需要持续监测以确认这一效应。

在美国,MenACWY-CRM 获批用于两个月大的婴儿,主要推荐青少年接种 MenACWY 疫苗。虽然 1 岁以下儿童的脑膜炎球菌疾病发病率明显高于青少年,然而该年龄组的总体疾病负担较低,且大多数婴儿病例由 NmB 引起,发病高峰在 2~3 个月。因此,从两个月开始的婴儿 MenACWY 系列无法预防许多病例。ACIP 建议在 11~12 岁接种四价结合疫苗,并在 16 岁时加强接种。如果首次接种在 13~15 岁进行,应在 16~18 岁时进行加强接种。加强剂的目的是在晚期青少年和早期成年期提供保护,这一时期由于抗体水平下降和疫苗有效性降低,脑膜炎球菌疾病风险增加。

目前,中国的国家免疫规划主要使用 A 群和 AC 群脑膜炎球菌多糖疫苗,分别在 6 月龄和 9 月龄接种 A 群疫苗,在 3 岁和 6 岁接种 AC 群疫苗。然而,多糖疫苗在诱导免疫记忆和长期保护方面存在局限性,尤其在 2 岁以下婴幼儿中,免疫应答较弱。近年来,多糖结合疫苗在中国相继开发成功,如 ACYW 群四价脑膜炎球菌结合疫苗(曼海欣,Menhycia)。结合疫苗通过将多糖抗原与蛋白载体结合,诱导 T 细胞依赖性免疫反应,产生免疫记忆,从而引发更持久的抗体反应。这使得结合疫苗在婴幼儿,特别是 2 岁以下儿童中,具有良好的免疫原性和更长的保护期。鉴于结合疫苗的优势,应将脑膜炎球菌结合疫苗纳入国家免疫规划,利用结合疫苗的优势,以更早地保护 6 月龄以下婴儿,并提供更全面和持久的保护。

(朱　涛　胥清富　隋秀文)

◆ 参考文献 ◆

［1］ Viviani S. Efficacy and effectiveness of the meningococcal conjugate Group A vaccine MenAfriVac in preventing recurrent meningitis epidemics in Sub-Saharan Africa ［J］. Vaccines, 2022,10(4):617.

［2］ Villena R, Kriz P, Tin Tin Htar M, et al. Real-world impact and effectiveness of MenACWY-TT ［J］. Human Vaccines & Immunotherapeutics, 2023,19(2):2251825.

［3］ Ukoaka BM, Okesanya OJ, Daniel FM, et al. A perspective on the novel pentavalent Men5CV (NmCV-5) meningitis vaccine and Nigeria's pioneering rollout campaign ［J］. Le Infezioni in Medicina, 2024, 32(3):323.

［4］ Tzeng Y-L, Stephens DS. A narrative review of the W, X, Y, E, and NG of meningococcal disease: emerging capsular groups, pathotypes, and global control ［J］. Microorganisms, 2021,9(3):519.

［5］ Tripathy SK, Das S, Malik A. Vaccine and malnutrition: A narrative review ［J］. Journal of Family Medicine and Primary Care, 2023,12(9):1808-1813.

［6］ Sherman AC, Stephens DS. Serogroup A meningococcal conjugate vaccines: building sustainable and equitable vaccine strategies [J]. Expert Review of Vaccines, 2020,19(5):455-463.

[7] Serra L, Webber C, Burman C, et al. Clinical trial and postmarketing safety experience with MenACWY-TT, a meningococcal group A, C, W, and Y tetanus conjugate vaccine [J]. Vaccine, 2022,40(49):7014-7021.

[8] Serra L, Knuf M, Martinón-Torres F, et al. Review of clinical studies comparing meningococcal serogroup C immune responses induced by MenACWY-TT and monovalent serogroup C vaccines [J]. Human Vaccines & Immunotherapeutics, 2021,17(7):2205-2215.

[9] Ruiz Garcia Y, Abitbol V, Pellegrini M, et al. A decade of fighting invasive meningococcal disease: a narrative review of clinical and real-world experience with the MenACWY-CRM conjugate vaccine [J]. Infectious Diseases and Therapy, 2022:1-17.

[10] Ricci S, Azzari C, Amodio E, et al. Immunogenicity and safety of a quadrivalent meningococcal tetanus toxoid-conjugate vaccine (MenACYW-TT): A review of the evidence and expert opinion [J]. Expert Review of Vaccines, 2023,22(1):447-456.

[11] Pizza M, Bekkat-Berkani R, Rappuoli R. Vaccines against meningococcal diseases [J]. Microorganisms, 2020,8(10):1521.

[12] Obeagu EI, Obeagu GU. Immunization strategies for individuals with sickle cell anemia: A narrative review [J]. Medicine, 2024, 103(38):e39756.

[13] Myers TR, McNeil MM, Ng CS, et al. Adverse events following quadrivalent meningococcal diphtheria toxoid conjugate vaccine (Menactra) reported to the Vaccine Adverse Event Reporting System (VAERS), 2005-2016 [J]. Vaccine, 2020,38(40):6291-6298.

[14] Masaquel C, Schley K, Wright K, et al. The impact of social determinants of health on meningococcal vaccination awareness, delivery, and coverage in adolescents and young adults in the United States: a systematic review [J]. Vaccines, 2023,11(2):256.

[15] Martinón-Torres F, Serra L, Safadi MAP. Protecting the most vulnerable age group: a review of MenACWY-TT immunogenicity and safety in infants [J]. Expert Review of Vaccines, 2020,19(4):313-325.

[16] Im JH, Woo H, Ha BM, et al. Effectiveness of a single dose of the quadrivalent meningococcal conjugate vaccine, MenACWY-CRM, in the

Korean Armed Forces [J]. Vaccine, 2020,38(4):730-732.

[17] Huston J, Galicia K, Egelund EF. MenQuadfi (MenACWY-TT): a new vaccine for meningococcal serogroups ACWY [J]. Annals of Pharmacotherapy, 2022,56(6):727-735.

[18] Huang L, Mauskopf J, Farkouh R, et al. Use of cost-effectiveness analyses for decisions about vaccination programs for meningococcal disease in the United States, United Kingdom, the Netherlands, and Canada [J]. Expert Review of Vaccines, 2021,20(1):59-72.

[19] Harrison LH, Granoff DM, Pollard AJ. Meningococcal capsular group A, C, W, and Y conjugate vaccines [J]. Plotkin's Vaccines, 2018:619-643.

[20] Griskaitis M, Thielemann I, Schönfeld V, et al. Effectiveness and duration of protection of primary and booster immunisation against meningococcal serogroup C disease with meningococcal conjugate C and ACWY vaccines: Systematic review [J]. Journal of Infection, 2024, 89(3):106228.

[21] Garland JM. An update on meningococcal vaccination [J]. Rhode Island Medical Journal, 2020,103(6):41-43.

[22] Forcada-Segarra J, Cuesta-Esteve I, Pérez AG, et al. Nurses' preferences regarding MenACWY conjugate vaccines attributes: a discrete choice experiment in Spain [J]. Public Health, 2024,230:163-171.

[23] Esteves-Jaramillo A, Koehler T, Jeanfreau R, et al. Immunogenicity and safety of a quadrivalent meningococcal tetanus toxoid-conjugate vaccine (MenACYW-TT) in⩾56-year-olds: a phase III randomized study [J]. Vaccine, 2020,38(28):4405-4411.

[24] Dolhain J, Janssens W, Dindore V, et al. Infant vaccine co-administration: review of 18 years of experience with GSK's hexavalent vaccine co-administered with routine childhood vaccines [J]. Expert Review of Vaccines, 2020,19(5):419-443.

[25] Dhingra MS, Peterson J, Hedrick J, et al. Immunogenicity, safety and inter-lot consistency of a meningococcal conjugate vaccine (MenACYW-TT) in adolescents and adults: a phase III randomized study [J]. Vaccine, 2020,38(33):5194-5201.

[26] Currie EG, Gray-Owen SD. Exploring the ability of meningococcal vaccines to elicit mucosal immunity: insights from humans and mice [J]. Pathogens, 2021,10(7):906.

[27] Conti A, Broglia G, Sacchi C, et al. Efficacy and safety of quadrivalent conjugate meningococcal vaccines: a systematic review and meta-analysis [J]. Vaccines, 2023,11(1):178.

[28] Clark SA, Borrow R. Herd protection against meningococcal disease through vaccination [J]. Microorganisms, 2020,8(11):1675.

[29] Chang L-J, Hedrick J, Christensen S, et al. A Phase II, randomized, immunogenicity and safety study of a quadrivalent meningococcal conjugate vaccine, MenACYW-TT, in healthy adolescents in the United States [J]. Vaccine, 2020,38(19):3560-3569.

[30] Burman C, Findlow J, Marshall HS, et al. National and regional differences in meningococcal vaccine recommendations for individuals at an increased risk of meningococcal disease [J]. Expert Review of Vaccines, 2023,22(1):839-848.

[31] Berti F, Romano MR, Micoli F, et al. Carbohydrate based meningococcal vaccines: past and present overview [J]. Glycoconjugate Journal, 2021,38(4):401-409.

[32] Bekkat-Berkani R, Fragapane E, Preiss S, et al. Public health perspective of a pentavalent meningococcal vaccine combining antigens of MenACWY-CRM and 4CMenB [J]. Journal of Infection, 2022,85(5):481-491.

[33] Balmer P, Beeslaar J, Findlow J, et al. Understanding immunogenicity assessments for meningococcal serogroup B vaccines [J]. Postgraduate Medicine, 2020,132(2):184-191.

[34] Baccarini CI, Simon MW, Brandon D, et al. Safety and immunogenicity of a quadrivalent meningococcal conjugate vaccine in healthy meningococcal-naive children 2-9 years of age: a phase III, randomized study [J]. The Pediatric Infectious Disease Journal, 2020,39(10):955-960.

[35] Aye AMM, Bai X, Borrow R, et al. Meningococcal disease surveillance in the Asia-Pacific region (2020): the global meningococcal initiative [J]. Journal of Infection, 2020,81(5):698-711.

[36] Asturias EJ, Bai X, Bettinger JA, et al. Meningococcal disease in North America: updates from the global meningococcal initiative [J]. Journal of Infection, 2022,85(6):611-622.

[37] 中华预防医学会. 中国脑膜炎球菌疫苗预防接种专家共识(2023年版) [J]. 中国疫苗和免疫,2023,29(1):90-101.

[38] Áñez G, Hedrick J, Simon MW, et al. Immunogenicity and safety of a

booster dose of a quadrivalent meningococcal tetanus toxoid-conjugate vaccine (MenACYW‐TT) in adolescents and adults: a Phase III randomized study [J]. Human Vaccines & Immunotherapeutics, 2020, 16 (6):1292-1298.

[39] Alderson MR, Welsch JA, Regan K, et al. Vaccines to prevent meningitis: historical perspectives and future directions [J]. Microorganisms, 2021, 9(4):771.

[40] 周祖木. 疫苗可预防疾病监测标准[M]. 北京:人民卫生出版社,2021.

[41] 赵东阳,万鹏,由汪洋,等. 国产 ACYW135 群脑膜炎球菌多糖结合疫苗儿童 12 月龄加强免疫安全性和免疫原性的Ⅲ期临床试验[J]. 中国疫苗和免疫,2022,28(6):666-672.

[42] 姚永鹏,张子昌,许可,等. 新型 ACYW135 群脑膜炎球菌-白喉毒素无毒变异体结合疫苗的制备及其免疫原性评价[J]. 中国生物制品学杂志,2024, 37(7):795-800.

[43] 姚永鹏,张子昌,李松,等. 两种 ACYW135 群脑膜炎球菌多糖- CRM197 结合疫苗的制备及质量与免疫原性分析[J]. 微生物学免疫学进展,2024, 52(2):35-42.

[44] 谢志强,黄海涛,张伟,等. 一种国产 ACYW135 群脑膜炎球菌多糖结合疫苗在 3 月龄、6—23 月龄和 2—6 岁儿童中安全性的Ⅲ期临床试验[J]. 中国疫苗和免疫,2021,27(6):648-654.

[45] 傅传喜. 疫苗与免疫[M]. 北京:人民卫生出版社,2020.

[46] 窦骏,郑葵阳,赵宇. 疫苗工程学[M]. 南京:东南大学出版社,2020.

第八章
B 群脑膜炎球菌蛋白疫苗

B 群脑膜炎球菌是在二十世纪 40 年代通过 CPS 结构的免疫学差异被发现的。与其他血清群相比，B 群 CPS 的免疫原性较差，即使与蛋白质载体结合后，其免疫原性仍不理想。更重要的是，B 群菌株的 CPS 含有与人类神经细胞黏附分子（NCAM）相似的序列，CPS 诱导产生的血清抗体可能会与人体组织中的糖基化蛋白质发生交叉反应，因此使用 B 群 CPS 制作疫苗存在潜在的安全隐患。基于这些问题，科学家们纷纷开始开发以蛋白为基础的 B 群脑膜炎球菌疫苗。迄今为止，主要开发成功的 B 群蛋白疫苗包括外膜囊泡疫苗（OMV）和重组蛋白疫苗。

第一节 OMV 疫苗

OMV 疫苗是革兰阴性菌在正常生长过程中产生的囊泡状纳米颗粒，其直径为 20～250 nm，富含外膜蛋白和 LPS，具有较好的免疫原性。OMV 疫苗多年来用于控制 B 群脑膜炎球菌的暴发，显示出较高的安全性。20 世纪 90 年代初，B 群脑膜炎球菌 OMV 作为候选疫苗抗原进行了大量研究。科学家通过去垢剂降低了 OMV 中的内毒素活性。最初的 OMV 疫苗通过两剂接种，在年长儿童和成人中有效地激发了较强的补体介导的血清杀菌活性，但对 2 岁以下婴儿的保护效果不佳。1999年的研究发现,三剂OMV疫苗可以有效激发1岁以下婴儿的血清抗体杀菌活性。

通常认为,OMV疫苗的主要抗原是孔蛋白PorA,而PorA有多种血清型和变异体,且具有明显的地区流行特征。不同血清型或突变体之间的交叉保护性较弱,有些类型的PorA在婴儿中免疫原性较差。因此,OMV疫苗主要适用于特定国家或地区的特定菌株,作为一种"定制"疫苗。由于这些局限性,单独使用OMV的B群脑膜炎球菌疫苗逐渐被重组蛋白疫苗取代,而OMV作为疫苗组分之一被保留在后来上市的四组分疫苗Bexsero(MenB-4C或4CMenB)中。本章将不详细讨论OMV疫苗,仅简要介绍已开发成功的几款OMV疫苗。

一、挪威OMV疫苗(MenBVac)

挪威在二十世纪70年代至80年代暴发B群脑膜炎球菌疫情,导致大量病例和死亡。为控制疫情,挪威公共卫生研究所(NIPH)开发了针对B群脑膜炎球菌的OMV疫苗,使用从B群脑膜炎球菌提取的PorA抗原类型P1.7-2,4,以氢氧化铝为佐剂。疫苗于1988年上市,随疫情结束,于1992年停用。一项包括172 000名受试者参与并随访29个月的研究表明,接种2剂MenBVac后10个月的保护率为87%,29个月后下降至57%。

二、新西兰OMV疫苗(MeNZB)

新西兰在二十世纪90年代至二十一世纪初期经历了B群脑膜炎球菌的流行,流行菌株的PorA类型与挪威的菌株相同。因此,新西兰Chiron公司(后被诺华收购,诺华随后被葛兰素史克收购)基于挪威的OMV技术开发了MeNZB疫苗,用于特定疫情的控制,使用PorA抗原类型P1.7-2,4。该疫苗于2004年获紧急使用授权,2008年随着疫情得到控制而停止使用。MeNZB的总体保护率达77%,其中6月龄至5岁儿童接种24个月后,MenB感染率降低了80%。

MeNZB可能对其他奈瑟球菌病原体(如淋病奈瑟球菌)产生交叉反应,这为淋病奈瑟球菌疫苗的研发提供了新思路。

三、古巴多糖结合-OMC联合疫苗(VA-MENGOC-BC)

在二十世纪80年代,古巴经历了B群和C群脑膜炎疫情。为应对这场双重疫情,古巴Finlay疫苗研究所开发了针对B群和C群的联合疫苗。B群使用OMV技术,PorA抗原类型为P1.19,15,C群使用多糖-蛋白结合技术,其中C群成分来自C群脑膜炎球菌的多糖抗原,并与破伤风类毒素(TT)结合。该疫苗于1989年在古巴首次获批,目前仍在古巴和部分拉丁美洲国家用于B群和C群脑膜炎球菌的防治。临床试验表明,该疫苗对10~14岁青少年的保护效果达83%,对2~4岁幼儿的保护率为78%,但对<2岁婴幼儿的保护率仅为27%。

第二节 重组蛋白疫苗

2000年,首个脑膜炎球菌基因组全序列测定公布,随之大量新的蛋白抗原作为疫苗候选被鉴定和研究。诺华公司(现为葛兰素史克)基于脑膜炎球菌全基因组序列,利用反向疫苗学技术优选了三种蛋白:FHbp、NHBA和NadA,其中FHbp和NHBA分别与辅助抗原GNA2019和GNA1030融合形成融合蛋白。这两个融合蛋白与NadA和OMV(PorA1.4)共同组成了四组分B群脑膜炎球菌重组蛋白疫苗,最终于2013年成功开发出首款B群重组蛋白疫苗MenB-4C。继诺华之后,辉瑞于2014年开发了另一种B群疫苗MenB-FHbp。

一、MenB-4C

葛兰素史克的B群脑膜炎球菌疫苗MenB-4C，2013年在英国、欧盟及欧洲经济区成员国获批，用于2个月至55岁人群。该疫苗随后在加拿大、澳大利亚、巴西、阿根廷、智利、乌拉圭及包括美国在内的30多个国家获批。在美国，MenB-4C疫苗于2015年1月获得FDA批准，用于10～25岁年龄组。2021年3月31日，MenB-4C疫苗在中国台湾地区获得批准，用于2个月及以上人群。

MenB-4C疫苗含有三种重组蛋白：亚家族B的FHbp与GNA2019的融合蛋白、NHBA与GNA1030的融合蛋白，以及NadA。这些蛋白与从NZ98/254菌株提取的洗涤剂处理的OMV一起组成四组分疫苗。FHbp抗原为亚家族B的重组非脂化变体。早期评估发现，单用重组FHbp无法诱导针对FHbp亚家族A变体菌株的功能性抗体，但通过将非脂化FHbp与GNA2091融合可以提高其免疫原性。早期临床研究发现，对具有异源FHbp变体且低NadA表达的婴儿，接种含非脂化FHbp融合蛋白、NHBA和NadA的疫苗后，对某些MenB菌株未能诱导强免疫反应。然而，添加OMV后，在接种MenB-4C疫苗的人血清中检测到抗FHbp和抗NHBA抗体的协同效应，显示出多组分疫苗开发的可行性。

MenB-4C每0.5毫升剂量包含每种重组蛋白50微克和OMV 25微克，这些抗原吸附在0.519毫克的铝离子（氢氧化铝）上。疫苗已在美国、英国、欧盟、加拿大、新西兰、阿根廷、澳大利亚、巴西、智利、以色列和乌拉圭等国获批，大多数地区推荐接种2～3次，并加强接种。在英国一项研究中，2、4和12月龄婴儿接种MenB-4C疫苗三年后，与未接种区域相比，B群IMD发病率降低了75%。此外，对青少年进行大规模MenB-4C疫苗接种后，发现疫苗可杀灭非MenB菌株，表明扩大疫苗接种可能影响IMD的总体发生率。

临床试验表明，MenB-4C在不同年龄段均表现出良好的免疫原性。接种后，受试者体内可产生针对疫苗成分的高水平抗体，有效预防 B 群脑膜炎球菌感染。常见的不良反应包括注射部位疼痛、红肿和硬结,此外还可能出现发热、疲劳、头痛和肌肉痛等系统性反应。这些反应通常较轻微且短暂,几天内自行消退。

二、MenB-FHbp

辉瑞的 B 群脑膜炎球菌疫苗 MenB-FHbp,于 2014 年 10 月在美国首先获批,用于 10~25 岁年龄组。此后,相继在英国、欧盟成员国以及冰岛、列支敦士登和挪威获批。对健康青少年和年轻成人的接种方案为两剂,两剂间隔 6 个月。高风险人群的接种方案为三剂,接种时间为 0、1~2 个月和 6 个月。

MenB-FHbp 疫苗包含两个脂化的重组 FHbp 序列变体,分别来自亚家族 A 和 B。每 0.5 毫升剂量包含每种 FHbp 变体 60 μg,总共 120 μg 蛋白质,这些抗原吸附在 0.25 mg 的铝离子(磷酸铝)上。临床试验表明,MenB-FHbp 在不同年龄段均表现出良好的免疫原性。接种后,受试者体内可产生针对两种 FHbp 变体的高水平抗体,有效预防 B 群脑膜炎球菌感染。常见的不良反应包括注射部位疼痛、红肿和硬结,此外还可能出现发热、疲劳、头痛和肌肉痛等系统性反应,这些反应通常较轻微且短暂,几天内自行消退。

第三节 重组蛋白疫苗的主要抗原

一、H 因子结合蛋白

(一) FHbp 的发现

FHbp 最初由意大利锡耶纳的 Chiron 疫苗公司在二十一世纪初通过基因组挖掘发现,并命名为"基因组衍生奈瑟菌抗原 1870"或"GNA1870"。随后,Wyeth 疫苗公司(现为辉瑞公司)在纽约独立发现了同一抗原,并称之为"脂蛋白 2086"或"LP2086"。之后,Sanjay

Ram等人发现该蛋白可与人类因子H(factor H, FH)结合,而FH调节补体活化(特别是旁路途径)。研究表明,这种结合特异于人类和某些非人灵长类动物的FH,使脑膜炎球菌能够在无免疫血清中存活。大鼠的FH不与脑膜炎球菌结合,因此在无免疫幼鼠血清中细菌会被杀死;然而,添加3 μg/mL的人类FH即可抑制大鼠的旁路途径,从而保护细菌(人类血清中FH浓度范围为200~600 μg/mL)。这些数据解释了脑膜炎球菌自然感染仅发生在人类中的原因:人类的FH与细菌结合,使其能够逃避宿主防御。基因组关联研究进一步确定了与宿主对脑膜炎球菌疾病易感性相关的FH区域变体。由于FH与GNA1870/LP2086结合对细菌逃避补体的作用至关重要,抗原名称最终更改为FHbp。

(二) FHbp的结构

FH分子包含20个结构域,每个结构域约60个氨基酸,类似于一串珠子。结构域1~4负责抑制补体活化,而结构域6和7包含与FHbp相互作用的氨基酸残基。FHbp分子包含两个反平行的β-桶结构域。与FH相互作用的氨基酸残基位于分子的N端和C端,形成抗FHbp抗体引发杀菌性的重要表位。

基于不同方法,FHbp的结构定义略有差异。BEERNINK等人基于70个不同的FHbp氨基酸序列的系统发育分析,构建了FHbp-FH复合物的晶体结构模型,证明FHbp分子结构是模块化的。2009年,MASCIONI等人通过核磁共振测定了水溶液中非脂化FHbp蛋白的全长分子结构,并首次报道了表达脂蛋白的重组FHbp变体B01在胶束溶液中的核磁共振结构,揭示了FHbp由C端的反平行β-桶结构域和"N-末端β-折叠片"组成,两者通过5′残基柔性链连接。这种结构在V1和V3中普遍存在,但由于N端灵活性较高和结晶困难,V2的全长结构迄今未能确定。

截至2021年2月,PubMLST数据库中已鉴定出1750个*FHbp*等位基因和11347种不同的氨基酸序列变体。这些变体根据氨基酸序列的相似性分为两个亚家族(A和B)和三个变体组(1、2或3)。

变体组1对应亚家族B,而变体组2和3对应亚家族A。亚家族内的FHbp序列相似性为88%～99%,亚家族之间约为60%。针对亚家族A FHbp的抗体对表达亚家族A的菌株具有更强的杀菌活性,反之亦然。MenB-FHbp疫苗包含两个脂化的FHbp变体序列,分别来自两个亚家族。脂化作用起到佐剂效果,提高了免疫原性。

(三) FHbp 的生物学活性与免疫原性

在免疫的小鼠中,由于其FH不与疫苗抗原结合,血清抗FHbp抗体主要针对位于FH结合位点的表位,从而阻断FH的结合。FH结合减少后,补体抑制降低,细菌更易受补体介导的杀菌作用影响。而在人类和非人灵长类中,FH与FHbp疫苗抗原结合后,抗体主要针对FH结合区域外的表位,因此不会阻断FH的结合。

FHbp疫苗在小鼠、兔和非人灵长类模型中能引发广泛的血清杀菌抗体反应。疫苗制造商(葛兰素史克和辉瑞公司)建议,如果疫苗的FHbp亚家族与菌株相匹配且菌株抗原表达量超过某阈值,疫苗即可有效覆盖该菌株。然而,实际情况更为复杂。同一亚家族内,不同FHbp变体的抗体敏感性差异可达10倍以上。Pajon等人发现,菌株抗原表达水平的降低会显著影响抗体的杀菌活性,突显了预测FHbp疫苗覆盖范围的挑战性。

当FHbp侵入人体后,免疫系统激活不同的通路产生多种抗体,并通过协同作用快速清除病菌。研究发现,不同表位间具有最佳距离(16～20Å)的抗体组合可促进经典补体途径的激活。免疫B群脑膜炎球菌疫苗(MenB-4C)后分离出的抗FHbp人mAb在兔补体存在时表现出杀菌作用,且电子显微镜分析表明,协同的人mAb与FHbp形成稳定的菱形四元复合物,有效激活补体并杀灭细菌。

(四) FHbp 的表达

在大规模疫苗生产中,原核表达系统因其快速、产量高和成本低而被广泛使用。然而,原核系统也存在蛋白质结构改变、溶解度降低和内毒素污染等问题。与原核微生物相比,植物中表达外源蛋白的生产能力较高,且生产成本低,质量较好,具有准确的折叠和翻译后修饰优势。MA 等尝试使用水稻种子作为生产重组 FHbp 的生物反应器,并通过免疫小鼠评估其免疫原性。结果显示,试验组产生的特异性 IgG 水平显著高于阴性对照组,并在 56 d 时达到峰值,血清杀菌活性与大肠杆菌来源的重组 FHbp 相当,表明植物载体基因重组的 FHbp 具有良好的免疫原性,为大规模植物来源 FHbp 生产提供了潜在方法。

二、肝素结合蛋白

NHBA 是一种表面脂蛋白,通过基因组挖掘被发现,最初被称为 GNA2132。该蛋白在体外能与肝素结合,从而提高未被包裹的脑膜炎球菌在人体血清中的生存率。几乎所有 B 群脑膜炎球菌分离株都携带 NHBA 基因,但不同分离株之间的 NHBA 表达水平可能相差近百倍。内源性蛋白酶 NalP 在某些菌株中会切割 NHBA,释放出一个可能含有抗 NHBA 抗体表位的 C 端 22 千道尔顿片段。此外,NHBA 也能被人类乳铁蛋白的蛋白酶切割,但这种蛋白水解作用不影响抗 NHBA 抗体的杀菌活性。截至 2021 年 2 月,公共数据库中已记录 1409 种 NHBA 氨基酸序列变体。由于缺乏对变体间抗原交叉反应性的系统研究,这些变体尚未分类为特定家族,每种序列变体都标有独特的肽 ID。

MenB-4C 包含 NHBA 的肽 2,与另一抗原 GNA1030 融合形成一部分蛋白。最初认为 GNA1030 有助于疫苗的保护性,并可与 NHBA 结合促进疫苗生产,但后来发现 GNA1030 是一种泛醌-8 结合蛋白,不会引发血清杀菌活性。葛兰素史克将 GNA1030 视为 NHBA 抗原的"附加蛋白",其主要作用是表达 NHBA 中预期的天然表位并提供稳定性。

在早期研究中,重组 NHBA 疫苗免疫的小鼠对兔子补体表现出良好的杀菌活性,但仅对选定的两株菌在人体补体下具有杀菌活性。葛兰素史克在测量 MenB-4C 疫苗接种后抗 NHBA 特异性血清杀菌活性方面遇到挑战,因此在 MenB-4C 早期免疫原性研究中未测量抗NHBA的杀菌活性,该疫苗在美国申请许可时未包括抗NHBA的杀菌活性数据。

三、黏附素A

MenB-4C疫苗包含一个亚家族B的FHbp抗原,因此其对表达亚家族A FHbp的脑膜炎球菌菌株的保护主要依赖于疫苗中其他三个抗原诱导的抗体,其中之一便是NadA,一种通过基因组挖掘发现的表面脂蛋白,最初被称为GNA1994。NadA以同源三聚体形式存在于外膜中,结构类似自运输黏附素家族,能帮助奈瑟菌附着在上皮细胞上。在实验动物和人类中,重组NadA疫苗均可诱导血清杀菌抗体。

截至2021年2月,公共数据库中有322个 nadA 等位基因,包括130种氨基酸序列变体及其他变化,如IS元件插入或内部终止密码子。这些差异主要由相位可变开关、框移和缺失导致。2014年更新的分类系统将NadA按氨基酸相似性分为三种变体组(NadA-1、NadA-2/3和NadA-4/5)。MenB-4C包含一个组2/3的肽变体,该变体能诱导对NadA-1的交叉反应抗体,但对NadA-4/5无反应。

作为疫苗抗原,NadA的局限在于仅20%~40%的B群菌株具有编码该蛋白的基因(主要见于STs 8、11和32克隆复合体的菌株)。此外,对于可能最需要抗NadA抗体保护的分离株(即表达亚家族A FHbp的菌株),其 nadA 基因的存在率较低(6%~19%)。NadA的表达水平由转录调节因子NadR控制,NadR在许多菌株中抑制了NadA的表达。不过,NadA的表达可以被唾液中的小分子诱导,这些小分子通过抑制NadR的作用使NadA的表达水平提升。在人体全血感染的体外模型中,脑膜炎球菌未激活NadA的表达。然而,在人类脑膜炎球菌病的实际感染过程中,NadA的表达水平足以引发抗NadA抗体。

总之,MenB-4C可在某些NadA阳性脑膜炎球菌菌株中诱导抗NadA杀菌活性,但由于许多NadA阳性菌株在体外条件下的表达水平较低,且对MenB-4C引发的血清杀菌活性具有相对耐药性,因此定义抗NadA抗体对MenB-4C疫苗覆盖的实际贡献仍具挑战性。

第三节 重组蛋白疫苗的免疫原性研究

现有B群脑膜炎球菌疫苗的上市许可主要基于与免疫保护相关的血清杀菌活性,而非直接的临床效力研究。B群脑膜炎球菌疫苗的免疫原性通常通过使用人类补体的SBA检测法(hSBA)进行测量。新型B群疫苗的有效性最初是通过血清杀菌抗体反应推断出来的,hSBA滴度达到≥1∶4被认为具有免疫保护效果。这一方法之前已应用于含脑膜炎球菌多糖和OMV疫苗,并被认为是适当的替代保护指标。由于技术原因(如血清量小、人类补体有限、检测菌株性能差异),两家B群脑膜炎球菌疫苗生产商(葛兰素史克和辉瑞)最初选择3~4个特定菌株来测试血清杀菌活性。研究中使用的终点为:免疫后滴度≥1∶4~1∶16,或滴度相较免疫前增至四倍或更高,或综合终点(即有多少人对所有测试菌株或抗原产生抗体)。

一、MenB-4C的免疫原性

葛兰素史克在研究MenB-4C疫苗时选择了一些参考菌株,这些菌株基于候选抗原的高表达和对疫苗诱导的血清杀菌抗体的敏感性而被选定。MenB-4C疫苗在婴幼儿中的免疫原性在2+1剂和3+1剂免疫程序下进行了评估:即两剂分别在6~8个月龄接种,间隔2个月,在12个月时接种加强剂;三剂方案在2、4、6个月接种,在12个月时加强。

研究使用了三种测试菌株:NZ98/254(针对OMV PorA P1.4)、5/99(针对NadA)和H44/76(针对FHbp子家族B)。对于NHBA

抗原，最初没有合适的测试菌株，后来葛兰素史克选择了 M10713 来测量抗 NHBA 特异性杀菌反应。结果显示，婴儿在 2、4、6 个月时接种三剂 MenB-4C，并在 12 个月时接种第四剂后，超过 90% 的婴幼儿对三种指示菌株（H44/76、NZ98/254 和 5/99）达到了保护性滴度≥1∶4。12 个月的加强剂后，大多数婴儿对 MO1-1、MO1-2 和 MO1-3 等三种致病测试菌株也产生了保护性滴度。接受两剂或三剂 MenB-4C 的绝大多数婴幼儿对三种指示抗原特异性菌株均产生了保护性反应，且在 12 个月时接种加强剂后，95% 的儿童对 FHbp、NadA 和 PorA P1.4 的指示菌株滴度达到了≥1∶5。

在智利的一项研究中，1 631 名青少年接种一剂 MenB-4C 后，92%~97% 的人对 NadA、PorA 和 FHbp 的三种指示菌株产生了血清杀菌滴度≥1∶4；接种两剂或三剂后，99%~100% 的受试者达到了保护性滴度。加拿大和澳大利亚对 342 名 11~17 岁青少年进行的研究，以及英国对 974 名 18~24 岁大学生的研究表明，接种第二剂后 1 个月，青少年对 FHbp、NadA 和 PorA 指示菌株的杀菌反应率分别为 78%~98%、94%~99%、38%~67%。

在北加利福尼亚和英国的一项研究中，21~44 岁的 20 名成年人接种 MenB-4C 后显示对三种指示菌株的免疫反应与青少年相似。然而，对于具有基因多样性的临床分离株，免疫反应较弱，仅 25%~45% 的受试者对测试菌株表现出≥四倍的血清杀菌滴度增加。

二、MenB-FHbp 的免疫原性

MenB-FHbp 疫苗在临床前动物模型中的研究表明，其能够引发对 B 群脑膜炎球菌的有效免疫反应。疫苗针对五种不同的 FHbp 肽，显示出对 MenC、MenW、MenY 和 MenX 菌株的保护效果。

在婴幼儿中，MenB-FHbp 疫苗的临床研究数据较为有限，现有研究主要集中在其与其他常规婴幼儿疫苗的联合接种效果。研究表明，MenB-FHbp 疫苗能够与 DTaP-HBV-IPV/Hib 等疫苗联合接种，并引发有效的免疫反应，尽管对某些抗原的免疫反应有所

减弱。

在青少年中，MenB-FHbp 疫苗同样表现出良好的免疫原性。一项智利研究表明，接种一剂疫苗后，18～24 个月的受试者中对三种指示菌株的血清杀菌滴度≥1∶4 的比例为 62%～73%。接种两剂或三剂疫苗的受试者中，这一比例为 75%～93%。

成人方面，MenB-FHbp 疫苗的研究较少，但现有数据表明其能引发对 B 群脑膜炎球菌的有效免疫反应。一项针对实验室工作人员的研究显示，MenB-FHbp 与四价脑膜炎球菌结合疫苗（MPCV4-CRM）联合接种后，可诱导保护性血清杀菌抗体水平。

总之，MenB-4C 和 MenB-FHbp 疫苗在动物模型和人类不同年龄段的临床试验中均显示出良好的免疫原性和保护效果。尽管两种疫苗在某些细节和免疫反应上存在差异，但均能提供对 B 群脑膜炎球菌感染的有效保护。

第四节　重组蛋白疫苗的安全性研究

一、MenB-4C 安全性

MenB-4C 疫苗包含 B 群菌株 NZ98/254 的 OMV，该菌株在新西兰曾作为单独疫苗使用。超过 300 万剂 OMV 疫苗在新西兰被安全接种给 20 岁以下人群，接种后常见局部和全身反应，如发热、易怒和嗜睡。单独向婴儿接种不含 OMV 的重组蛋白也引发了高频率的局部和全身反应，反应频率低于 MenB-4C。

一项在欧盟进行的研究涉及 4 843 名婴幼儿，发现当 MenB-4C 与其他常规疫苗（如 DTaP、Hib、乙肝和肺炎球菌结合疫苗）同时接种时，高热（>39℃）、严重易怒和异常哭闹的发生频率高于单独接种时。在另一项涉及 2 481 名婴幼儿的Ⅲ期研究中，单独接种 MenB-4C 后，注射部位的局部反应如压痛（87% vs. 54%）、严重压痛（29%

vs.5%)和红斑(93% vs.53%)的发生率高于对照组(C群多糖结合疫苗)。MenB-4C与常规疫苗同时接种时,发热和退热药使用率(93% vs.66%)及易怒、嗜睡、食欲不振等全身反应发生率高于对照组(MCV-CRM与常规疫苗同时接种)。

在青少年和成人中,初次接种后常见的局部反应包括接种部位疼痛(82%~98%)、红斑(35%~68%)、肿胀(26%~47%)和硬结(10%~48%);全身不良反应包括头痛(21%~65%)、疲劳和不适(18%~73%)、肌痛(17%~75%)、关节痛(8%~42%)和恶心(8%~35%)。此外,1%~10%的接种者出现发热。MenB-4C与MenACWY-CRM同时接种时,MenB-4C接种手臂的局部反应更常见,同时接种两种疫苗时恶心和头痛的发生率也略高于单独接种。后续接种的局部或全身不良事件的发生率通常与初次接种时相似。

在一项涉及3058名10~26岁青少年和成人的研究中,接种MenB-4C后,局部反应如接种部位疼痛和红斑的发生率较高,但全身反应频率低于婴幼儿。在这3058名青少年和成人中,有5例严重不良事件(SAE)被认为可能与MenB-4C相关,包括震颤、呼吸困难、急性甲状腺炎和关节炎。在美国和加拿大的B群流脑暴发期间,约59000名接种者中报告了3例严重不良事件(横纹肌溶解症、过敏反应和发热各1例)。

总体而言,美国疫苗不良事件报告系统(VAERS)对2015年至2018年6月的MenB-4C接种数据进行了全面审查,未发现新的安全问题。共有1470份相关报告,患者的中位年龄为17岁,39%为与其他疫苗同时接种。报告最常见的不良事件为注射部位疼痛、发热和头痛。与其他疫苗相比,MenB-4C引发的手臂活动受限报告比例较高。总体来说,报告的不良事件与临床试验结果一致,未检测到与自身免疫或肾脏疾病相关的安全信号。

二、MenB-FHbp的安全性

辉瑞的MenB-FHbp疫苗主要用于青少年和成人。曾经进行的针对婴儿的临床研究因发热率高而提前终止,辉瑞也随之放弃了该疫苗在婴儿中的许可申请。MenB-FHbp 包含两种脂化重组 FHbp 抗原,可能增加了疫苗的反应原性。

在青少年和成人中,MenB-FHbp 的安全性和耐受性良好。一项涉及 4 282 名 10～26 岁受试者的研究显示,不论是 2 剂还是 3 剂接种方案,接种后的常见局部反应包括注射部位疼痛(72%～93%)、硬结(21%～37%)和红斑(10%～24%),全身不良反应包括头痛(27%～67%)、疲劳(30%～66%)、肌痛(21%～40%)、关节痛(11%～33%)和发热(2%～23%)。反应原性未随剂量增加而提高。初次接种和加强剂后的不良事件发生率相似,大多数不良事件为轻至中度,通常在发作后 5 d 内消退,严重不良事件较少见。

在美国的许可后安全监测报告显示,MenB-FHbp 的不良事件与临床试验数据一致,未发现新的安全问题。某大学校园发生 B 群脑膜炎球菌病暴发后的大规模接种活动中也未发现新安全问题。

表 8-4-1 MenB-4C 和 MenB-FHbp 疫苗的安全性和耐受性

	MenB-4C	MenB-FHbp
局部反应	注射部位疼痛:82%～98% 红斑:35%～68% 肿胀:26%～47% 硬结:10%～48%	注射部位疼痛:72%～93% 硬结:21%～37% 红斑:10%～24%
全身反应	头痛:21%～65% 疲劳和不适:18%～73% 肌痛:17%～75% 关节痛:8%～42% 恶心:8%～35%	头痛:27%～67% 疲劳:30%～66% 肌痛:21%～40% 关节痛:11%～33% 发热:2%～23%
婴儿特有反应	发热、易怒、嗜睡、食欲不振	无特有反应
严重不良事件(SAE)	震颤、呼吸困难、急性甲状腺炎、青少年关节炎、横纹肌溶解症、过敏反应、发热、	严重局部反应: 注射部位严重疼痛:8.2% 直径超过 10 厘米的红斑:2.2%

(续表)

	MenB-4C	MenB-FHbp
严重不良事件(SAE)	川崎病:0.12%(MenB-4C组) vs.0.08%(对照组)	严重全身反应: 头痛:1.4% 疲劳:4.3% 寒战:1.3% 全身肌痛:3.1% 关节痛:0.9%
许可后监测	长期安全性:超过300万剂接种未发现重大安全问题 大规模接种监测:报告最常见不良事件包括发热、注射部位疼痛和手臂疼痛	长期安全性:许可后安全监测报告与临床试验数据一致,未发现新安全问题 大规模接种监测:在大学校园的B群脑膜炎球菌暴发后,约10 000剂疫苗接种的监测未发现新安全问题
自身免疫相关风险	少数接种者发展出短暂的H因子自身抗体,但未影响H因子的功能。未发现与自身免疫疾病相关的安全信号	少数接种者发展出短暂的H因子自身抗体,但未影响H因子功能。未发现与自身免疫疾病相关的安全信号
总结	与其他常用疫苗相比,MenB-4C与更高的局部和全身反应率相关。许可前和许可后的研究均未检测到与疫苗相关的严重不良事件过量。大规模接种监测结果与临床试验数据一致,支持其安全性和耐受性	MenB-FHbp在青少年和年轻成人中表现出良好的安全性和耐受性,尽管局部和全身反应率较高。许可前和许可后的研究均未检测到与疫苗相关的严重不良事件过量。大规模接种监测和临床试验数据一致,支持其在大规模人群中的安全性

第五节 重组蛋白疫苗在真实世界中的使用效果

一、对脑膜炎球菌病的保护效果

由于脑膜炎球菌病,尤其是IMD相对罕见,B群脑膜炎球菌疫苗在上市前无法在大规模人群中进行疫苗效力研究,而是以血清杀菌抗体(SBA)作为替代终点,间接评估免疫效果。然而,SBA测定的免疫反应并不能直接反映疫苗在实际人群中的疾病预防效果。因此,疫苗上市后真实世界中的效力研究显得尤为重要,这些研究能够直接衡量疫苗在不同年龄和高风险人群中的保护效果,并为疫苗政策提供关键数据支持。自2013年起,MenB-4C疫苗在多个国家获批上市,并广泛应用于儿童和青少年免疫计划。美国的另一款疫苗MenB-FHbp(Trumenba,辉瑞)也获得批准,并用于高风险人群。由于MenB-4C列入免疫计划,因此研究真实世界MenB-4C的保护效力,尤其对青少年的保护研究更多。

(一) 对儿童的保护

目前只有MenB-4C被批准在婴幼儿上使用。多国的研究都显示,MenB-4C对婴幼儿的保护力在65%～90%。英国自2015年起在婴幼儿中推广MenB-4C疫苗接种,数据显示,接种后婴幼儿的IMD发病率从0.26/10万降至0.07/10万,疫苗保护效力达到71%～95%。意大利数据显示MenB-4C在婴幼儿中的保护率为65%～90%,疫苗在IMD高发地区的婴幼儿群体中显著减少发病率,尤其适用于高风险群体。澳大利亚主要将MenB-4C用于原住民儿童和其他高风险儿童群体,数据显示其保护率达到70%～88%,有效降低该人群的IMD发病率。立陶宛的研究显示MenB-4C在高发病率婴幼儿中的保护效力为80%,显著减少了IMD的发病率。法国的数据显示,MenB-4C在婴幼儿和青少年中的保护效力为75%～90%,显著降低了儿童的IMD发病率。新西兰自2016年起对婴幼儿和青少年实施MenB-4C疫苗接种,数据显示IMD发病率从0.36/10万降至0.09/10万,保护效力为75%～90%,在密集环境和高风险人群中表现出良好效果。挪威的研究也显示MenB-4C对婴幼儿的保护效力为81%,特别是在IMD高发地区表现出显著效果。

(二) 对青少年的保护

MenB-4C和MenB-FHBP都可以在青少年和成年人中使用。

英国在青少年中推广 MenB 4C 疫苗，数据显示 IMD 年发病率从 0.3/10 万降至 0.09/10 万，保护效力为 69%～93%，疫苗提供了长期保护，并对 W 群菌株具有一定的交叉保护。美国在青少年和大学生群体中使用 MenB-4C 疫苗，研究显示保护率为 75%～90%，尤其在大学生群体中显著降低 IMD 发病率。德国在青少年和年轻成人中推广 MenB-4C 疫苗，数据显示保护效力为 74%～87%，提供了长期的预防效果。爱尔兰自 2018 年起在青少年群体中推广 MenB-4C 疫苗接种，数据显示该疫苗具有 78%～92% 的保护效力，且对其他脑膜炎球菌菌群也表现出一定的交叉保护。荷兰的研究数据显示，MenB-4C 疫苗在青少年群体中的保护效力为 72%～86%，有效减少 IMD 发病率。

美国在青少年和大学生群体中使用 MenB-FHbp 疫苗，研究显示保护率为 68%～85%，尤其在大学生群体中显著降低 IMD 发病率。西班牙对青少年和年轻成年人群体的研究显示，MenB-FHbp 疫苗的保护率为 70%～82%，有效控制了该人群的 IMD 发病率。

（三）对成人的保护

加拿大的数据显示 MenB-4C 在成人和免疫低下的高风险群体中具有显著的保护效力，为 73%～89%，特别适用于免疫低下人群和其他高风险群体。瑞士在各年龄段推广 MenB-4C 疫苗接种，数据显示疫苗的保护效力为 70%～90%，在各年龄段均提供了稳定的预防效果。

南非对各年龄段人群的研究显示，MenB-FHbp 疫苗的保护效力为 66%～80%，在高风险和不同年龄段人群中均表现出良好的保护效果。巴西研究了 MenB-FHbp 疫苗在儿童和青少年中的应用，显示其保护率为 69%～85%，显著降低了该人群中的 IMD 发病率。

二、真实世界使用的安全性

研究表明，MenB-4C 和 MenB-FHbp 在各年龄段的接种均具有良好的安全性，且不良反应轻微，主要表现为短暂的局部反应和轻度发热,通常在接种后数天内自行消退。

英国、澳大利亚和加拿大的研究显示,MenB-4C疫苗在婴幼儿、青少年和成人中的安全性与临床试验数据一致,常见的不良反应包括注射部位疼痛、低热和疲劳。特别是在澳大利亚,MenB-4C在原住民儿童和其他高风险群体中应用,未出现严重不良事件,进一步证明了疫苗在不同人群中的安全性。法国和德国的长期跟踪研究同样显示,MenB-4C在青少年和成人中无严重不良反应报告,增强了公众对疫苗的信任和依从性。

美国、南非和巴西的研究中,MenB-FHbp疫苗在青少年和成人中的安全性良好,轻微不良反应发生率与MenB-4C类似,主要为注射部位疼痛和短暂发热。美国大学生群体中的研究也支持该疫苗在密集环境中安全有效。在西班牙的研究中,MenB-FHbp疫苗的安全性数据同样显示未出现严重不良反应,进一步支持该疫苗在青少年和成人中的广泛应用。

三、对脑膜炎球菌定植的保护效果

呼吸道是脑膜炎球菌的主要定植部位,这种定植通常是无症状的,但在特定情况下可能导致严重的侵袭性疾病,如脑膜炎和败血症。通过减少或阻止细菌在鼻咽部的定植,疫苗可以在个体和群体水平上实现重要的公共健康效益。减少细菌在呼吸道的定植可降低个体间的传播风险,从而对疫苗接种者及其密切接触者提供保护,尤其是在密集人群中。通过阻断定植,疫苗可能提供间接保护(群体免疫效应),降低未接种人群中的感染率。研究表明,阻止呼吸道定植可以显著降低侵袭性脑膜炎球菌疾病的发生率。

在英国针对18~24岁成年人的一项研究中发现,MenB-4C疫苗接种1个月后,脑膜炎球菌的携带率与未接种组无显著差异。然而,在第二剂疫苗接种后的3~11个月期间,MenB-4C疫苗接种组的任何脑膜炎球菌菌株携带率降低了18%(95% CI:3%~31%)。一般来说,接种疫苗不太可能减少已定植者的携带率;疫苗对携带的最主要影响预计在于对新菌株获得的影响。基于第二剂疫苗接种后 2~11 个月的新 B 群菌株携带情况，MenB-4C 疫苗接种似乎未减少 B 群的定植率。

在南澳大利亚一项学校集群的随机研究中，15~18 岁的学生接受了 MenB-4C 疫苗接种。接种 12 个月后，疫苗组和对照组的致病性脑膜炎球菌（A 群、B 群、C 群、W 群、X 群或 Y 群）口咽携带率无显著差异（2.55% vs. 2.52%，$n=24,269$）。MenB-4C 疫苗对包括 B 群在内的致病性脑膜炎球菌的携带无明显影响。然而，疫苗组的非致病性脑膜炎球菌携带率比对照组低 29%（1.65% vs. 2.23%）。非致病性脑膜炎球菌携带率的降低可能反映了疫苗对无荚膜脑膜炎球菌的作用，因为这些菌株中疫苗靶向的外膜蛋白可能更为暴露。较小规模的观察性研究评估了 MenB-4C 和 MenB-FHbp 在美国大学校园脑膜炎球菌病疫情中的效果，也显示这些疫苗对脑膜炎球菌携带无显著影响。

目前的 MenB 疫苗主要基于特定蛋白（如 FHbp 和 NadA）研发，这些蛋白对 B 群脑膜炎球菌具有特异性。疫苗在防止定植方面的有效性可能受到菌株多样性的影响。B 群脑膜炎球菌疫苗在减少脑膜炎球菌呼吸道定植、降低传播风险以及增加群体免疫方面具有重要的公共卫生意义，但仍需进一步研究验证其效果并优化免疫策略。

第六节　B 群脑膜炎球菌疫苗覆盖率预测

在疫苗研发过程中，预测疫苗对致病菌株的覆盖率至关重要。这不仅有助于评估疫苗的潜在保护效果，还可指导公共卫生策略的制定。传统方法通过测试若干指示菌株的血清杀菌数据，以提供不同疫苗抗原所引发抗体的功能性活性信息。然而，致病菌株中的疫苗抗原在不同地理区域和时间段内有所变化，这些抗原的表达水平通常低于指示菌株，且存在更大的序列差异。即使是小的 FHbp 氨基酸序列差异或表达水平的降低,也可能显著影响杀菌活性。因此,需开发替代方法来更准确地预测疫苗覆盖率。针对这一问题,葛兰素史克和辉瑞分别开发了各自的系统以评估和预测疫苗的覆盖率。

一、脑膜炎球菌抗原分型系统

脑膜炎球菌抗原分型系统(MATS)通过 PCR 来确定菌株的 PorA、VR、ST,并通过 ELISA 测量其他三种 MenB-4C 抗原(NHBA、NadA 和 FHbp)的表达水平和交叉反应性。初步研究表明,具有疫苗中所含的 P1.4 PorA VR ST 的菌株,或具有一定阈值表达水平的其他三种抗原的菌株,对 MenB-4C 杀菌活性敏感的概率达 80% 或更高。随后,多个研究团队在不同人群中应用 MATS 分析致病的 B 群菌株集合,验证了该系统的预测效果。从英格兰、威尔士、法国、德国、意大利和挪威收集的 1 052 株 B 群菌株中,预测有 78% 可被杀灭,实验验证显示 MATS 预测结果的准确性为 78%,阳性预测值达 96%。

MATS 等方法的应用对于估算不同地理区域的疫苗覆盖率具有重要意义。这些方法提供了杀菌活性的替代指标,而杀菌活性本身是疫苗保护效果的重要相关指标。尽管婴儿血清样本数量的限制使可测试的菌株数量减少,但在青少年和成人的疫苗接种研究中,可以通过检测抗原特异性指示菌株和代表性致病菌株来为公共卫生提供建议。在美国,作为加速审批过程的一部分,葛兰素史克和辉瑞承诺在疫苗上市后开展研究,以确认 B 群疫苗能够诱导对多种流行相关 B 群脑膜炎球菌菌株的血清杀菌抗体。精心设计的疫苗效果研究和观察性研究对于确定这些 B 群疫苗的真实效果至关重要。

二、MEASURE 系统

(一) 杀菌活性评估所用靶菌筛选

在开发 B 群脑膜炎疫苗时,辉瑞筛选了 4 株主要靶菌,并选择另外 10 株扩展靶菌,以评估疫苗的杀菌活性。他们从美国和欧洲的实验室及公共卫生机构收集了1 200多株MenB侵袭性菌株,采用系统化筛选方法最终确定了4株主要靶菌。筛选标准包括:抗原多样性、表达的FHbp抗原与疫苗抗原的异同、表面FHbp表达水平(低至中等,以模拟疫苗可能面临的挑战)、遗传背景的多样性(确保涵盖流行病学和遗传多样性),以及技术兼容性(如适用于hSBA测试)。

为了扩展研究覆盖范围,又补充筛选了10株靶菌。这些菌株的选择标准包括:FHbp抗原变体在美国和欧洲的流行情况;与主要靶菌不同的抗原变体;表面FHbp表达水平不高于中值,确保代表性;流行克隆型的代表性,以及技术兼容性(如适用于hSBA测试)。

通过血清杀菌活性(hSBA)测试发现,接种疫苗后,4株主要靶菌的免疫应答高度预测了10株扩展靶菌的应答,预测准确率通常超过80%。进一步分析表明,这14株靶菌综合反映了约80%的流行侵袭性MenB菌株的多样性,验证了MenB-FHbp疫苗对绝大多数流行菌株的广谱保护性。研究结果表明,该疫苗能够诱导对多种遗传背景和抗原变体的保护性抗体应答,支持其在美国、欧洲等地区的使用和许可。这一研究方法为未来疫苗评估与开发提供了重要参考。

(二)杀菌活性评估所用靶菌筛选

传统的SBA测试虽然能够评估疫苗诱导的抗体的杀菌活性,但在用于大规模临床研究样品时存在一定局限性。由于MenB菌株表面抗原(如FHbp)的序列和表达水平具有高度多样性,SBA测试难以有效预测不同菌株对疫苗的反应。此外,SBA测试需要大量的实验样本和复杂操作,导致在筛选多个菌株时成本高、效率低。

为解决这些问题,辉瑞开发了MEASURE系统。该系统通过流式细胞术定量检测MenB菌株表面FHbp的表达量,能够高效、精确地评估不同菌株对MenB疫苗rLP2086诱导的免疫反应。通过量化FHbp的表达,MEASURE系统可以预测菌株是否对疫苗产生有效的抗体反应,从而帮助选择具有代表性的菌株进行疫苗研发。

FHbp表达量的检测通过流式细胞术实现。该方法使用特定抗体(如疫苗诱导的抗体)与靶菌上的 FHbp 结合,再用标记的二抗进行检测。当用特定血清(如疫苗诱导的抗体)测试不同靶菌时,FHbp 的表达量与血清的杀菌活性呈正相关。FHbp 表达量较高的靶菌能够更好地与血清中的抗体结合,从而触发更强的杀菌反应,导致较高的 SBA 值。当 FHbp 表达量超过设定阈值时,表明该靶菌能够有效被血清中的抗体清除。通过这种方式,MEASURE 系统在无需复杂的 SBA 测试的情况下,间接判断血清样品的杀菌活性。

MEASURE 系统不仅能够高效定量分析菌株表面抗原的表达,提供比传统 SBA 更快速、准确的数据,还支持高通量筛选,能够同时评估多种菌株的免疫反应,显著降低了实验成本和复杂度。此外,MEASURE 系统还帮助疫苗研发人员优化疫苗设计,并为疫苗的监管和许可过程提供科学依据,确保疫苗对多样化 MenB 菌株具有广泛保护性。

第七节　B 群脑膜炎球菌疫苗使用推荐

一、欧盟推荐

在欧盟,MenB-4C 疫苗获批用于 6 周至 5 个月的婴儿,接种三剂,每剂间隔 2 个月,第二年接种第四剂加强针。对于 6~11 个月的婴儿,接种两剂,第二年接种第三剂加强针。对于青少年和 55 岁以下的成年人,推荐接种两剂,间隔至少 1 个月。在英国,为提高成本效益,疫苗接种和免疫联合委员会建议婴儿在 2、4 和 12 个月时接种三剂 MenB-4C 疫苗,该计划于 2015 年 10 月实施。截至 2020 年 2 月,英国、爱尔兰、意大利、西班牙、德国、波兰和捷克部分地区在婴儿中使用 MenB-4C 疫苗。然而,由于 B 群疾病发病率下降,缺乏群体免疫证据,以及高昂成本等原因,除爱尔兰和意大利外,欧盟其他国家尚未普及婴儿接种。在英国,婴儿 B 群疾病年发病率(每 10 万人中30例)是15～18岁青少年的13倍(每10万人中2.3例),因此英国尚未推荐McnB-4C作为青少年的常规免疫疫苗。2017年,MenB-FHbp在欧盟获批用于10岁及以上人群,推荐两剂方案(间隔至少6个月)或三剂方案(在0、1～2和6个月接种)。

二、美国推荐

在美国,FDA批准的两种MenB疫苗适用于10～25岁人群。目前没有直接比较MenB-4C和MenB-FHbp免疫原性或耐受性的研究,但各自的研究报告显示其局部和全身反应率相似。ACIP建议高风险人群接种两剂MenB-4C(间隔至少1个月)。对于MenB-FHbp,建议接种3剂系列(在0、1～2和6个月),以提供更早保护并最大化短期免疫原性。如果第二剂间隔≥6个月,则无需接种第三剂;如果第三剂在第二剂后不到4个月接种,则需在第三剂后至少4个月接种第四剂。在仍处于高风险状态时,初级系列接种后1年内接种加强针,然后每2～3年接种一次。在疫情暴发期间,若初级系列完成已超过1年,可考虑接种一剂MenB加强针,具体由公共卫生官员建议。

高风险人群包括职业暴露人群(如接触奈瑟菌的微生物学家)或暴露于B群脑膜炎球菌疫情的人群,或具有功能性或解剖性脾切除、补体成分缺陷,或使用补体抑制剂的患者。后者包括接受依库珠单抗(Soliris)、阿维单抗(Ultomiris)或其他用于非典型溶血尿毒综合征或阵发性夜间血红蛋白尿症的补体抑制剂治疗的个体,因为这些药物抑制终末补体通路并增加感染奈瑟菌的风险,包括侵袭性淋病和脑膜炎球菌病。依库珠单抗使用与脑膜炎球菌病发病率增加约2 000倍相关。即使接种了脑膜炎球菌疫苗,补体抑制剂使用者仍有感染风险,因此CDC建议提供者可考虑在补体抑制剂治疗期间对患者进行抗生素预防治疗。

ACIP还建议对25岁以上高风险人群可以超说明书使用B群疫苗。该建议适用于B群脑膜炎球菌病高风险人群,属于"类别A"建议（即适用于无禁忌证的所有高风险人群）。

部分脑膜炎球菌多糖-蛋白结合疫苗推荐中的高风险人群未包含在B群疫苗推荐中，例如前往或居住在脑膜炎球菌病高流行地区的人群（除非已知菌株为B群），或居住在宿舍的大学一年级学生、军事新兵、所有青少年或10岁以下的儿童，即使他们有补体缺陷或脾功能受损（如镰状细胞病）。然而，考虑到10岁以下有补体缺陷或脾功能受损儿童发展为IMD的高风险，医生可以考虑标签外接种MenB-4C疫苗，特别是在欧洲、加拿大和澳大利亚已获准用于6周大的婴儿。在这些儿童中，接种的潜在益处似乎超过任何理论风险。

ACIP还建议为一般人群中的16～23岁青少年和成人接种B群疫苗，以提供对大多数引起B群疾病的菌株的短期保护。该建议基于共同临床决策，优选接种年龄为16～18岁，因为大多数青少年和年轻成年人的病例发生在15岁以后。对于低风险个体，推荐MenB-FHbp疫苗的两剂系列（分别在0和6个月接种）或MenB-4C疫苗的两剂系列（分别在0和≥1个月接种）。如果MenB-FHbp的第二剂在首次接种后不到6个月接种，则应至少在第二剂后4个月接种第三剂。ACIP未指定优选的疫苗产品，但建议所有剂次使用相同的疫苗产品，MenB疫苗不可互换。如不确定已接种疫苗的品牌，应重新开始使用任一品牌的完整两剂系列，以确保使用相同产品完成接种。若需要重复接种，任何两剂之间的最小间隔应为4周。MenB疫苗可与适用于该年龄组的其他疫苗同时接种，但应在不同的解剖部位注射。

第八节　B群脑膜炎球菌疫苗研究展望

一、AI赋能的精准抗原设计

反向疫苗学和计算机辅助设计已经显著加速了疫苗设计的进

展。随着基因组学、结构生物学和人工智能(AI)的迅猛发展,脑膜炎球菌重组蛋白疫苗的设计正迈向精准化,特别是 AI 的介入使疫苗设计进入了全新阶段。

AI 的深度学习模型(如 AlphaFold3)在蛋白质结构预测上取得了突破性进展,研究人员通过 AI 可以从全基因组序列推断蛋白质三维结构,更快地识别脑膜炎球菌等病原体表面可作为疫苗抗原的靶标。尤其对多样化的 B 群脑膜炎球菌,这些 AI 工具能够更准确地找到在不同菌株间保留的抗原,助力广谱疫苗的设计。此外,AI 还可模拟抗原与免疫系统的交互,从而提升抗原的免疫原性。

AI 应用不仅限于抗原筛选阶段,还可预测疫苗的免疫反应强度与持久性。AI 模型可基于历史数据,预测不同抗原和佐剂组合的长期免疫效应。在多价疫苗设计时,AI 可帮助优化接种剂量、间隔和佐剂,以实现最佳免疫效果与持久性。对于新发病原体或快速变异的病原体,AI 结合全基因组数据可加速识别并更新突变抗原,为应对疫情突发提供高效响应机制。我国目前已有 AI 疫苗设计领域的探索,建立了 AI 赋能的疫苗设计与重组蛋白技术平台,并正在利用该平台开发 B 群脑膜炎球菌重组蛋白疫苗。

二、含有 B 群的多价疫苗的开发

随着多种血清群(如 A、C、W、Y、X、B 群)脑膜炎球菌疫苗的问世,未来的研究将更关注多价联合疫苗的开发,以覆盖更多血清群。2025 年 2 月,葛兰素史克宣布美国 FDA 已批准其组合疫苗 Penmenvy(MenABCWY)在美国上市,在 10~25 岁人群中使用,涵盖了 A、B、C、W 和 Y 群,由已获许可的 MenB-FHbp 和 MenACWY 疫苗组成。辉瑞的类似产品已完成Ⅲ期临床研究,并提交了 BLA 申请。

三、FHbp 的进一步研究

已上市的 B 群重组蛋白疫苗用 FHbp 蛋白作为主要抗原成分。尽管这些疫苗可针对大多数 MenB 菌株产生免疫反应,但对某些异源菌株的效果有限,特别是在不同年龄群体间的接种剂量和次数差异上,也对疫苗的推广造成一定限制。为此,科学家们正在进一步深入研究FHbP,比如,让天然OMV过表达FHbp而制成含FHBP高表达的OMV疫苗(NOMV-FHbp),将FHbp突变使之与含FH低结合,然后再将其与NOMV结合成的NOMV-FHbp结合疫苗,以及利用霍乱毒素B亚单位(CTB)作为FHbp的支架与佐剂制成的FHbp-霍乱毒素样嵌合体疫苗,等等。

FHbp不仅存在于B群脑膜炎球菌中,其他血清型的脑膜炎球菌也含有这一抗原。因此,通过突变改造开发广谱的FHbp,不仅可以覆盖B群,还能针对其他血清型实现广谱脑膜炎球菌疫苗的开发,成为未来研究的重要方向。已有研究表明,B群重组蛋白疫苗对其他血清群有一定的交叉保护,但是重组蛋白疫苗的免疫效果还不及多糖结合疫苗,因此针对除B群外的其他血清群感染的预防,多糖结合疫苗目前还是最好的。

四、B群脑膜炎球菌疫苗对淋病奈瑟球菌感染的交叉保护作用

脑膜炎球菌和淋病球菌都属于奈瑟菌属和奈瑟菌科,其基因组和抗原相似性为80%~90%。B群脑膜炎球菌疫苗通过激活针对淋病球菌类似结构的免疫反应来实现保护作用。许多研究显示,B群脑膜炎球菌疫苗,特别是含有OMV的疫苗,如葛兰素史克的MenB-4C(Bexsero)、古巴的VA-MENGOC-BC、新西兰的MenZB和挪威的MenBvac,已显示对淋病球菌感染的交叉保护作用,疫苗有效率为30%~40%。MenB-4C疫苗在多个国家的推广中展示了交叉保护效果,包括加拿大、澳大利亚、古巴和新西兰等地,疫苗影响力在降低淋病发病率方面为30%~59%。这种交叉保护的机制主要归因于脑膜炎球菌和淋病球菌在基因和抗原结构上的高度相似性,尤其是外膜蛋白的相似性。在MenB-4C疫苗的四个组分抗原中,NHBA可能发挥重要作用;FHbp和NadA在淋病球菌中不

表达,因此FHbp和NadA可能不是交叉保护的主要原因。

今后可进一步深入分析OMV中抗原与免疫系统相互作用的机制,以优化疫苗配方;评估疫苗的长期保护效果和加强剂量接种方案;研究不同人群的疫苗效果,特别是高风险人群;以及设计含更多淋病球菌特异抗原的改良疫苗,甚至开发专用双效疫苗,以增强交叉保护效果。

五、创新纳米递送系统与黏膜免疫技术的应用

随着疫苗技术的发展,纳米颗粒和黏膜免疫系统的创新应用为B群脑膜炎球菌疫苗研发带来了显著的突破。纳米颗粒作为一种新型抗原递送系统,通过包载关键抗原(如FHbp、NadA和NHBA),不仅增强了抗原的稳定性和持久性,还有效延长了抗原的半衰期,逐步释放抗原,确保免疫系统持续受到刺激,从而提升免疫原性。此外,纳米颗粒具有靶向性递送的优势,能够定向鼻腔或口腔黏膜递送抗原,激活局部免疫,诱导黏膜IgA抗体生成,从而减少脑膜炎球菌在鼻咽部的定植和传播。

黏膜免疫的引入进一步拓展了疫苗的免疫方式。通过鼻腔喷雾或滴剂形式使用的疫苗,可激活局部免疫细胞,形成"免疫屏障",阻止病原体的定植。结合黏膜佐剂(如CTB、LT和CpG),这些疫苗可在鼻腔和口腔黏膜层强化B细胞和T细胞的增殖反应,从而在局部与全身建立更强的免疫防御。此外,口服疫苗通过激活肠道相关淋巴组织,引发全身IgG抗体反应,为B群脑膜炎球菌提供全方位的免疫保护。

纳米颗粒和黏膜免疫技术的结合,不仅显著提升了疫苗的稳定性和有效性,还减少了冷链需求,提高了在资源有限地区的可及性。随着这两项技术的不断优化,B群脑膜炎球菌疫苗的应用前景广阔,有望通过局部和群体免疫效应为全球公共健康提供有效支持。

(朱　涛　胥清富　隋秀文)

◆ **参考文献** ◆

[1] Wu K, Mulholland EK, Edwards KM. Choosing a Mass Immunization Program against Meningococcal B [J]. New England Journal of Medicine, 2020, 382(4):379-382.

[2] Vono M, Eberhardt CS, Auderset F, et al. Maternal antibodies inhibit neonatal and infant responses to vaccination by shaping the early-life B cell repertoire within germinal centers [J]. Cell Reports, 2019, 28(7): 1773-1784.

[3] Vono M, Eberhardt CS, Auderset F, et al. Maternal antibodies inhibit neonatal and infant responses to vaccination by shaping the early-life B cell repertoire within germinal centers [J]. Cell Reports, 2019, 28(7): 1773-1784.

[4] Sulis G, Horn M, Borrow R, et al. A comparison of national vaccination policies to prevent serogroup B meningococcal disease [J]. Vaccine, 2022, 40(26):3647-3654.

[5] Sulis G, Horn M, Borrow R, et al. A comparison of national vaccination policies to prevent serogroup B meningococcal disease [J]. Vaccine, 2022, 40(26):3647-3654.

[6] Sohn W-Y, Tahrat H, Novy P, et al. Real-world implementation of 4-component meningococcal serogroup B vaccine (4CMenB): implications for clinical practices [J]. Expert Review of Vaccines, 2022, 21(3): 325-335.

[7] Siadat SD, Norouzian D. Meningococcal vaccines: past, present, and future perspective [J]. J Infect Develop Count, 2007, 1(2):129-146.

[8] Sharma H, Narayanan KB, Ghosh S, et al. Nanotherapeutics for Meningitis: Enhancing Drug Delivery Across the Blood-Brain Barrier [J]. Biomimetics, 2025, 10(1):25.

[9] Read RC, Baxter D, Chadwick DR, et al. Effect of a quadrivalent meningococcal ACWY glycoconjugate or a serogroup B meningococcal vaccine on meningococcal carriage: an observer-blind, phase 3 randomised clinical trial [J]. The Lancet, 2014, 384(9960):2123-2131.

[10] Pulendran B, S. Arunachalam P, O'Hagan DT. Emerging concepts in the science of vaccine adjuvants [J]. Nature reviews Drug Discovery, 2021, 20 (6):454-475.

[11] Presa J, Burman C, Tort MJ, et al. Serum bactericidal activity against circulating and reference strains of meningococcal serogroup B in the United States: A review of the strain coverage of meningococcal serogroup B (MenB) vaccines in adolescents and young adults [J]. Human Vaccines & Immunotherapeutics, 2023,19(1):2212570.

[12] Peterson J, Drazan D, Czajka H, et al. 6. Pentavalent meningococcal (MenABCWY) vaccine is safe and well tolerated with immunogenicity noninferior to coadministered MenB-FHbp and MenACWY-CRM in a phase 2 study of healthy adolescents and young adults [J]. Open Forum Infect Dis, 2020,7(Suppl 1):S25-S26.

[13] Packnett ER, Zimmerman NM, Kim G, et al. A real-world claims data analysis of meningococcal serogroup B vaccine series completion and potential missed opportunities in the United States [J]. The Pediatric Infectious Disease Journal, 2022,41(4):e158-e165.

[14] Østergaard L, Vesikari T, Senders SD, et al. Persistence of hSBA titers elicited by the meningococcal serogroup B vaccine menB-FHbp for up to 4 years after a 2-or 3-dose primary series and immunogenicity, safety, and tolerability of a booster dose through 26 months [J]. Vaccine, 2021, 39 (32):4545-4554.

[15] Oliveira LHD, Jauregui B, Carvalho AF, et al. Impact and effectiveness of meningococcal vaccines: a review [J]. Revista Panamericana de Salud Pública, 2018,41:e158.

[16] Nolan T, Santolaya ME, De Looze F, et al. Antibody persistence and booster response in adolescents and young adults 4 and 7.5 years after immunization with 4CMenB vaccine [J]. Vaccine, 2019, 37 (9): 1209-1218.

[17] McMillan M, Wang B, Koehler AP, et al. Impact of meningococcal B vaccine on invasive meningococcal disease in adolescents [J]. Clinical Infectious Diseases, 2021,73(1):e233-e237.

[18] Mato YL. Nasal route for vaccine and drug delivery: Features and current opportunities [J]. International Journal of Pharmaceutics, 2019, 572:118813.

[19] Martinón-Torres F, Bernatowska E, Shcherbina A, et al. Meningococcal B vaccine immunogenicity in children with defects in complement and splenic function [J]. Pediatrics, 2018,142(3):e20174250.

[20] Martinón-Torres F, Banzhoff A, Azzari C, et al. Recent advances in meningococcal B disease prevention: real-world evidence from 4CMenB vaccination [J]. Journal of Infection, 2021,83(1):17-26.

[21] MacNeil JR, Blain AE, Wang X, et al. Current epidemiology and trends in meningococcal disease — United States, 1996—2015 [J]. Clinical Infectious Diseases, 2018,66(8):1276-1281.

[22] Leduc I, Connolly KL, Begum A, et al. The serogroup B meningococcal outer membrane vesicle-based vaccine 4CMenB induces cross-species protection against *Neisseria gonorrhoeae* [J]. PLoS Pathogens, 2020, 16 (12):e1008602.

[23] Leca M, Bornet C, Montana M, et al. Meningococcal vaccines: current state and future outlook [J]. Pathologie Biologie, 2015,63(3):144-151.

[24] Ladhani SN, Campbell H, Andrews N, et al. First real-world evidence of meningococcal group B vaccine, 4CMenB, protection against meningococcal group W disease: prospective enhanced national surveillance, England [J]. Clinical Infectious Diseases, 2021, 73 (7): e1661-e1668.

[25] Hobernik D, Bros M. DNA vaccines — how far from clinical use? [J]. International Journal of Molecular Sciences, 2018,19(11):3605.

[26] Findlow J, Lucidarme J, Taha M-K, et al. Correlates of protection for meningococcal surface protein vaccines: lessons from the past [J]. Expert Review of Vaccines, 2022,21(6):739-751.

[27] Duffy J, Marquez P, Dores GM, et al. Safety surveillance of bivalent meningococcal group B vaccine, vaccine adverse event reporting system, 2014-2018 [J]. Open Forum Infect Dis, 2020,7(12):ofaa516.

[28] Cinconze E, Rosillon D, Rappuoli R, et al. Challenges in synthesis of real-world vaccine effects on meningococcal serogroup B disease for 4CMenB vaccine post-licensure effectiveness studies: a systematic review [J]. Vaccine, 2023,41(30):4347-4358.

[29] Burman C, Serra L, Nuttens C, et al. Meningococcal disease in adolescents and young adults: a review of the rationale for prevention through vaccination [J]. Human Vaccines & Immunotherapeutics, 2019, 15(2):459-469.

[30] Boccadifuoco G, Brunelli B, Mori E, et al. Meningococcal antigen typing system (MATS): a tool to estimate global coverage for 4CMenB, a

multicomponent meningococcal B vaccine [J]. Methods Mol Biol, 2019, 1969:205 - 215.

[31] Biolchi A, De Angelis G, Moschioni M, et al. Multicomponent meningococcal serogroup B vaccination elicits cross-reactive immunity in infants against genetically diverse serogroup C, W and Y invasive disease isolates [J]. Vaccine, 2020,38(47):7542 - 7550.

[32] Azegami T, Yuki Y, Kiyono H. Challenges in mucosal vaccines for the control of infectious diseases [J]. International Immunology, 2014,26(9): 517 - 528.

[33] 中华预防医学会,吴疆.中国脑膜炎球菌疫苗预防接种专家共识(2023年版)[J].中国疫苗和免疫,2023,24(2):81 - 92.

[34] Argante L, Abbing-Karahagopian V, Vadivelu K, et al. A re-assessment of 4CMenB vaccine effectiveness against serogroup B invasive meningococcal disease in England based on an incidence model [J]. BMC Infectious Diseases, 2021,21(1):1244.

[35] Abitbol V, Sohn W-Y, Horn M, et al. Safety and immunogenicity of co-administered meningococcal serogroup B (4CMenB) vaccine: A literature review [J]. Human Vaccines & Immunotherapeutics, 2023, 19 (2):2245705.

[36] 赵伟,白霜,康艳丽,等.B群流行性脑脊髓膜炎疫苗研究进展[J].中国公共卫生,2022,38(8):1088 - 1092.

[37] 徐颖华,徐苗,叶强.流行性脑脊髓膜炎的流行趋势变化与其疫苗接种[J].实用预防医学,2022,29(8):1015 - 1019.

[38] 吴瑞,刘方蕾.B群脑膜炎球菌H因子结合蛋白研究进展[J].微生物学免疫学进展,2024,52(2):100 - 105.

[39] 李旭刚,刘岩峰,苏桂民.因子H结合蛋白在B群脑膜炎球菌疫苗中的应用研究进展[J].微生物学免疫学进展,2022,50(6):65 - 72.

第九章
脑膜炎球菌病免疫策略和公共卫生管理

第一节 全球预防与接种政策

针对脑膜炎球菌病,目前研究和监测较多是由脑膜炎球菌导致的流行性脑脊髓膜炎的发病。接种疫苗是目前控制脑膜炎球菌病最有效的方法。随着脑膜炎球菌疫苗的广泛应用,全球流行脑膜炎球菌菌株的血清群也在不断变迁,这对疫苗研发提出了挑战,同时也导致了全球脑膜炎球菌疫苗免疫程序的多样化。除疫苗因素外,脑膜炎球菌病发病率变化可能也与多种因素有关,包括主动和被动吸烟的减少、抗生素使用方式的改变等。

根据抗原成分不同,脑膜炎球菌疫苗分为脑膜炎球菌多糖疫苗(MPSV)和脑膜炎球菌多糖结合疫苗(MPCV)。不同国家脑膜炎球菌疾病负担和流行菌株存在差异,疫苗的选择应取决于当地流行的脑膜炎球菌血清群,因此目前全球各国脑膜炎球菌疫苗免疫程序差异较大。根据WHO数据显示,全球已有76个国家将脑膜炎球菌疫苗纳入国家免疫规划,其中MPCV被其中68个国家纳入,成为全球防控脑膜炎球菌病使用最广泛的疫苗。

一、WHO 推荐意见

WHO 建议,各国可根据本国的流行病学和社会经济资源,选择并实施最适宜的防控策略。在侵袭性脑膜炎球菌病呈高度(每年≥10 例/10 万人)或中度(每年 2~10 例/10 万人)地方性流行的国家,以及在频繁发生脑膜炎球菌流行的国家,应引进适宜的大规模脑膜炎球菌疫苗接种规划。在上述国家,脑膜炎球菌疫苗可通过常规免疫接种规划、补充免疫接种活动(例如在暴发期间)、自费免疫接种服务等方式接种。各国可根据本国的流行病学和社会经济资源,选择并实施最适宜的防控策略。在脑膜炎球菌呈低度(每年<2 例/10 万人)地方性流行的国家,建议对特定的高危人群,例如,居住在封闭社区(如寄宿学校或军营)中的儿童和年轻成人,接种脑膜炎球菌疫苗。有暴露于脑膜炎球菌风险的实验室工作人员也应接种脑膜炎球菌疫苗。前往脑膜炎球菌呈高度地方性流行的地区的旅行者应根据当地流行的菌群接种相应的疫苗。此外,应向所有免疫缺陷者提供脑膜炎球菌疫苗接种。结合疫苗要优越于多糖疫苗,因其具备潜在的群体保护效应和较高的免疫原性,尤其是在 2 岁以下的儿童。结合疫苗和多糖疫苗均可安全有效地在孕妇中使用。

二、重点国家和地区脑膜炎球菌疫苗的免疫策略

(一) 美国

美国历史上经历了 A、C、B 和 Y 群脑膜炎球菌流行的变迁过程。自 20 世纪 90 年代末以来,美国脑膜炎球菌病的发病率稳步下降,从 1997 年发病率 1.1/10 000 的历史最高水平,降至 2021 年 0.06/10 000。2015—2021 年 B 群和 C 群成为美国主要的致病血清群。其中,B 群导致美国高校的脑膜炎球菌病暴发疫情,以及佛罗里达州在男男同性恋和双性恋男性中出现 C 群脑膜炎球菌疫情,引起广泛关注。在暴发疫情应对过程中,美国积极鼓励高危群体接种含 ACWY 血清群的四价 MPCV 疫苗(Men-ACWY)疫苗。2006 年,美国的接

种程序中同时纳入了四价 MPSV 和四价 MPCV，前者用于 2～6 岁儿童，后者主要用于 11～18 岁儿童和青少年。2008 年，美国的接种程序只推荐 ACWY 血清群 4 价结合疫苗，用于 2～10 岁高危人群和 11～18 岁普通人群。2012 年，美国将 4 价结合疫苗的接种年龄范围扩展到 9 月龄～18 岁。2013 年将接种年龄范围扩展到 2 月龄～18 岁。2016 年美国首次将 B 群脑膜炎球菌疫苗纳入程序，针对 10 岁及以上的高危人群。ACIP 公布最新版"19 岁或以上成人免疫计划"和"18 岁或以下儿童和青少年免疫接种计划"。按照目前计划，Men-ACWY 四价结合疫苗常规接种两剂次，11～12 岁接种 1 剂次，16 岁加强 1 剂次。Men-ACWY 有三种：Menveo（白喉毒素的无毒变异体 CRM197 载体，2 月龄起种）、Menactra（白喉类毒素载体，9 月龄起种）和 MenQuadfi（破伤风类毒素载体，2 岁起种）。对于高风险人群（解剖或功能性无脾，包括镰刀型红血球疾病，艾滋病毒感染，持续性补体成分缺乏，补体抑制剂的使用者，或前往有流行性疾病或流行性脑膜炎球菌疾病的国家，包括非洲脑膜炎带国家或朝圣期间），则按照最小起始接种年龄接种相应剂次。对于预防 B 群脑膜炎球菌病，则规定 10～25 岁人群接受 2 剂次的主动免疫，可选用疫苗包括四组分基于 MenB 蛋白的疫苗（MenB-4C），二价重组 B 群脑膜炎球菌疫苗（MenB-fHBP）及其 Men-ABCWY 五价脑膜炎球菌疫苗。

（二）欧洲国家（英国除外）

C 群既往是欧洲地区的主要流行血清群，多个欧洲国家将 C 群 MPCV 纳入国家免疫规划后，C 群脑膜炎球菌发病率已大大减少。随着血清学转换的发生，目前欧洲地区 B 群脑膜炎球菌导致的脑膜炎球菌发病升高，在有血清分群的病例中约 50％为 B 群脑膜炎球菌致病；其次是 W 群和 C 群，各占 12％。自 2018 年以来，更多欧盟国家采用的脑膜炎球菌疫苗策略，包括单价 C 群结合疫苗（Men-C）、MenB-4C 和/或 Men-ACWY。各国的建议在目标年龄组（婴幼儿、青少年和成人）、目标血清群（不同的疫苗产品涵盖不同的血清群)、强制性与自愿性疫苗政策以及筹资计划方面存在差异。婴幼儿和青少年人群中发生侵袭性脑膜炎的疾病负担最重,因此 Men-C 和 Men-B 疫苗的免疫策略多针对婴幼儿,而 Men-ACWY 疫策略主要针对青少年。2018 年,意大利、爱尔兰和立陶宛在国家免疫规划中支持 24 个月以下儿童中接种 4CMen-B 疫苗。奥地利也推荐了这种疫苗,但未纳入免疫规划。2023 年,新增捷克、法国、马耳他、葡萄牙、西班牙和斯洛伐克 6 个国家将 MenB-4C 疫苗纳入国家免疫程序,并且只有斯洛伐克在 15~16 岁人群中制定了 B 群的加强免疫方案。此外,由于 C 群脑膜炎球菌病的病死率较高,越来越多的国家采纳了在幼儿中使用单价 Men-C 或 Men-ACWY 结合疫苗作为基础免疫程序。Men-C 免疫接种后的抗体滴度下降较快,同时青少年人群中携带或致病 Nm 的血清型较为复杂,因此一些国家为青少年提供 Men-ACWY 疫苗的加强剂次,以提供更好保护。

(三) 英国

英国是脑膜炎球菌病免疫策略调整较为及时的国家,1999 年在全球率先将 Men-C 纳入免疫规划,有效控制了 C 群的高发。后续随着英国 W 群病例占比逐年增加,尤其 2013—2015 年英国 W 群病例的激增,W 群占侵袭性脑膜炎病例比例是之前的 14 倍,成为全国性事件。为了应对 W 群引起的威胁,2015 年 8 月,英国将 Men-ACWY 结合疫苗纳入免疫规划。英国国家监测和建模研究显示:W 群病例在 12 个月内趋于稳定,通过实施疫苗接种,直接保护了 25 例 W 群和 19 例 Y 群发病,间接预防了 205~1 193 例 W 群和 60~106 例 Y 群发病。Men-ACWY 结合疫苗可为接种疫苗的人群提供直接保护,并且通过减少 W 群携带率,为未免疫的儿童和成人提供间接保护。英国引入青少年 Men-ACWY 结合疫苗接种计划,3 年后 Nm 总体携带率明显下降 24%,C、W、Y 群携带率显著减少 65% ($P<0.001$),验证了四价结合疫苗的间接群体保护作用。

(四) 加拿大、澳大利亚和新西兰等国

加拿大、澳大利亚和新西兰等国主要以 B 群脑膜炎球菌流行为主。2010—2018年,澳大利亚和新西兰的Y群病例数呈上升趋势,新西兰W群病例数显著增加成为第二高致病血清群,占侵袭性脑膜炎病例的29%。根据加拿大免疫咨询委员会脑膜炎球菌疫苗的常规免疫程序的最新建议,对于12月龄以下、12月龄～11岁以及以前未接种过疫苗的5岁以下儿童,接种Men-C结合疫苗和4CMen-B;在12～24岁时接种一剂MenC结合疫苗或Men-ACWY结合疫苗,以及B群脑膜炎球菌疫苗的接种,并建议高危人群建议定期加强接种Men-ACWY结合疫苗。新西兰12岁以下儿童同样采取如加拿大的免疫程序,在13～25岁时接种一剂MenC结合疫苗或Men-ACWY结合疫苗,以及B群脑膜炎球菌疫苗的接种。而澳大利亚均采用Men-C-ACYW疫苗作为12～23月龄儿童及14岁以上青少年作为常规免疫程序;同时,为原住民及托雷斯海峡群岛岛民两岁以下的幼儿,以及患有某些疾病的人士,在第2、4和12个月完成3剂次的B群脑膜炎球菌疫苗的免费接种;其他人一般需要支付每剂110～150澳元的疫苗费用。

(五)拉丁美洲国家

在拉丁美洲,阿根廷、巴西和智利已将MPCV纳入其国家免疫规划,而乌拉圭还没有。研究显示,2010—2021年,脑膜炎球菌病总发病率在前3个国家呈下降趋势,而在乌拉圭则呈显著上升趋势。在引入MPCV后,C/W/Y血清群病例有所减少,B血清群在这四个国家占主导地位。20世纪80年代,古巴发生B群流脑暴发流行,曾基于该特异性克隆株的OMV开发过B群疫苗,除了古巴,还被引入其他拉丁美洲国家广泛使用。由于OMV疫苗需要接种多个剂次(尤其是在婴儿),并只能诱导相对较短的保护期,为应对目前血清B群病例增加,应尽早引入新型的B群脑膜炎球菌疫苗。

(六)亚洲国家

亚洲的脑膜炎球菌疫苗免疫策略有待完善。在东亚,日本、韩国等报告脑膜炎球菌病发病率低的国家,暂时未见纳入常规免疫计划。缺乏脑膜炎球菌病疾病负担数据的原因包括监测不足、缺乏指南、病例定义不一致,以及对脑膜炎球菌病认识不普及等。在东南亚,泰国、马来西亚、菲律宾和越南仅建议高危人群,前往世界脑膜炎流行地区的旅行者和朝圣者接种 Men-ACWY 结合疫苗。

自 2000 年开始,全球相关国家出现了两次与朝圣有关的 W 群流行疫情。在 16 个国家的朝圣者及其密切接触者中报告了 400 多例 W 群病例,因此该血清群的预防和控制开始引起了各国的重视。2009 年,沙特阿拉伯建议所有朝圣者应接种 Men-ACWY 结合疫苗,自 2010 年开始给本地 2～55 岁人群接种该疫苗,并在 2015 年要求朝圣者接种含 ACYW 成分的疫苗方可入境,以避免再次发生与朝圣有关的流行疫情。

(七)非洲脑膜炎带国家

自第二次世界大战以来,A 群脑膜炎球菌感染的大多数报道来自被称为"脑膜炎流行带"的撒哈拉以南非洲地区,因此被广泛重视。自 2010 年起,非洲脑膜炎带国家开始逐步实施 A 群脑膜炎球菌结合疫苗接种运动。在 WHO 等国际组织的帮助下,引进印度血清研究所研制的 Men-A 结合疫苗,首先对布基纳法索、马里和尼日尔对 1～29 岁人群的群体免疫接种,后续 8 年超过 3 亿非洲人进行免疫接种。2016 年,脑膜炎带国家将 A 群 Nm 结合疫苗引入常规免疫程序,很大程度上预防了 A 群的流行,2017 年后尚未确诊过 A 群病例,但另一个主要问题是 C、W 及 X 群疾病的出现。根据 WHO 发布的《到 2030 年战胜脑膜炎:全球路线图》,争取到 2023 年在 5 个以上的脑膜炎带国家开始在常规免疫规划中引入针对脑膜炎球菌完成 ACWY/ACWXY 血清群的疫苗接种;到 2030 年,对所有脑膜炎地带国家已实施针对脑膜炎球菌 ACWY/ACWXY 血清群的疫苗接种。由于 X 群疾病在北美和欧洲极其少见,目前印度血清研究所 Prasad S. Kulkarni 团队研究了马里幼儿接种一种包括血清群 X 的 ACWYX 五价疫苗(NmCV-5)的效果。2021 年 6 月,《新英格兰医学杂志》发表了该项临床 Ⅱ 期的成果,证实其安全性与有效性。2023 年 9 月 WHO 免疫战略咨询专家组推荐非洲脑膜炎带的所有国家将新型五价脑膜炎球苗结合疫苗(Men5CV)纳入其常规免疫规划,在9~18月龄接种1剂。考虑到这些非洲国家有着较为沉重的经济负担,生产更低成本的多价结合疫苗的研究工作仍在不断探索中。

三、中国脑膜炎球菌病的疫苗免疫策略

脑膜炎球菌引起的流脑在我国属于法定乙类传染病。中国自1955年将流脑列入法定报告传染病以来,在全国范围内发病率≥10/10万的流行就有数次。1967年记载中国的流脑发病率高达403/10万,发病超过304万例,死亡超过16万例,病死率为5.5%,为受流脑危害极其严重的国家之一。但随着疫苗的广泛接种,我国流脑的发病率已大大下降,自二十世纪90年代以来一直在1/10万以下。近年来全国流脑年发病例数维持在100例左右,达到历史最低水平,脑膜炎球菌疫苗在我国流脑疫情的防控中发挥了重要作用。2024年1~12月我国(不含香港、澳门特别行政区和台湾地区)报告135例流脑病例,7例死亡。2025年1~3月,我国(不含香港、澳门特别行政区和台湾地区)报告70例流脑病例,6例死亡。

目前,在中国上市的疫苗主要包括A、C、W、Y群多价多糖脑膜炎球菌疫苗(MPSV),A、C群多糖脑膜炎球菌结合疫苗(MPCV-AC),A、C、W、Y群多糖脑膜炎球菌结合疫苗(MPCV-ACWY)以及A、C群脑膜炎球菌多糖结合b型流感嗜血杆菌结合联合疫苗(MPCV AC-Hib)。

根据《国家免疫规划疫苗儿童免疫程序及说明(2021年版)》,当前我国的脑膜炎球菌疫苗免疫规划程序为:6月龄和9月龄各接种1剂次MPSV-A,2剂次间隔不少于3个月;3周岁和6周岁各接种1剂次MPSV-AC,间隔不少于3年,3年内避免重复接种;第1剂MPSV-AC与第2剂MPSV-A,间隔不少于12个月。当针对流脑疫情开展应急接种时,应根据引起疫情的菌群和流行病学特征,选择相应种类脑膜炎球菌疫苗。

《非免疫规划疫苗使用指导原则》于 2020 年颁布,规定了按照国家免疫规划疫苗儿童免疫程序及说明、非免疫规划疫苗使用技术指南和各省(区、市)接种方案所确定的原则,受种者或其监护人可自主选择接种含国家免疫规划疫苗成分的非免疫规划疫苗替代免疫规划疫苗。《国家免疫规划疫苗儿童免疫程序及说明(2021 年版)》对当前我国的脑膜炎球菌疫苗免疫程序中的疫苗替代问题做了特别说明,即对于小于 24 月龄儿童,如已按脑膜炎球菌结合疫苗说明书接种了规定的剂次,可视为完成 MPSV-A 接种剂次;3 周岁和 6 周岁儿童如已接种含 A 群和 C 群脑膜炎球菌疫苗成分的疫苗,可视为完成相应剂次的 MPSV-AC 接种。

目前可替代 MPSV-A 的非免疫规划疫苗包括 MPCV-AC、MPCV-AC-Hib 和 MPCV-ACYW;可替代 MPSV-AC 的非免疫规划疫苗包括 MPCV-AC、MPCV-AC-Hib、MPCV-ACYW 和 MPSV-ACYW。具体接种可参照所接种疫苗说明书中的适用年龄范围执行。对于补种原则的说明,脑膜炎球菌疫苗纳入免疫规划后出生的适龄儿童,如未接种脑膜炎球菌疫苗或未完成规定剂次,根据补种时的年龄选择脑膜炎球菌疫苗的种类,即<24 月龄儿童补齐 MPSV-A 剂次。≥24 月龄儿童不再补种或接种 MPSV-A,仍需完成两剂次 MPSV-AC;≥24 月龄儿童如未接种过 MPSV-A,可在 3 周岁前尽早接种 MPSV-AC;如已接种过 1 剂次 MPSVA,间隔≥3 个月尽早接种 MPSV-AC。

中国历史上 A 群流脑高发,发生过数次全国性大流行,各省、自治区和直辖市均有流脑病例报告。20 世纪 80 年代中国 MPSV-A 研发成功,随即开始广泛使用,中国流脑发病率呈现逐年下降趋势,证实广泛使用 MPSV-A 对儿童进行免疫接种可大大降低流脑的发病率。2004 年安徽省发生 C 群流脑疫情,MPSV-AC 开始广泛使用,2005 年全国报告发病率降至 0.20/10 万以下,2007 年继续降为 0.09/10 万。2007 年国家将 MPSV 纳入扩大国家免疫规划,C 群流脑发病得到有效控制,发病率逐年下降。一项 Meta 分析显示,我国

2010—2020年流脑致病株以C群为主，W、B和Y群有明显增多趋势。为了进一步预防和控制其他血清群脑膜炎球菌引起的脑膜炎球菌病，2006年MPSV-ACWY研制成功，但此类疫苗一直属于非免疫规划脑膜炎球菌疫苗，需要自费方能接种。由于CPS抗原是非胸腺（T细胞）依赖抗原，其免疫原性、免疫持久性、免疫记忆等方面存在不足，除MPSV-A外，其他多糖疫苗在2岁以下婴幼儿中使用的免疫效果不理想。

在中国，多糖结合疫苗MPCV-AC于2006年被批准上市。随着免疫疫苗针次的增多，开发预防多种疾病的联合疫苗不仅减少了疫苗冷链运输和储存管理的困难，同时降低接种时发生疑似预防接种异常反应的风险。2014年，中国批准首个MPCV-AC-hib上市，并具有良好的免疫原性和耐受性。此前，我国获批上市的MPCV所用结合载体蛋白均为破伤风类毒素，属于传统载体蛋白。2021年国产首款MPCV-ACYW在中国获批上市，采用的结合载体蛋白为白喉毒素无毒突变体CRM197。此外，完成基础免疫后，抗体阳转率结果显示，国产MPCV-ACYW疫苗所含的A、C群与对照疫苗相比差异无统计学意义（$P>0.05$），试验疫苗Y群、W群抗体阳转率分别为超过85%，抗体阳转结果理想，表现出良好的免疫原性结果。同时，该疫苗总体不良反应、全身不良反应、局部不良反应及3级不良反应4个指标均显示试验疫苗发生率低于对照疫苗。由于目前我国批准上市的所有多糖结合疫苗均属于非免疫规划疫苗。有研究资料显示，我国推广使用MPSV并将其纳入常规免疫具有较好的成本效益，但对于多糖结合疫苗的卫生经济学评价研究有限。

虽然目前中国脑膜炎球菌病病例报告率低，可能与疾病定义范围、各省市实验室检测水平不一致，而且受我国地理范围较广，样本易受采集、储存、运输等因素影响未能及时发现，因此我国脑膜炎球菌病的疾病负担可能被低估。因此为更加准确与系统地评价我国流脑的疾病负担，建议相关部门进一步提升流脑专病监测和试点地区的脑膜炎主动监测能力,在2023年版流行性脑脊髓膜炎诊疗方案中指出,对脑脊液、血液、瘀点(斑)组织液进行脑膜炎球菌的核酸检测作为确诊标准。推荐将检测病原体敏感的实时聚合酶链式反应方法用于哨点检测以提高病原体的检出率。同时,随着流脑发病率大幅下降和临床医学水平的提升,卫生系统工作人员和公众对细菌性脑膜炎的警惕性不如从前,对其危害和流行风险往往认识不足,还需要加强广泛宣传和社会动员工作。

虽然MPSV-A和MPSV-AC在中国预防和控制流脑的发病率中发挥了巨大作用,但目前在儿童国家规划免疫程序中,中国尚属于为数不多的还在使用多糖类疫苗的国家。国际上已有68个国家使用流脑多糖结合疫苗,包含59个国家已将MPCV-ACYW纳入国家免疫规划,以形成更持久功能性抗体和更好的群体保护。目前我国已具备多糖结合疫苗替代多糖疫苗生产供应的潜力。因此,建议适时开展流行病学、疫苗学和卫生经济学等多方面综合研究,在修订脑膜炎球菌疫苗免疫策略时考虑多糖结合疫苗替代多糖疫苗的科学性和可行性。另一方面,由于国内批准上市的脑膜炎球菌疫苗种类较多,不同厂家脑膜炎球菌疫苗免疫程序不统一,对于基层接种单位在疫苗的使用中造成较大的困惑,也不利于MPCV的推广使用。因此,建议相关部门应加强联合研究,形成统一规范的脑膜炎球菌疫苗的免疫程序。

此外,目前B群脑膜炎球菌已成为世界上的主要流行血清群之一。2015—2017年中国流脑的流行病学数据显示,B群脑膜炎球菌在中国流行的5种脑膜炎球菌病血清群中所占比例高达54.08%,并以CC4821克隆群为主。由于与现有批准B群脑膜炎球菌蛋白疫苗所包含的蛋白成分基因型不同,因此已在欧洲和北美的多个国家批准上市的B群脑膜炎球菌蛋白疫苗尚未引入中国。随着组学技术的发展,应加强引导和重点支持中国B群脑膜炎球菌疫苗的研发工作,以提供足够的保障。

第二节　疫苗犹豫与卫生经济学评价

一、疫苗犹豫

疫苗犹豫会降低人群疫苗接种水平，导致疫苗可预防疾病发病率升高。欧美地区世纪之交的麻疹暴发、部分发达国家较低的免疫规划疫苗接种率，以及公众对新冠疫苗的不信任，都与疫苗犹豫有关。一项回顾性研究绘制的全球疫苗信心地图显示，几乎所有国家都存在不同程度的疫苗犹豫。WHO将疫苗犹豫定义为"在接种服务可及的情况下，仍然推迟或拒绝接种疫苗"，并将将其列为2019年全球健康十大威胁之一，此后逐渐成为学界和公众关注的热点。

脑膜炎球菌病致死率、致残率双高，好发于儿童，及时接种脑膜炎球菌疫苗是预防该疾病最有效的方法。如何确保在人群中，特别是在儿童中，维持高水平的脑膜炎球菌疫苗接种率，是控制乃至消灭脑膜炎球菌病的关键。然而，近年来脑膜炎球菌疫苗的接种率不容乐观。益普索（Ipsos）咨询公司于2021年2月在8个国家（包括美国、英国、意大利、法国、德国、阿根廷、巴西和澳大利亚）进行了调查，共有4962名儿童家长参与。该调查显示，有50%的儿童家长在新冠大流行期间取消或推迟了脑膜炎球菌疫苗的接种。其中，有21%的家长表示，即使新冠疫情结束，他们也不会重新带孩子去接种脑膜炎球菌疫苗。这一结果表明，接种率下降的重要原因不仅包括各国为应对新冠疫情大流行而采取的封锁措施导致的接种程序中断，还包括疫苗犹豫。鉴于脑膜炎球菌疫苗的重要作用，如何保持其高接种率已成为当前脑膜炎球菌病防控的一大挑战。因此，了解人群在脑膜炎球菌疫苗接种过程中犹豫的程度和特点至关重要，但目前针对脑膜炎球菌疫苗犹豫的研究相对匮乏，亟待补充相关证据。

脑膜炎球菌疫苗首剂需在婴幼儿时期接种，大部分会在2岁前完成全程接种,在这一过程中,监护人的态度起到了决定性的作用。美国2016年一项研究使用自行开发的、针对脑膜炎球菌疫苗犹豫的量表对1 093名监护人进行问卷调查,发现18.9%的监护人不愿让孩子接种疫苗。在使用"3Cs"模型对家人不愿带孩子接种脑膜炎球菌疫苗的原因进行归纳后发现:"自信"不足是监护人选择不接种疫苗的首要因素,44.4%的监护人担忧疫苗的副作用,13.1%的监护人认为疫苗的有效性存疑。"便利"因素是次要因素,30.3%的监护人认为缺乏有效获取有关脑膜炎球菌疫苗信息的渠道。此外,该研究没有对"自满"维度进行测量。考虑到现代社会脑膜炎球菌病发病率低,监护人在面对脑膜炎球菌疫苗时极有可能存在一种"自满"的态度。这意味着,由于他们从未亲身经历或近距离感知过脑膜炎球菌感染等相关问题,可能会低估疾病的风险,并认为接种疫苗并非必要之举。

应对脑膜炎球菌疫苗犹豫的重点应该放在教育和宣传上:提供有关脑膜炎球菌疫苗的信息,包括疾病的严重程度、疫苗的安全性和有效性,以及接种的益处(包括集体的和个人的益处)。宣传活动可以通过各种渠道,如医疗机构、社区宣传和各种媒体(包括短视频和即时通信平台)来进行,并且需要所有医务人员,尤其是临床医生的广泛参与。在儿童健康检查和疫苗接种时,医生应向家长提供有关脑膜炎球菌疫苗的信息,并回答他们的疑问,以建立家长和医生之间的信任和沟通。此外,社会应当提供便利的接种服务,确保疫苗接种的普惠性与可及性。采取各种综合性措施应对疫苗犹豫,达成全球脑膜炎球菌疫苗高接种水平,是实现WHO提出的"到2030年全球战胜细菌性脑膜炎"这一愿景的关键。

二、卫生经济学评价

对脑膜炎球菌病免疫策略开展卫生经济学评价,即通过经济学方法来评估预防和治疗脑膜炎球菌病所涉及的资源投入与产出之间的关系,量化脑膜炎球菌疫苗接种对个体和人群的健康影响和对家庭、卫生系统乃至整个社会的经济影响。这不仅有助于确定最具经济性的疫苗种类和接种程序，还可以评估免疫规划的长期可持续性，确保在有限的卫生资源下实现最大的健康收益，为免疫规划决策提供定制化的经济学证据。

（一）国际研究现状

自20世纪70年代以来，全球范围内已逐步开展了疫苗的经济学评价研究。随着脑膜炎球菌疫苗的上市，相关经济学评价日益增多，扩大免疫规划活动的开展则推动了经济学评价方法的持续改进，通过实践和反馈逐步优化。文献回顾显示，自1995年以来，已有多篇脑膜炎球菌疫苗免疫策略经济学评价相关文献发表。这些研究覆盖美国、英国、荷兰、加拿大、以色列、非洲脑膜炎带国家等多个国家和地区，目标人群包括一般人群、新生儿、儿童、大学生等，且以儿童和青少年群体为主。在研究时限的选择上，大多数研究采用终身或100年作为评估健康和影响结果的时间范围，其中终身时长通常基于研究地区人均预期寿命来确定。研究角度上，脑膜炎球菌疫苗免疫策略经济学评价研究多采用全社会角度，同时也有部分研究从卫生保健部门角度、医疗保险角度以及家庭角度进行分析。研究的设计和角度选择往往与研究地区当地的社会文化背景紧密相关，最终影响经济学评价的结果。因此，在进行脑膜炎球菌疫苗的经济学评价时，需要综合考虑地区特有的社会经济条件、卫生保健系统特征、疾病负担以及文化价值观等因素，以确保评价结果的适用性和准确性。

脑膜炎球菌存在多种可造成流行的血清群，且疫苗种类繁多，不同地区获批疫苗种类和接种策略有所差异，研究者关注的疫苗和免疫策略也各不相同。研究涉及疫苗包括B群脑膜炎球菌疫苗、ACWY群脑膜炎球菌四价结合疫苗、C群脑膜炎球菌结合疫苗、脑膜炎球菌多糖疫苗、脑膜炎球菌联合疫苗等，评估了将特定疫苗纳入免疫规划、用保护效果更好的多价结合疫苗替代单价或多糖疫苗、补种特定疫苗，以及比较常规接种和季节性接种等策略。纵观全球，对脑膜炎球菌免疫策略进行经济学评价的趋势与全球免疫政策的调整方向较为一致，即倾向于推荐尽早接种多价结合疫苗来替代多糖疫苗，覆盖所有能预防的脑膜炎球菌群别。英国的多项研究对 B 群疫苗进行经济学评价，发现将其纳入免疫规划具有或可能具有成本-效果，相应地 B 群脑膜炎球菌疫苗已被纳入英国国家免疫规划。澳大利亚的研究认为 15~19 岁人群常规接种 ACWY 群脑膜炎球菌四价结合疫苗具有潜在经济性，该国卫生部建议 1 岁儿童和 14~16 岁青少年接种 1 剂 ACWY 群脑膜炎球菌四价结合疫苗，与之契合。美国的文献提出青少年常规接种四价结合疫苗具有潜在的成本-效果，目前其国家免疫规划也推荐 11~12 岁人群接种四价结合疫苗。经济学评价结果为国家免疫规划决策提供了重要的参考依据，帮助制定科学有效的免疫策略，实现收益最大化和疾病控制的最优化。

研究方法上，脑膜炎球菌疫苗经济学评价文献中最常用的方法是同时运用成本-效果分析（CEA）和成本-效用分析（CUA），专注于评估疫苗在提升人群健康和生命质量方面的经济成本，并着重考量疫苗带来的健康福利改善。成本-效益分析（CBA）应用相对较少，可能是因为 CBA 难以用货币全面衡量疫苗的无形效益，以及在制定国家免疫策略时需考虑的人口福利和健康公平性等非经济因素。模型的选择上，大多数研究倾向于静态模型，如使用马尔科夫模型或决策树模型来模拟疾病转归过程，部分研究使用传播动力学模型、基于主体的模型、自回归移动平均模型等动态模型。对于模型输入的数据来源，研究的人口学参数主要基于研究地区当地数据，发病率、病死率等流行病学参数同样采用当地数据，通常来自当地传染病监测系统、当地疾病负担研究或全球疾病负担数据库。考虑到疫苗效力研究可能有限，部分文献参考了其他地区的临床研究结果。

成本计算方面，经济学评价中考虑的成本一般包括疫苗接种成本和疾病造成的经济负担两部分，各部分成本具体纳入的内容可能受到研究角度、卫生制度、社会文化背景、数据可得性等多方面的影响。疫苗接种成本可归纳为7种:疫苗成本包括疫苗价格、注射器价格等;接种成本涵盖疫苗接种耗材、接种人工成本等;疫苗管理成本包括疫苗保存及运输、冷链设备的维护费用等;不良反应成本包括不良反应诊疗及补偿费用;宣教成本包括社会动员、健康教育费用等;间接成本指家长因陪伴接种而损失的劳动时间;疫苗损耗涉及过期疫苗废弃处理造成的损失。疾病经济负担一般包括直接医疗费用(门诊、实验室检查、住院、药品、手术等)、直接非医疗费用(交通、食宿、护工等)和间接费用(因病造成的劳动力损失)。在脑膜炎球菌免疫策略经济学评价中,常用的贴现率包括3%、5%和4%,部分研究在情景分析中考虑了多种贴现率下的不同情景,或采取了逐渐下降的贴现率,也有研究对经济和健康影响采取了不同的贴现率。几乎所有脑膜炎球菌免疫策略经济学评价都进行了敏感性分析,主要为确定性敏感性分析,且以单因素敏感性分析最为常用,部分研究进行了概率敏感性分析或情景分析,检验了研究结果的稳健性。

　　脑膜炎球菌疫苗经济学评价研究结果显示,对于将B群脑膜炎球菌疫苗纳入免疫规划的策略,超过半数研究认为其不具有成本-效果,部分研究指出,当发病率、疫苗价格等敏感性指标变化后,这一策略可能具有成本-效果。对于将四价结合疫苗纳入免疫规划的策略,两项研究一致认为该策略将具有成本-效果,且有文献发现在当地青少年中开展常规接种项目更具成本-效果。在比较四价结合疫苗与C群结合疫苗时,多数研究支持C群结合疫苗更具成本-效果,且有研究认为使用四价结合疫苗替代C群结合疫苗在青少年中最可能有成本-效果。一项覆盖非洲26个国家的研究发现,使用四价结合疫苗替代单价疫苗的策略在14个国家具有较高成本-效果。此外,大多数研究均显示将C群结合疫苗纳入免疫规划具有经济性或潜在经济性。根据敏感性分析结果,取值在范围内的变动明显影响研究结果的参数依次为发病率、疫苗价格、免疫成本、贴现率、群体免疫、疫苗效力、病死率等。发病率、病死率等流行病学参数对评价结果的影响,提示未来研究应尽可能采取研究地区的流行病学数据,使模型更加贴近真实情况。尽管疫苗效力是敏感性指标之一,但对疫苗效力开展临床研究需要大量的人力、物力、时间等资源,因此在本国数据有限的情况下,可以参考其他国家疫苗效力的可靠研究。疫苗价格、免疫成本、贴现率等敏感性指标强调了研究者在开展卫生经济学评价时需提前明确研究角度和研究区域,结合地区实际情况制定合适的贴现率和成本测量规范,确保卫生经济学评价结果可靠。

(二)国内研究现状

我国疫苗经济学研究文献的大量发表主要集中在2010年以后,热度上升背后可能有多种原因,其一是持续攀升的医疗成本和相对有限的卫生资源,导致医疗系统预算压力逐年增加。此外,新型疫苗不断涌现,例如脑膜炎球菌多价结合疫苗,这些疫苗通常具有复杂的制备工艺、更好的疫苗效果以及较高的价格,免疫接种策略更加多样化,需要开展研究筛选出更加合适的接种策略。

目前已有学者对我国脑膜炎球菌免疫策略开展经济学评价,中文和英文文献均有发表。大多数研究在省级层面上对一般人群开展研究,关注目前已纳入我国免疫规划的A群多糖疫苗和A群C群多糖疫苗。两项中文文献中,浙江省的研究从卫生部门角度开展成本-效益分析和成本-效果分析,使用自回归移动平均模型评估免疫规划策略实施的经济性。贵州省的研究从社会角度分别开展了CBA和CEA,但未明确提及模型的使用。这两项回顾性的研究均认为将脑膜炎球菌疫苗(A群多糖疫苗、A群C群多糖疫苗)纳入免疫规划的策略具有经济性。仅有贵州省的CEA研究开展了单因素敏感性分析,指出发病率的参数输入对结果具有显著影响。一篇英文文献以社会视角构建了决策树-马尔可夫模型,评估了在儿童中分别使用四价多糖疫苗、二价结合疫苗、四价结合疫苗的替代策略取代目前免疫规划疫苗接种策略的成本-效果,研究发现使用三种非免疫规划疫苗的策略均能够带来健康收益,且四价结合疫苗策略对人群健康的改善最为显著。然而,在目前非免疫规划疫苗的市场价格下,三种非免疫规划脑膜炎球菌疫苗的策略不具有成本-效果。研究开展了单因素敏感性分析和概率敏感性分析，识别出疫苗价格、疫苗效率、发病率等关键敏感性参数，发现目前策略在一定阈值范围内具有成本-效果的概率最高。在情景分析中，研究进一步探索了在何种疫苗价格下，这些替代策略可能变得更具经济性。

综合来看，我国对脑膜炎球菌疫苗进行卫生经济学评价的研究数量较少且尚有优化空间。在脑膜炎球菌疫苗多价替代单价、结合替代多糖的全球趋势下，我国亟需高质量的卫生经济学研究对多价结合脑膜炎球菌疫苗进行评价，为脑膜炎球菌疫苗的政策制定提供证据支持。

展望未来，中国脑膜炎球菌免疫策略的经济学评价研究将朝着更加系统和精准的方向发展，为免疫规划提供更加可靠的科学依据。研究设计将更加全面深入，不仅可以丰富评估的免疫策略，如覆盖更广泛的评估人群，将青少年疫苗接种纳入考量，还可以开展前瞻性经济评价，如模拟B群脑膜炎球菌疫苗获批上市或被纳入国家免疫规划对健康和经济的影响，或是将研究细化至省级层面，探索出各个地区适宜的免疫策略。方法上，研究者可以持续优化疫苗可预防疾病模型，更好地适应中国各地区的人群特征和疾病流行情况。同时，可以引入机器学习和大数据分析等先进技术，提升模型预测的准确性和评价过程的效率。成果转化上，可以探讨如何在实际的免疫政策制定中应用经济学评价结果，在平衡预算限制和公共卫生目标之间找到恰当的平衡。此外，可以加深跨学科合作，汇聚流行病学、卫生经济学、临床医学和公共卫生政策等领域的专家智慧，构建更完善的决策支持体系。拓展国际视野同样不可或缺，通过开展多国别比较研究，中国可以从全球免疫规划的实践中汲取经验，进而完善和优化国内免疫策略。通过这些努力，未来的经济学评价研究将为我国脑膜炎球菌病免疫预防策略的科学制定提供更加精确和实用的决策支持。

第三节 全球脑膜炎球菌病的预防战略与规划

一、WHO《到2030年战胜脑膜炎:全球路线图》

(一) 制定背景

脑膜炎是严重威胁生命的疾病之一,其病因复杂,病程进展迅速,病死率和终身致残率较高。全球多数国家在应对脑膜炎中已取得初步成效,但整体进程相对滞后。2017年5月,来自各国政府、全球卫生组织、公共卫生机构、学术界、私营部门和民间社会的代表呼吁树立全球愿景,战胜脑膜炎这一公共卫生威胁。在2020年11月召开的第73届世界卫生大会上,WHO会员国通过决议,呼吁在《到2030年战胜脑膜炎:全球路线图》(以下简称《全球路线图》)的指导下,全球采取紧急行动预防和控制脑膜炎(WHA73.9号决议)。同年9月,来自非洲脑膜炎带26个国家的200名代表进一步呼吁,并强调需要公平和可持续地获得脑膜炎疫苗。《全球路线图》广泛征求了世界各地的意见。在90多个国家600多个团体的回应中,预防被列为重中之重。路线图中包含的三个最受欢迎的主题是使疫苗更广泛地可用、提高认识和改进诊断。

WHO积极呼吁协调这一行动。由历史上投资于长期脑膜炎控制的主要合作伙伴组成的技术工作组具有互补的重点和专业知识,旨在制定此处介绍的路线图。脑膜炎、健康和残疾领域的专家于2019年初举行会议,推进路线图草案,随后在2019年进行更广泛的专家和公众咨询。

(二) 路线图主要内容

脑膜炎路线图被指定为《2019—2023第十三个工作总规划》的四项全球战略之一,旨在预防高威胁传染病危害。该战略体现了世卫组织推动实现联合国可持续发展目标的精髓,该目标的结构是确保全民健康覆盖以保护最弱势群体,并确保全球卫生安全以促进健康和维护世界安全。

第一份脑膜炎全球路线图制定了解决急性细菌性脑膜炎(脑膜炎球菌、肺炎球菌、流感嗜血杆菌和B型链球菌)主要病因的计划。

2030年的愿景目标是:①消除细菌性脑膜炎的流行;②将疫苗可预防的细菌性脑膜炎病例减少50%,将死亡人数减少70%;③减少任何原因导致的脑膜炎后的残疾并提高生活质量。路线图的总体框架如图9-3-1所示。

问题	输入	输出	结果	影响
脑膜炎导致全球每年有30万人死亡,并存在流行风险,许多病例可以通过疫苗接种来预防	各国承诺优先制定和实施战胜脑膜炎的计划	实现高疫苗覆盖率,开发新疫苗,制定优化预防和流行病控制策略	获得更优质疫苗有效的防护和疫情控制策略	细菌性脑膜炎不再流行
用于诊断和治疗的工具、用品和设施不足	合作伙伴承诺提供技术专长和创新发展	确保提供诊断工具、经过培训的卫生工作者以及有质量保证的治疗	改进得诊断工具以及增加患者获得诊断和治疗的机会	疫苗可预防细菌性脑膜炎的病例和死亡减少
监控系统不够强大,无法记录脑膜炎病例数据和其产生的原因和影响	捐助者承诺支持全球战胜脑膜炎的计划	确保在各个层面监控脑膜炎和后遗症监测	改进监控脑膜炎的流行病学监测	由于任何原因导致的脑膜炎后遗症,残疾减少,康复者生活质量提高
脑膜炎和败血症是导致残疾的主要原因,但患者获得护理和康复的机会很少	民间社会承诺支持全球战胜脑膜炎路线图并提高认识	确保管理脑膜炎患者的后遗症和护理	改善受脑膜炎影响的人们和家庭获得支持和护理的机会	
政策制定者中认识到脑膜炎是一个全球性问题的人群比例较低		确保脑膜炎具有全球优先地位	通过宣传提高对脑膜炎的认知度	

图9-3-1 《到2030年战胜脑膜炎全球路线图》总体框架

为了实现这些愿景,路线图确定了五个支柱的战略目标、关键活动和里程碑:预防和流行病控制;诊断和治疗;疾病监测;对脑膜炎患者的支持和护理以及宣传和参与(图9-3-2)。每个支柱列出了要实现的战略目标、关键活动和具体里程碑。在服务于组织行动的同时,五个支柱是相互关联的:诊断与监测密切相关;监测为预防和流行病控制提供信息;对患者及其家人护理应在诊断和治疗期间开始。

预防和疫情控制的主要目标是提高人群疫苗覆盖率,开发新疫

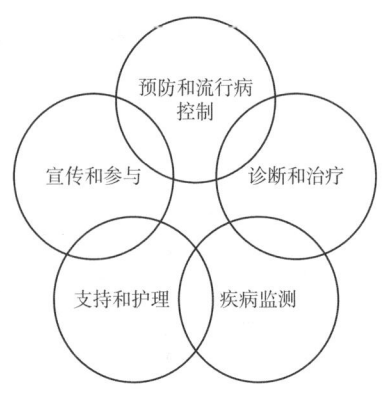

图9-3-2 战胜脑膜炎的5大支柱

苗,完善预防策略,确保更有效地应对脑膜炎球菌病疫情。诊断和治疗目标集中于急性细菌性脑膜炎的快速确认和最佳护理。需要在有效的国家监测系统的基础上改进全球监测,以指导脑膜炎预防和控制措施、记录疫苗的影响并改进对疾病负担(包括脑膜炎后遗症)的估计。在为脑膜炎患者提供支持和护理方面,重点是获得早期诊断和治疗护理、改善后遗症管理以及提供包括康复在内的支持。

在宣传和参与方面,目标是确保路线图优先考虑并纳入国家计划,确保民众对脑膜炎及其影响有高度认识,并承诺让所有人平等地获得脑膜炎预防和治疗,并支持那些受脑膜炎影响的人。

《脑膜炎路线图》已被指定为世卫组织2019—2023年第十三个工作总规划的全球战略之一,是实现全民健康覆盖的重要组成部分。该路线图将加强并结合更广泛的举措,例如旨在加强初级卫生保健和卫生系统、提高免疫覆盖率、改善全球卫生安全、对抗抗生素耐药性和倡导残疾人权利的举措。

路线图将补充其他全球控制战略,例如解决败血症、肺炎、结核病和艾滋病病毒的战略。实施对于世界各国来说都是一项挑战,特别是在脑膜炎负担最严重的资源贫乏地区。愿景和战略目标的具体目标将根据区域和当地情况进行调整,将提供监测和评估、沟通和风险管理计划来指导和支持实施。

现在需要采取全球行动来实施这一路线图并实现战胜脑膜炎的宏伟目标。各国、合作伙伴和捐助者的坚定承诺对于成功至关重要。

二、全球脑膜炎球菌病行动倡议

（一）GMI 的概念

全球脑膜炎球菌病行动倡议（Global Meningococcal Initiative，GMI）工作组是由科学家和临床医生组成的，成立于 2009 年，由斯坦利·普洛特金（Stanley Plotkin）担任主席。工作组成员在脑膜炎球菌临床实践、流行病学、免疫学、公共卫生、疫苗学、疫苗研制、微生物学和卫生经济学等专业方面有所建树。GMI 工作组的成立旨在通过教育、研究和合作的方式帮助预防全世界的 IMD。鉴于这种疾病的地理差异，GMI 工作组将在区域和全球层面解决这些问题。在过去十年中，GMI 工作组与疫苗学、免疫学和公共卫生等领域的多学科专家小组举行了多次区域和全球会议。

GMI 工作组于 2010 年 6 月 18 日至 19 日在西班牙巴塞罗那举行了第一次峰会，共有 23 名相关领域的专家参加。会议全球性地讨论了各区域脑膜炎球菌疾病情况。讨论的主题包括：全球流行病学，包括非洲脑膜炎带、亚洲新型疫苗的研发；脑膜炎球菌疾病的诊断和病例以及对资源匮乏地区的建议；世界各地的区域疫苗接种策略差异。会议最后讨论了新的预防策略，其中强调了发达国家 C 群结合疫苗的接种在群体免疫控制疾病方面的重要性。然而，部分地区单价血清群和多价血清群结合疫苗的选择存在不确定性，亚洲和其他地理区域脑膜炎球菌发病率的数据较少。

中国 GMI 工作组圆桌会议于 2017 年 6 月举行。GMI 工作组团队会见了中国专家，以深入了解中国的脑膜炎球菌病负担以及当前的预防和疫苗接种策略。会议深入探讨了中国脑膜炎球菌病疾病负担及目前的预防和疫苗接种策略。1938—1977 年，中国共发生了 5 次 A 群脑膜炎球菌病流行，其中 1967 年发病率最高，为 403/10 万。

20世纪80年代中国普遍采用A群脑膜炎球菌多糖疫苗免疫,A群脑膜炎球菌病发病率显著下降。监测数据表明,由于荚膜转换,以C群为主的CC4821出现向B群转换的趋势,同时Y群和W群病例也有所增多,中国脑膜炎球菌流行病学特征发生变化。菌群携带和群体保护对脑膜炎球菌病控制非常重要,需要进一步提高疾病监测能力和实验室检测能力。同时,改进疾病监测和各省内标准化的实验室技术将确保最佳的流行病学监测。

GMI工作组提出战胜脑膜炎2021—2025年战略,战略中提出4项目标(表9-3-1):

表9-3-1　GMI工作组提出的"战胜脑膜炎2021—2025年战略"

目标	预期成果
目标1:推动研究以获取更好的证据和政策依据	科学家、研究人员和公共卫生从业者将更深入了解脑膜炎、其对人们生活的影响,以及如何有效应对该疾病
目标2:提升公众及政策层面对脑膜炎的关注与参与	使脑膜炎成为全球健康优先事项: ● 更多人知晓其症状和体征; ● 患者在需要时主动寻求医疗帮助; ● 全球患者组织的能力得到增强,并获得更多支持以推动战胜脑膜炎
目标3:确保项目影响力和资金支持以实现目标	通过建立必要的关系网络和资金渠道,为工作提供可持续的资源保障
目标4:扩大组织规模化执行能力	作为组织能够履行承诺并发挥潜力,包括: ● 提升项目执行效率; ● 优化资源配置; ● 建立适应大规模行动的组织架构

GMI工作组支持WHO的《到2030年战胜脑膜炎:全球路线图》。2020年,在WHO所有六个区域成员的支持下,世界卫生大会通过了《到2030年战胜脑膜炎:全球路线图》,以这一单一目标为重点。这意味着将脑膜炎新发病例减少50%,将死亡人数减少70%,终结流行病,确保人们获得所需的支持和善后服务。

(二) GMI 工作组设立的意义

GMI 工作组作为一个国际专家组织,致力于通过教育、研究和合作帮助预防全球 IMD。在过去的十多年里,GMI 工作组通过举办区域和全球会议,促进了跨学科专家之间的交流与合作,共同探讨了脑膜炎球菌疾病的流行病学、疫苗开发、诊断治疗和预防策略等方面的问题。

通过 GMI 工作组的努力,公众不仅加深了对脑膜炎球菌病的理解,也提出了针对性的预防和控制策略。例如,GMI 工作组会议的讨论强调了发达国家结合疫苗的重要性,以及在资源匮乏地区的预防建议。同时,GMI 工作组也关注了地理差异对脑膜炎球菌疫苗接种策略的影响,特别是在中国等地区的研究与实践中。

通过制定"战胜脑膜炎 2021—2025 年战略",GMI 工作组提出了具体的目标和行动计划,以进一步推动全球脑膜炎球菌病的预防与控制。这一战略的实施将有助于促进全球对脑膜炎球菌疫苗接种的认知和参与,提高公众和政策对脑膜炎的关注度,同时确保资金和资源的充分支持,以加速疫苗研发和推广。

在未来,GMI 工作组将继续与 WHO 和其他国际组织合作,共同推动《到 2030 年战胜脑膜炎:全球路线图》的实施,为实现减少新发病例、降低死亡率和终结流行病的目标而努力。GMI 工作组全球脑膜炎球菌倡议将继续发挥重要作用,为全球脑膜炎球菌病的预防与控制做出更多贡献。

三、中国脑膜炎球菌病行动倡议

中国当前脑膜炎球菌疫苗免疫尚需解决的问题包括建立优化免疫程序和序贯接种与替代接种,MPCV 免疫和加强免疫,统一产品说明书,开发 B 群脑膜炎球菌疫苗,进一步提高脑膜炎球菌病预防免疫的公众意识,和开展细菌耐药性研究。为此,需要全面收集 MPCV 免疫原性、免疫持久性、安全性和卫生经济学的研究数据,为 MPCV 替代 MPSV 的可行性、必要性提供证据;需要加强开展卫生、药监和企业之间的联合研究,统一疫苗说明书推荐的免疫程序;需要不同生产企业间加强协作研究,科学探索和评价不同种类脑膜炎球菌疫苗的序贯接种和加强免疫效果;需要中国疫苗生产企业加大对脑膜炎球菌疫苗的研发投入,特别是符合中国 B 群脑膜炎球菌病流行特点的疫苗。

《全球脑膜炎球菌病行动倡议》对中国战胜脑膜炎球菌病具有重要启示,GMI 工作组作为一个国际专家组织,致力于通过教育、研究和合作帮助预防全球 IMD。在过去的十多年里,GMI 工作组通过举办区域和全球会议,促进了跨学科专家之间的交流与合作,共同探讨了脑膜炎球菌疾病的流行病学、诊断治疗、疫苗开发和预防策略等方面的问题。为此,脑膜炎球菌病防控与研究的业内专家提出了中国脑膜炎球菌病行动倡议(China Meningococcal Initiative,CMI)的设想,其倡议方向、具体措施与重点内容如下(表 9-3-2)。

表 9-3-2 中国脑膜炎球菌病行动倡议(CMI)

倡议方向	具体措施与重点内容
加强脑膜炎球菌病及脑膜炎症候群监测	● 强化流行病学监测与实验室网络建设 ● 动态追踪脑膜炎球菌菌群分布变化 ● 开展菌株遗传变异分析研究
提高临床诊断、治疗、康复水平和报告意识	● 推广脑膜炎症候群标准化诊断流程 ● 建立快速、敏感的实验室检测标准方法 ● 提升诊断报告的敏感性和特异性 ● 加强细菌耐药性监测与临床用药指导
针对性开展专项研究工作	● 推进人群脑膜炎球菌带菌率调查 ● 完善疫苗免疫效果循证评价体系 ● 生成支持政策制定的关键数据证据
加快新型、多联多价脑膜炎球菌疫苗的研发生产	● 重点开发多价结合疫苗 ● 加速 B 群脑膜炎球菌疫苗研制 ● 推动联合疫苗(如脑膜炎球菌-Hib 联合疫苗)技术突破
完善中国脑膜炎球菌疫苗免疫程序与免疫策略	● 优化序贯接种与替代接种方案 ● 制定青少年等重点人群强化免疫策略 ● 提升疫苗可及性(偏远地区覆盖) ● 探索免疫规划补充策略

(续表)

倡议方向	具体措施与重点内容
加强科普教育,提升公众认知与防控参与度	• 开展医务人员脑膜炎防治专项培训 • 通过多媒体渠道普及疾病早期识别知识(如发热、颈强直等症状) • 推广暴露后预防(PEP)措施 • 建立公众参与防控的激励机制

"中国脑膜炎球菌病行动倡议"的愿景是在《"健康中国2030"规划纲要》指引下,为脑膜炎球菌病免疫接种提供最佳方案,推动脑膜炎球菌疫苗更新换代。CMI设立了三个目标:①建立脑膜炎球菌病概念,提高对脑膜炎球菌菌群感染的认识;②推动多糖结合疫苗替代多糖疫苗,提高高风险人群多糖结合疫苗接种率;③建立各年龄组最适当的基础免疫和加强免疫程序。

四、展望:全球脑膜炎球菌病的防控与未来挑战

全球脑膜炎球菌病的防控在过去几十年中取得了显著进展,但未来仍面临诸多挑战。全球脑膜炎球菌倡议和WHO的《到2030年战胜脑膜炎:全球路线图》为未来的防控工作提供了明确的方向和目标。

(一) 全球合作与资源共享

全球脑膜炎球菌病的防控需要国际社会的共同努力。GMI工作组通过举办区域和全球会议,促进了各国之间的经验分享和合作。未来,各国应进一步加强合作,共享监测数据和研究成果,特别是在疫苗研发和公共卫生干预方面。WHO的全球路线图也强调了国际合作的重要性,并呼吁各国共同推动疫苗的公平获取和使用。中国应继续加强与WHO、各国公共卫生机构以及科研机构的合作,推动全球范围内的脑膜炎球菌病防控工作。通过共享流行病学数据、疫苗研发进展以及防控经验,GMI能够更好地协调各国的行动,确保资源的合理分配和利用。

（二）疫苗研发与创新

多价多糖脑膜炎球菌结合疫苗在控制脑膜炎球菌病流行和降低疾病负担方面发挥了重要作用。例如，智利在 2012 年引入 MPCV-ACYW 疫苗后，W 群脑膜炎球菌病的发病率显著下降。未来，GMI 工作组和 CMI 工作组将重点推动新型脑膜炎球菌疫苗的研发和应用。多价结合疫苗和 B 群疫苗的开发将是关键方向，这些疫苗能够更广泛地覆盖不同血清群的脑膜炎球菌，从而提高疫苗的保护效果。未来，疫苗研发将继续聚焦于提高疫苗的广谱性和持久性。同时，随着基因重组技术等新兴技术的发展，疫苗的研发将更加精准和高效。此外，疫苗接种策略的优化，如序贯接种和替代接种，也将成为研究的重点。

（三）提升公众意识与参与

提高公众对脑膜炎球菌病的认识是防控工作的关键。通过加强健康教育和宣传，公众可以更好地识别疾病的早期症状，并及时寻求医疗帮助。GMI 工作组和 CMI 工作组将通过多种渠道开展科普教育活动，包括社交媒体、社区宣传、学校教育等，向公众普及脑膜炎球菌病的症状、传播途径以及预防措施。通过提升公众的健康意识，可以促进早期诊断和及时就医，减少疾病的传播和死亡率。此外，GMI 工作组还将鼓励公众参与疫苗接种计划，提高疫苗接种率，形成群体免疫屏障。

（四）强化监测与评估

准确的疾病监测和评估是制定有效防控策略的基础，全球脑膜炎球菌病的防控需要更强大的监测和诊断能力。未来，GMI 工作组和 CMI 工作组将进一步加强脑膜炎球菌病的监测网络建设，提高监测的敏感性和准确性。通过建立标准化的实验室检测方法和数据报告系统，能够及时掌握疾病的流行趋势和疫苗接种效果。

（五）支持国家免疫计划

GMI 工作组和 CMI 工作组将积极推动脑膜炎球菌结合疫苗和 B 群疫苗纳入各国的国家免疫计划。通过与各国卫生部门合作，制定科学合理的免疫程序和接种策略，确保疫苗的可及性和公平性。特别是在儿童和青少年等高危人群中，提高疫苗接种率是预防脑膜炎球菌病的关键。此外,GMI 工作组还将支持各国开展疫苗接种后的效果评估,及时调整免疫策略,以应对不断变化的疾病流行情况。

(六) 应对新挑战与新机遇

随着全球化的加速和人口流动的增加,脑膜炎球菌病的防控面临着新的挑战。例如,国际旅行和朝拜活动可能导致疾病的跨境传播,而气候变化和环境变化也可能影响疾病的流行趋势。尽管疫苗接种率在许多地区保持较高水平,但耐药菌株的出现和传播仍是一个重大威胁。例如,北美地区近期出现了 β-内酰胺酶阳性和耐环丙沙星的脑膜炎球菌。这要求公共卫生部门加强抗菌药物使用的监管,并开展针对耐药菌株的研究,以制定有效的应对策略。GMI 工作组和 CMI 工作组将密切关注这些新挑战,及时调整防控策略。同时,GMI 工作组也将利用新技术和新方法,如人工智能和大数据分析,提升疾病监测和防控的效率和精准度。

(七) 实现 2030 年全球目标

CMI 工作组将继续支持 WHO 的《到 2030 年战胜脑膜炎:全球路线图》,致力于将脑膜炎新发病例减少 50%,死亡人数减少 70%,并终结流行病。通过全球合作、技术创新和公众参与,GMI 工作组和 CMI 工作组有信心在 2030 年实现这一宏伟目标,为全球公共卫生事业做出重要贡献。

在未来的发展中,GMI 工作组和 CMI 工作组将携手各国政府、科研机构和公众,共同应对脑膜炎球菌病这一全球性挑战。通过持续的努力和创新,我们有望在不久的将来彻底战胜脑膜炎球菌病,为人类健康创造一个更加安全的未来。

(郑　徽　方　海　傅传喜　舒俭德　张皓楠　张六仁　黄子纯)

◆ 参考文献 ◆

[1] Yezli S, Assiri AM, Alhakeem RF, et al. Meningococcal disease during the Hajj and Umrah mass gatherings [J]. International Journal of Infectious Diseases, 2016, 47:60-64.

[2] Xu Y, Li Y, Wang S, et al. Meningococcal vaccines in China [J]. Human Vaccines & Immunotherapeutics, 2021, 17(7): 2197-2204.

[3] Xu J, Chen Y, Yue M, et al. Prevalence of *Neisseria meningitidis* serogroups in invasive meningococcal disease in China, 2010—2020: a systematic review and meta-analysis [J]. Human Vaccines & Immunotherapeutics, 2022, 18(5): 2071077.

[4] World Health Organization. Regional strategic framework for vaccine-preventable diseases and immunization in the Western Pacific 2021—2030 [EB/OL]. (2022-07-11) [2025-06-24]. https://www.who.int/publications/i/item/9789290619697.

[5] World Health Organization. Thirteenth general programme of work (GPW 13): methods for impact measurement [EB/OL]. (2020-01-01) [2025-06-24]. https://www.who.int/publications/i/item/9789240012776.

[6] Wodi AP. Advisory Committee on Immunization Practices recommended immunization schedule for children and adolescents aged 18 years or younger — United States, 2024 [J]. MMWR. 2024, 73(1): 6-10.

[7] Sierra-González VG. Cuban meningococcal vaccine VA-MENGOC-BC: 30 years of use and future potential [J]. MEDICC Review, 2019, 21: 19-27.

[8] Ruiz Garcia Y, Abitbol V, Pellegrini M, et al. A decade of fighting invasive meningococcal disease: a narrative review of clinical and real-world experience with the MenACWY-CRM conjugate vaccine [J]. Infectious Diseases and Therapy, 2022, 11(2): 639-655.

[9] Robertson CA, Hedrick J, Bassily E, et al. Persistence of bactericidal antibodies 4 years after a booster dose of quadrivalent meningococcal diphtheria toxoid conjugate vaccine (MenACWY-D) [J]. Vaccine, 2019, 37(8): 1016-1020.

[10] Pham-Huy A, Zafack J, Primeau C, et al. A National Advisory Committee on Immunization (NACI) update on invasive meningococcal disease (IMD) epidemiology and program-relevant considerations for preventing IMD in individuals at high risk of exposure [J]. Canada Communicable Disease Report, 2023, 49(9): 358.

[11] Parikh SR, Campbell H, Bettinger JA, et al. The everchanging epidemiology of meningococcal disease worldwide and the potential for prevention through vaccination [J]. Journal of Infection, 2020, 81(4):

483-498.

[12] Nuttens C, Findlow J, Balmer P, et al. Evolution of invasive meningococcal disease epidemiology in Europe, 2008 to 2017 [J]. Eurosurveillance, 2022,27(3):2002075.

[13] NCIRS. Annual Immunisation Coverage Report 2021 [EB/OL]. (2022-12-14) [2025-06-24]. https://ncirs.org.au/annual-immunisation-coverage-report-2021.

[14] Murthy N. Advisory committee on immunization practices recommended immunization schedule for adults aged 19 years or older — United States, 2024 [J]. MMWR. 2024,73(1):11-15.

[15] Mbaeyi SA. Meningococcal vaccination: recommendations of the advisory committee on immunization practices, United States, 2020 [J]. Recommendations and Reports, 2020,69(9):1-41.

[16] Maiden MC, Bygraves JA, Feil E, et al. Multilocus sequence typing: a portable approach to the identification of clones within populations of pathogenic microorganisms [J]. Proceedings of the National Academy of Sciences, 1998,95(6):3140-3145.

[17] Li J, Shao Z, Liu G, et al. Meningococcal disease and control in China: findings and updates from the Global Meningococcal Initiative (GMI) [J]. Journal of Infection, 2018,76(5):429-437.

[18] Larrauri A, Cano R, García M, et al. Impact and effectiveness of meningococcal C conjugate vaccine following its introduction in Spain [J]. Vaccine, 2005,23(32):4097-4100.

[19] Ladhani SN, Beebeejaun K, Lucidarme J, et al. Increase in endemic *Neisseria meningitidis* capsular group W sequence type 11 complex associated with severe invasive disease in England and Wales [J]. Clinical Infectious Diseases, 2015,60(4):578-585.

[20] Kurosky SK, Davis KL, Krishnarajah G. Effect of combination vaccines on completion and compliance of childhood vaccinations in the United States [J]. Human Vaccines & Immunotherapeutics, 2017, 13(11): 2494-2502.

[21] Klein NP, Abu-Elyazeed R, Baine Y, et al. Immunogenicity and safety of the *Haemophilus influenzae* type b and *Neisseria meningitidis* serogroups C and Y-tetanus toxoid conjugate vaccine co-administered with human rotavirus, hepatitis A and 13-valent pneumococcal conjugate vaccines:

[22] Hasbun R. Progress and challenges in bacterial meningitis: a review [J]. JAMA, 2022,328(21):2147-2154.

[23] Harrison LH, Trotter CL, Ramsay ME. Global epidemiology of meningococcal disease [J]. Vaccine, 2009,27: B51-B63.

[24] European Centre for Disease Prevention. Annual epidemiological report (AERs) [EB/OL]. (2025-05-13)[2025-06-24]. https://www.ecdc.eu ropa.eu/en/publications-data/monitoring/all-annual-epidemiological-reports.

[25] Chen S, Rudra B, Gupta RS. Phylogenomics and molecular signatures support division of the order Neisseriales into emended families Neisseriaceae and Chromobacteriaceae and three new families Aquaspirillaceae fam. nov., Chitinibacteraceae fam. nov., and Leeiaceae fam. nov [J]. Systematic and Applied Microbiology, 2021, 44(6):126251.

[26] CDC. Active bacterial core surveillance (ABCs) report emerging infections program network neisseria meningitidis, 1997-present [EB/OL]. [2025-06-24]. https://www.cdc.gov/abcs/index.html.

[27] Carr JP, MacLennan JM, Plested E, et al. Impact of meningococcal ACWY conjugate vaccines on pharyngeal carriage in adolescents: evidence for herd protection from the UK MenACWY programme [J]. Clinical Microbiology and Infection, 2022,28(12):1649.e1-e8.

[28] 朱兵清,高婉迎,徐丽,等.中国B群脑膜炎奈瑟菌分子流行病学特征分析[J].中华预防医学杂志,2019,53(2):153-158.

[29] 中华预防医学会,吴疆.中国脑膜炎球菌疫苗预防接种专家共识(2023年版)[J].中国疫苗和免疫,2023,24(2):81-92.

[30] 中华人民共和国国家卫生健康委员会.流行性脑脊髓膜炎诊疗方案(2023年版)[J].中国实用乡村医生杂志,2024,31(6):6-9.

[31] 郑徽,李明爽,吴丹,等.《到2030年战胜脑膜炎:全球路线图》要点解读[J].中华预防医学杂志,2022,56(9):1348-1352.

[32] 张丽,蒋凤,管庆虎.贵州省使用脑膜炎球菌多糖疫苗的成本效益分析[J].中国疫苗和免疫,2017,23(4):369-374.

[33] 徐颖华,李亚南,叶强.中国脑膜炎球菌疫苗发展现状与挑战[J].中国公共卫生,2022,38(7):948-951.

[34] 邵祝军.流行性脑脊髓膜炎流行现状及防控形势[J].中华预防医学杂志,2019,53(2):129-132.

[35] 马超,安志杰,曾玫,等.《国家免疫规划疫苗儿童免疫程序及说明(2021年版)》要点解析[J].中国疫苗和免疫,2021,27(3):235-241.

[36] 李军宏,吴丹,温宁,等.2015—2019年中国流行性脑脊髓膜炎血清群分布特征[J].中国疫苗和免疫,2020,26(3):241-244.

[37] 李军宏,李艺星,尹遵栋,等.中国2008—2013年C群流行性脑脊髓膜炎流行病学及临床特征分析[J].中国疫苗和免疫,2015,21(2):168-172.

[38] 李军宏,李艺星,吴丹,等.中国2006—2014年流行性脑脊髓膜炎病例菌群分布特征及变迁趋势[J].中国疫苗和免疫,2015,21(5):481-485.

[39] 蒋征刚,何寒青,赵艳荣,等.浙江省1978～2007年脑膜炎球菌疫苗接种成本效果和效益分析[J].中国疫苗和免疫,2011,17(1):54-58.

[40] 柴志凯,李军,邵祝军,等.流行性脑脊髓膜炎监测与免疫预防专家研讨会会议纪要[J].中国预防医学杂志,2015,(12):901-903.